Iovine
Beim ersten Kind
gibt's 1000 Fragen

Die Autorin

Vicki Iovine. Die Bestsellerautorin ist Mutter von vier Kindern, erfolgreiche Fernsehproduzentin und veröffentlicht regelmäßig Beiträge in einer amerikanischen Elternzeitschrift.

Vicki Iovine

Beim ersten Kind gibt's 1000 Fragen

Was Ärzte nicht sagen, Männer nicht wissen
und nur die beste Freundin verrät

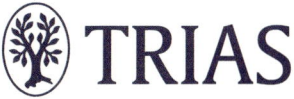

DIE ZEHN …

Die **10** verbreitetsten

LÜGEN

über Schwangerschaft

1. Die Schwangerschaft dauert neun Monate.

2. »Du bist nur um den Bauch herum dicker geworden!«

3. Schwangerschaft bringt Mann und Frau näher zusammen (das gilt höchstens für dich und deinen Frauenarzt!).

4. Schwangerschaftsgymnastik erleichtert die Geburt.

5. Schwangere Frauen haben wunderschöne Haut und schöne Haare.

6. Ölmassagen helfen gegen Schwangerschaftsstreifen.

7. Nach drei Monaten hast du wieder die gleiche Figur wie vor der Schwangerschaft, besonders wenn du stillst.

8. Gute Mütter genießen jede Minute von Schwangerschaft und Geburt.

9. Morgendliche Übelkeit vergeht bis zum Mittagessen.

10. Lamaze funktioniert.

Vorwort

Schwanger, was? Na, dann komm rein und setz dich zu mir, denn nichts ist mir lieber als eine Frau, die ein Baby bekommt. Fast jede Mutter, die ich kenne, fühlt genauso wie ich. Die Schwangerschaft ist eine Zeit so voller Erwartungen, Optimismus und Träume … und Ängste, Unsicherheit und Selbstzweifel (aber davon erst später). Die Welt liebt eine schwangere Frau, weil wir sie alle beschützen und ermutigen wollen, und alle Frauen, die bereits Kinder haben, freuen sich, ein neues Mitglied in ihren Reihen begrüßen zu können. Wo immer Frauen zusammenkommen, entsteht unter denen, die bereits eine Geburt hinter sich haben, so etwas wie eine Art Komplizenschaft. Es ist wie ein geheimes Händeschütteln oder ein ultraviolettes Zeichen, das die, die es erkennen können, als Veteranen desselben Krieges kennzeichnet. Völlig Fremde können sich innerhalb von zehn Minuten zusammenfinden und sich über die grausigsten Details ihrer Wehen austauschen. Eine schwangere Frau wie du ist in dieser Schwesternschaft ein Mitglied auf Probe. Du wirst an allen Bündnissitzungen teilnehmen und wirst von allen anderen Mitgliedern willkommen geheißen und geleitet. Und nach dieser (mehr oder weniger) vierzigwöchigen Probezeit kommt der magische Moment, durch den du ein vollständiges Mitglied wirst, das letzte dir noch verborgene Ritual, das du hinter dich bringen musst: die Geburt.

Willkommen im Club

Für den Rest deines Lebens wirst du nun zu allen anderen Mitgliedern auf dieser Welt eine Verwandtschaft spüren und sie alle auf eine Art und Weise schätzen lernen, wie es nur jemand kann, der selbst ein Baby hatte. In dieser Schwesternschaft beglückwünschen

7

wir uns zudem fortwährend selbst, denn nur eine Mutter weiß, was jede von uns durchmachen musste, um sich für diese Mitgliedschaft zu qualifizieren. Wie Kriegsveteranen zeigen wir unsere Narben, als ob es Orden wären: Kaiserschnitte, Schwangerschaftsstreifen, unsere Unfähigkeit, zu niesen, ohne dabei in die Hose zu machen! Dies ist einer der wenigen Orte, an denen Mütter ausatmen können und nicht mehr ihre Bäuche einziehen müssen. Vielleicht fangen wir bei der Weihnachtsfeier im Kindergarten an zu weinen und können selbst am Wochenende nicht mehr länger als bis neun Uhr aufbleiben. Aber insgeheim wissen wir: Wir sind die wahren Heldinnen dieser Erde.

Warum ich dieses Buch geschrieben habe

Ich habe in sechs Jahren vier Kinder zur Welt gebracht, zwei Jungen und zwei Mädchen, keine davon Zwillinge, und die Lektion, die ich dabei gelernt habe (außer dass man sich auf natürliche Verhütungsmethoden nicht verlassen sollte), ist: Neunzig Prozent der Informationen, die ich brauchte, um diese Schwangerschaften zu überstehen, habe ich von meinen Freundinnen bekommen, die bereits Kinder hatten. Natürlich gibt es jede Menge Bücher zu diesem Thema, die man lesen kann. Als gute Studentin (und ängstliche Person), die ich war, habe ich sie alle gekauft und die meisten auch gelesen. (Du wirst wahrscheinlich dasselbe machen: du kaufst jedes Buch, das du zum Thema Schwangerschaft finden kannst, liest aber dann nur die, die dich nicht verwirren, ängstigen oder deprimieren – und das sind nicht sehr viele.) Ich weiß jetzt so viel über die technischen Aspekte der Schwangerschaft, dass ich mir zutraue, auch dein Baby zur Welt zu bringen – sogar wenn wir es mit einem Kaiserschnitt auf dem Rücksitz eines rasenden Taxis entbinden müssten und nur Zeitungspapier hätten, um es darin einzuwickeln. Ich kenne die exotischsten Begriffe wie »Braxton-Hicks-Kontraktionen«, »Placenta praevia« und »Fundus«.

Freundinnen reden Klartext

Aber eine Schwangerschaft ist um so vieles mehr als eine medizinische Angelegenheit: es ist eine emotionale, körperliche und soziale Erfahrung. In den sieben Jahren, in denen ich mich nun mit diesem Thema beschäftige, habe ich noch nie ein Buch gefunden, in dem diese Aspekte so zur Sprache kommen würden wie in einer Unterhaltung mit einer guten, erfahrenen und, was am wichtigsten ist, offenen und ehrlichen Freundin. Keines dieser Bücher gab wirklich wieder, was ich in meinen Schwangerschaften erlebte. Sie waren zu distanziert, zu emotionslos, zu nüchtern, zu gemäßigt im Vergleich zu meinen Erfahrungen. Für mich ist Schwangerschaft eine alarmierende, bezaubernde, rührselige und sentimentale Angelegenheit. Floskeln wie »momentanes Unwohlsein« oder »berührungsempfindlich« können nicht annähernd beschreiben, wie man sich bei morgendlicher Übelkeit fühlt oder wie sich die Brüste in den ersten Monaten der Schwangerschaft anfühlen. »Empfindlich« oder »launisch« sind wirklich lahme Beschreibungen für das Gefühlsleben einer schwangeren Frau! Als ich in einem Buch erfuhr, dass ich nach der Schwangerschaft einige Wochen lang Ausfluss haben würde, war ich überhaupt nicht darauf vorbereitet, dass ich keine vier Schritte würde gehen können, ohne eine grausige Spur zu hinterlassen, die aussah, als habe gerade ein Mord stattgefunden. Nein, nicht mein geliebter Arzt oder die traditionellen Schwangerschaftsbücher hatten mich darauf vorbereitet, sondern meine Freundinnen. Es waren meine Freundinnen, die mich davor gewarnt hatten, die vom Arzt nach der Geburt angebotenen Schmerzmittel heroisch abzulehnen: Während er nämlich wieder zu Hause in seinem warmen Bett läge, würde meine Periduralanästhesie nachlassen und ich hätte in meinem kleinen harten Krankenhausbett nur noch mein Tylenol, um mich zu trösten. Es waren auch meine Freundinnen, die mir versicherten, mein Mann werde ein guter Vater sein, auch wenn er während des Ultraschalls in Ohnmacht gefallen war und sich geweigert hatte, die Nabelschnur zu durchtrennen. Meine Freundinnen sagten

mir, welches Outfit meinen Po noch fetter erscheinen ließ, als er sowieso schon war, oder wenn ich mal wieder unerträglich launisch
war. Das ganze Schwangersein hat mich bisweilen ziemlich mitgenommen, meistens waren es meine Freundinnen, die mich wieder
auf die Füße gestellt haben. »Aber«, wirst du vielleicht einwenden,
»ich habe eine wunderbare Ärztin, die mir alles sagt, was ich über
Schwangerschaft und Geburt wissen muss.« Da bist du aber ganz
schön auf dem Holzweg! Ich liebe Ärzte – und ich bete, dass eines
meiner Kinder einmal Medizin studieren wird –, aber ich habe meinem Arzt nur selten die Fragen gestellt, die ich wirklich beantwortet
haben wollte. Manchmal fürchtete ich, seine Zeit zu vergeuden – ich
konnte ihn doch nicht endlos über den frühesten Zeitpunkt für eine
PDA, die Periduralanästhesie ausfragen, während in seiner Praxis
Frauen mit wirklichen Problemen warteten. Manchmal war es mir
peinlich, ihm zu zeigen, wie schwerfällig und in meinen Augen unattraktiv ich langsam wurde. Und obwohl es mich überhaupt nicht
störte, dass dieser Mann meinen Gebärmutterhals berührt, ließ
mich allein der Gedanke, ihn zu fragen, warum ein Haar auf meiner Brustwarze wächst (wie ich eines Morgens feststellte), förmlich
zusammenschrumpfen. Viele meiner Fragen hatten mit Medizin
überhaupt nichts zu tun – zum Beispiel: »Warum ist in Schwan-
gerschaftsjeans kein Denim enthalten?« –, und ich hatte Angst, so
dumm auszusehen, wie ich mich fühlte. Schließlich ist es das Natür-
lichste auf der Welt, Babys zu bekommen, und Frauen müssen von
Geburt an wissen, was zu tun ist, oder? Es ist aber erstaunlich, wie
viele Dinge man nicht weiß! Hätte ich meinen Arzt bei jeder meiner Fragen angerufen, hätte er jeden Tag mindestens zwei bis drei
Stunden nur mit mir telefoniert – und noch mindestens eine halbe
Stunde mitten in der Nacht, nachdem ich zum fünften Mal aufge-
standen war, um auf die Toilette zu rennen.

Das geballte Wissen

»Beim ersten Kind gibt's tausend Fragen« ist das Buch, nach dem ich während meiner Schwangerschaften immer gesucht habe. Es ist eine Sammlung all dessen, was meine Freundinnen und ich an Erfahrungen, Meinungen, Bedenken, Beschwerden und Heilmitteln im Laufe unserer Schwangerschaften zusammengetragen haben. Solltest du medizinische Informationen in diesem Buch finden, dann ist das meist eher ein Zufall, denn diesen Bereich überlasse ich lieber den Ärzten. Da du zu diesem Zeitpunkt deines Lebens möglicherweise verzweifelt nach jemandem suchst, der dir sagt, was du tun sollst, wäre es mir sehr viel lieber, wenn du meine Ratschläge erst mit deinem Arzt besprichst, bevor du sie übernimmst. Dieses Buch kann dir sozusagen als Starthilfe für interessante und informative Gespräche mit deinem Frauenarzt dienen. Sollte dir irgendeine Frage zu peinlich sein, dann markiere einfach die entsprechende Stelle in diesem Buch und bitte ihn oder sie, einen Blick darauf zu werfen. Du kannst natürlich Teile dieses Buches auslassen oder ganz anderer Meinung sein. Wenn du zum Beispiel eine der Glücklichen bist, die während der gesamten neun Monate der Schwangerschaft auch nicht das geringste Anzeichen von Übelkeit verspürt, dann lies diesen Abschnitt des Buches einfach nicht. Aber sprich nicht zu viel über dein Glück. Denn es gibt ein Gesetz: Sei nicht zu selbstgefällig, da die Götter der Schwangerschaft im Allgemeinen gerecht sind. Mit anderen Worten, wenn es dir morgens nicht schlecht wird, dann hast du wahrscheinlich Probleme mit Blähungen.

Jede von uns hat von Frauen gehört, die die perfekte Schwangerschaft haben. Man kennt den Typ: Fotomodell oder Fernsehstar, die in Frauenzeitschriften ehrfurchtsvoll mit locker springendem Haar und gestylten Schwangerschaftsklamotten porträtiert werden. Oder noch schlimmer: Sie ist die Tochter der besten Freundin deiner Mutter, so dass du täglich die neuesten Neuigkeiten erfährst und mit ihr verglichen wirst. Sie nimmt nur die empfohlenen zehn bis zwölf Kilo

11

zu, ihre Haut bleibt rosig und rein, sie bereitet sich mithilfe von Meditationskassetten auf die Geburt vor, spielt noch Tennis, bis sich der Muttermund ungefähr sechs Zentimeter geöffnet hat, und schwört, dass sie sich noch nie so gut gefühlt hat wie jetzt. Außerdem hat sie einen Mann, der seine Frau am schönsten findet, wenn sie sein Kind im Bauch trägt, der in der Geburtsvorbereitung tatsächlich Fragen stellt und der nach der Entbindung die Plazenta mit nach Hause nimmt und unter einer alten Eiche vergräbt.

Für diese Frauen ist dieses Buch nicht bestimmt. Es ist für alle übrigen Frauen gedacht. Für die, die zwischen dem Schwangerschaftstest zu Hause und dem ersten Besuch beim Frauenarzt fünf Kilo zugenommen haben. Für die, die seit der letzten Tanzstunde zum ersten Mal wieder Pickel bekommen. Für die, die so unter Hämorrhoiden leiden, dass sie sich ernsthaft vorgenommen haben, nie wieder feste Nahrung zu sich zu nehmen, um jeden weiteren Stuhlgang für den Rest ihres Lebens zu vermeiden. Es ist für die unter uns, die in Erwägung gezogen haben, ihren Mann im Schlaf umzubringen, weil sie glauben, ein leises »Muh« gehört zu haben, als sie sich anzogen. Und es ist für die, die von jeder Pampers-Werbung zu Tränen gerührt werden.

Mit anderen Worten, dieses Buch ist für jede schwangere Frau gedacht, weil ich persönlich der Ansicht bin, dass jede Frau, die erzählt, ihre Schwangerschaft sei ausnahmslos die schönste und erfüllendste Zeit ihres Lebens, entweder lügt oder eine Persönlichkeitsstörung hat. Ich würde sogar einiges Geld darauf setzen, dass auch ein paar dieser Fotomodels und Fernsehstars während ihrer Schwangerschaften Hämorrhoiden hatten.

Von Freundinnen und Schwangerschaft

Um es kurz zu sagen: Kinderkriegen ist Frauensache. Bis vor siebzig Jahren waren die Männer für die Empfängnis und nach der Geburt für die Entgegennahme von Glückwünschen und das Herumreichen von Zigarren zuständig, aber mit dem, was in den neun Monaten dazwischen passierte, hatten sie ziemlich wenig zu tun. (Weil wir gerade von neun Monaten sprechen, muss gleich eines klargestellt werden: Eine Schwangerschaft dauert im Durchschnitt vierzig Wochen. Nach meiner Berechnung entspricht das zehn Monaten. Du wirst vielleicht sagen: »Wer zählt das schon so genau?« Und da muss ich dir gleich vehement entgegnen: »Du wirst zählen!« Und du wirst die ganze Zeit über ziemlich durcheinander sein. Bist du jetzt im sechsten Monat, weil du deine Periode seit vierundzwanzig Wochen nicht mehr gesehen hast? Aber dann bleiben dir noch sechzehn Wochen. Siehst du, da sind wir wieder bei zehn Monaten angelangt. Und wenn du deine Periode seit vierundzwanzig Wochen nicht mehr hattest, bist du jetzt »im sechsten Monat« oder schon »im siebten Monat«? O Gott, die ganze Zählerei hat mir ziemlich Kopfschmerzen bereitet. Ganz sicher kann ich jedenfalls nur sagen, dass es nicht so schnell ging, wie ich gehofft hatte.)

Wie auch immer, wenn eine Frau feststellte, dass sie schwanger war, ging sie zu den anderen Frauen ihres Stammes, zu Mutter, Schwestern, Tanten und Freundinnen, um sich Rat zu holen. Denn Schwangerschaft ist zwar die normalste Sache der Welt, aber keine, die zum ersten Mal schwanger ist, weiß wirklich, was mit ihr passiert. Und Frauen, die schon Kinder hatten, sind überglücklich, ihr Wissen mit den noch nicht Eingeweihten zu teilen.

Was ist mit den Ärzten?

In jenen Tagen waren die Ärzte noch damit beschäftigt, Malaria zu kurieren oder die Bauern wieder zusammenzuflicken, die in ihre

Dreschmaschinen gefallen waren, und Schwangerschaften nahmen nur einen sehr geringen Anteil innerhalb der Medizin ein. Die erfahreneren Frauen der sozialen Gemeinschaft unterstützten die verunsicherte Novizin und erzählten ihr, was sie erwarten würde, gaben ihr Ratschläge, wie sie die Schwangerschaft so bequem wie möglich verbringen könnte, und, was am wichtigsten war, versicherten ihr, dass ihre Erfahrungen ganz normal seien. Da im Zusammenhang mit Schwangerschaft nichts auch nur im Geringsten normal scheint, waren das willkommene Nachrichten. Natürlich war auch vieles dabei, was ich als Aberglaube bezeichnen würde (dieser intuitive, vom sechsten Sinn geleitete Hokuspokus, an den einige von ganzem Herzen glauben), wie zum Beispiel Nadeln über den Bauch der Schwangeren fallen zu lassen, um festzustellen, ob es ein Mädchen oder ein Junge wird. Wir haben versucht, diese Art von Informationen herauszufiltern und sie in diesen Ratgeber nicht aufzunehmen.

Heute haben normalerweise die Ärzte die ganze Sache fest im Griff – außer vielleicht bei einigen wenigen Wagemutigen, die sich auf eine Geburt ohne die Sicherheit einer Neugeborenenstation am Gang gegenüber und ohne einen jederzeit bereiten Vollzeitanästhesisten einlassen. Kannst du dich noch an die Geschichten aus »Bonanza« erinnern, bei denen die armen Frauen im Kindbett starben? Von solchen Unglücksfällen hört man heutzutage, Gott und dem Gesundheitssystem sei Dank, überhaupt nichts mehr. Die Ärzte schützen nicht nur das Leben von Mutter und Neugeborenem, sondern überwachen noch zudem unsere Schwangerschaften, sagen uns, ob zu viel Protein in unserem Urin ist oder ob wir ein Risikofall für Schwangerschaftsdiabetes oder andere Probleme dieser Art sind. Ganz zu schweigen von meinem persönlichen Favoriten: Sie erzählen uns, dass wir zu dick werden.

Deine Mutter, Tanten, Schwestern und erfahrenen Freundinnen werden nicht immer zu deiner Unterstützung in der Nähe sein, wenn du schwanger wirst, weil du in Rosenheim lebst und sie irgendwo zwi-

schen Frankfurt, Helgoland und St. Petersburg ihren Wohnsitz haben. Und wahrscheinlich hast du, wie die meisten Frauen, die noch
keine Kinder gehabt haben, die Jahre vor deiner Schwangerschaft
deinem Job gewidmet, statt mit den Frauen der Nachbarschaft bei
geselligen Abenden oder beim Kaffeeklatsch zusammenzusitzen.
Tausende von uns Frauen erkennen ihre unmittelbaren Nachbarin-

WISSEN

Grundsätzliches

An keiner Stelle dieses Buches ist es meine Absicht, die
Rolle des Arztes in irgendeiner Weise infrage zu stellen.
Ich wäre ausgesprochen erleichtert, wenn du dieses Buch
als eine Art Ergänzung betrachten würdest zu dem, was
dein Frauenarzt dir an wichtigen Ratschlägen und Hinweisen gibt. Nachdem diese Last an Schuld und Verantwortung von mir genommen ist, möchte ich dennoch sagen,
dass meiner Meinung nach Frauen mit die wertvollsten
Dinge über Schwangerschaft von anderen Frauen lernen.
Meine Freundinnen haben mir nicht nur unbegrenzt ihre
Erfahrungen und ihr Wissen mitgeteilt, sondern haben mir
auch immer wieder versichert, dass alles mit mir normal
ist – mit Sicherheit das Beste, was sie mir sagen konnten.
Denn auch wenn jede Frau glaubt, dass ihre Schwangerschaft einzigartig und besonders ist (vor allem bei der
ersten), wünscht sie sich doch nichts sehnlicher als die
Bestätigung, dass sie nicht verwirrter, unsicherer oder
neurotischer ist als der Rest von uns Müttern. Das einzige
Problem ist, dass wir eine sehr mobile Gesellschaft sind
und nicht mehr bei unseren »Stämmen« leben. Oder wie
die Großmutter meiner Freundin Kelly zu sagen pflegte:
»Wir wachsen nicht immer in dem Garten auf, in dem wir
gepflanzt wurden.«

nen nicht, wenn sie sie zufällig bei der Garagenausfahrt treffen. Wir stehen also ziemlich alleine da mit unserem Ehemann (was in dieser Situation so viel bedeutet wie ganz alleine), wenn es darum geht, uns durch die unruhigen Gewässer der Schwangerschaft zu navigieren.

Bei deiner Mutter galten andere Regeln

Auch wenn deine Mutter während deiner Schwangerschaft ganz in der Nähe ist, wirst du bald etwas äußerst Wichtiges lernen: Jede Generation hat ihre eigenen Schwangerschaftsregeln, und die Regeln unserer Mütter sind nicht dieselben wie für uns. Zum Beispiel durften sich unsere Mütter jederzeit einen Cocktail genehmigen. Heutzutage kann eine Frau in kein Restaurant mehr gehen, ohne an der Wand durch ein Schild gewarnt zu werden, dass der Genuss von einem Glas Wein beim Abendessen zu Alkohol-Embryopathie führt. Auch das Rauchen war damals erlaubt, was besonders hilfreich war. Denn unsere Mütter hatten wenigstens etwas nicht Dickmachendes, was sie sich in den Mund stecken konnten, um nicht mehr als die zehn vom Arzt genehmigten Kilos zuzunehmen – im Gegensatz zu uns, die wir alle fünf Minuten in die Gummibärchentüte greifen müssen.

Außerdem wirst du bei den Gesprächen mit deiner Mutter bemerken, dass die Schwangerschaftserfahrung, so intensiv sie für dich jetzt auch sein mag, mit der Zeit doch fast völlig in Vergessenheit gerät – so wie auch ganze Episoden deiner Babyzeit verblassen. Im Moment klingt das absolut unmöglich für dich, stimmt's? Aber du kannst selbst einen kleinen Test machen: Zeige deiner Mutter ein Babyfoto von dir und eines von deinem Bruder oder deiner Schwester und frage sie, wer wer ist. Aller Wahrscheinlichkeit nach wird sie ziemlich nachdenken oder unfaire Anhaltspunkte wie das Automodell im Hintergrund oder ihre Frisur zu Hilfe nehmen müssen. Auch ich, deren ältestes Kind erst sieben Jahre alt ist, kann bei den Babyfotos oft nicht sagen, welches Kind sie zeigen, wenn man auf dem Foto nicht erkennen kann, ob meine Haare blond, braun, kurz oder lang sind. Du solltest dir schon jetzt vornehmen, jedes Babyfoto, das ins Haus kommt, mit einer kurzen Notiz zu versehen, denn Schwangerschaftsdemenz sollte man nicht unterschätzen.

Wenn ich meine Mutter gelegentlich fragte, wie es war, als sie mit mir schwanger war, schien sie sich nur noch an zwei Dinge erinnern zu können: Sie hatte Heißhunger auf Erdnüsse in Schokoladenmantel, und ihre Fruchtblase platzte im Kaufhaus, als sie gerade die Babyausstattung kaufte. Ach ja, außerdem hat sie mir noch erzählt, dass sie sich auf der Toilette des Krankenhauses eine Zigarette genehmigt hat, um ihren Darm in Gang zu bringen, denn sie durfte erst nach einem Stuhlgang den Kreißsaal betreten.

Wenn du dich fragst, ob du eine Fruchtwasseruntersuchung vornehmen lassen oder während deiner Schwangerschaft lieber auf die Mikrowelle verzichten solltest, um den Fetus keiner Strahlung auszusetzen, wird deine Mutter dich anschauen, als ob du eine Meise hättest und jedem medizinischen New-Age-Unsinn auf den Leim gehen würdest. Sie wird wahrscheinlich so etwas sagen wie: »Liebling, bleib ganz ruhig. Als ich mit dir schwanger war, habe ich einfach ganz normal weitergelebt. Ihr jungen Frauen denkt über alles viel zu viel nach. Mach, was du willst, dem Baby wird es nicht schaden. Aber hör endlich auf, so viel zu essen, du siehst langsam aus wie eine Tonne.«

Mit diesem Ratschlag kann natürlich eine Generation, die mit dem Bewusstsein aufgewachsen ist, dass sie absolut alles analysieren und verstehen muss, überhaupt nichts anfangen. Wenn man dann noch das für die heutige Zeit typische Bedürfnis hinzunimmt, in jeder Hinsicht, ob zu Hause oder in der Arbeit, perfekt zu sein, erhält man eine ziemlich große Gruppe von Frauen, die Unterstützung dringend nötig haben.

Ein Buch als Freundin

Dieses Buch ist genau das, was dein Arzt dir verordnet hat (oder verordnen würde, wenn er davon wüsste). »Beim ersten Kind gibt's tausend Fragen« steht dir mit Rat und tröstenden Worten zur Seite und ist daher für jede schwangere Frau von unschätzbarem Wert. Auch für die werdenden Väter, die davon überzeugt sind, dass ihre sonst so bezaubernden Frauen völlig entstellt sind, kommt es gerade recht. Ihr werdet die fundamentale Regel der Elternschaft lernen, die mit der Schwangerschaft beginnt: du musst keine perfekte Mutter sein, du musst nur gerade gut genug sein. Wir Freundinnen haben keinerlei Zweifel daran, dass du mehr als gut genug sein wirst, und sind für dich da, damit du es sein wirst.

10 GRÜNDE

zu vermuten, dass du schwanger bist

1. Die weltberühmte weibliche Intuition. Viele meiner Freundinnen schwören, sie wussten bereits im Moment der Empfängnis, dass sie schwanger waren.

2. Vielleicht denkst du, dass das Ausbleiben der Periode ein untrügliches Zeichen ist – aber wenn sie unregelmäßig kommt, denkt man oft nicht sofort an eine Schwangerschaft.

3. Fühlst du dich, als ob du den Verstand verlierst oder dir die Kontrolle über deine Gefühle entgleitet? Das könnte ein Anfall von Schwangerschaftdemenz sein.

4. Die Welt um dich herum beginnt komisch zu riechen, und du hast den Verdacht, dass du dich als Polizeihund bewerben und Drogen erschnüffeln könntest.

5. Übelkeit? Wir sprechen davon, dass dir morgens, mittags und nachts schlecht ist.

6. Dir ist schwindlig, du spürst eine Leere im Kopf, und vielleicht fällst du sogar in Ohnmacht.

7. Du leidest unter Phantom-Menstruationskrämpfen – du könntest schwören, dass deine Periode jede Minute einsetzt.

8. Du bist noch erschöpfter als sonst.

9. Du musst öfter Wasser lassen, insbesondere mitten in der Nacht.

10. Deine Brüste sind größer und weitaus empfindlicher.

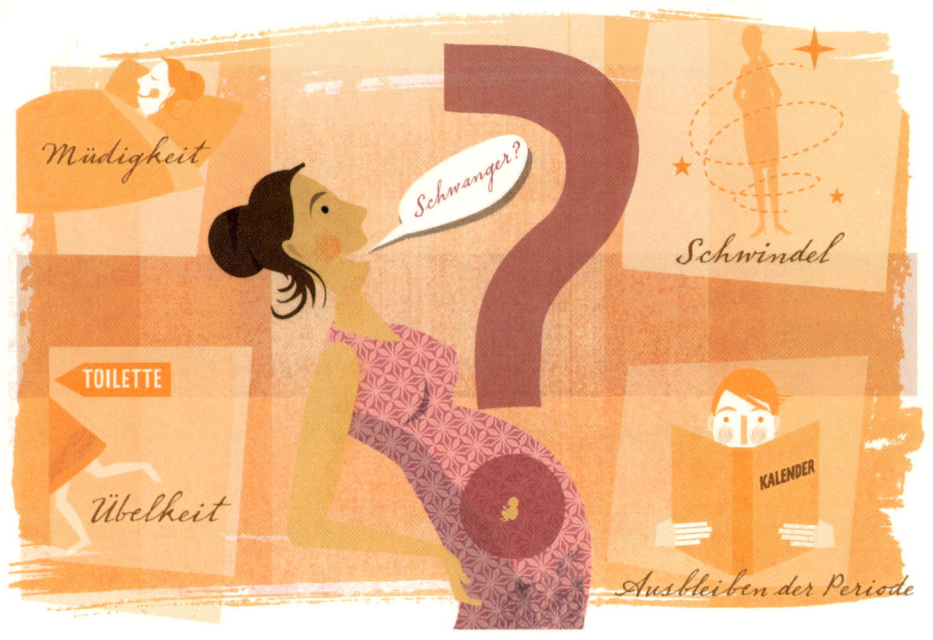

Warum glaubst du eigentlich, dass du schwanger bist?

Die Hinweise
von Mutter Natur

Eigentlich gibt uns die Natur genügend Hinweise darauf, dass wir schwanger sein könnten – noch bevor die moderne Wissenschaft es bestätigt. Und wenn du dann sicher weißt, dass du schwanger bist, wird es dir wie Schuppen von den Augen fallen, und du wirst sagen: »Ach das ist der Grund dafür, dass ...« (setze ein beliebiges Symptom ein: »meine Brüste so empfindlich sind«, »ich dauernd auf die Toilette rennen muss«, »mein Mann mich verrückt macht«).

Vor allem in der Rückschau wirst du feststellen, dass einige körperliche Veränderungen dich ziemlich eindeutig auf deine Schwangerschaft hingewiesen haben. Deshalb werde ich auch immer so zynisch, wenn ich diese Geschichten über Frauen höre, die neun Monate lang von nichts eine Ahnung hatten und dann ihr Baby in der Toilette eines Flugzeugs zur Welt bringen. Also wirklich! Ein acht Monate alter Fetus tritt und bewegt sich meist so heftig, dass du zuschauen kannst, wie dein einst runder Bauch plötzlich rechteckig wird. Und was ist mit der unvermeidbaren Gewichtszunahme? Wen wollen diese Frauen an der Nase herumführen? Entweder wollen sie sich auf die »unbefleckte Empfängnis« hinausreden, oder sie zollen ihrem Körper zu wenig Aufmerksamkeit. Eine ganze Reihe von Veränderungen gibt dir Hinweise auf eine Schwangerschaft, noch bevor du die genaue Bestätigung durch einen Schwangerschaftstest hast. Im Folgenden findest du eine Auflistung der häufigsten Frühwarnzeichen.

Brüste

Bei vielen Frauen macht sich eine Schwangerschaft durch eine Veränderung der Brüste bemerkbar. Eine Frau, die sich am Anfang der Schwangerschaft befindet, hat oft dasselbe Spannungsgefühl in den Brüsten wie kurz vor der Periode – nur mit dem Unterschied, dass diese Brüste noch sehr viel empfindlicher sind. Der Wasserstrahl beim Duschen kann qualvoll, auf dem Bauch zu schlafen vollkommen unerträglich sein, und du wirst es vollkommen gerechtfertigt finden, dich mit der Nachttischlampe zur Wehr zu setzen, sollte dein Mann deine Brüste berühren. Dein Busen ist nicht nur sehr empfindlich und vielleicht auch wund, sondern wird auch von Tag zu Tag größer. Die gute Nachricht, speziell für die unter uns, die insgeheim schon immer etwas mehr Oberweite haben wollten: Er wird noch weiter wachsen und irgendwann auch nicht mehr schmerzen. In ungefähr einem Monat werden du und dein Mann ein nettes neues Spielzeug haben.

Häufige Toilettenbesuche

Ein weiteres Symptom, das wir Freundinnen zu Beginn der Schwangerschaft an uns feststellten, war unser häufiges Bedürfnis, auf die Toilette zu gehen. Unter Umständen musst du zwei- oder dreimal (oder noch öfter) in der Nacht aufstehen, während du sonst die ganze Nacht durchschlafen konntest, ohne dass deine Blase sich auch nur einmal gemeldet hätte. Da Müdigkeit oft ein weiteres Symptom für eine Schwangerschaft ist, wirst du es hassen, dass dein kostbarer Schlaf ständig unterbrochen wird. Eine alte Volksweisheit besagt, das nächtliche Aufstehen für den Toilettengang soll dich auf deine Mutterrolle vorbereiten, wo du ebenfalls mehrmals nachts aufstehen musst. Ich glaube aber nicht an diese Volksweisheit, weil du später in der Schwangerschaft wieder durchschlafen wirst, und jeder weiß, dass eine schwangere Frau sich nicht mehr daran erinnern kann, was sie sechs Monate vorher gelernt hat. Mit viel Glück weiß sie gerade noch, was am Tag zuvor passiert ist!

Diese nächtlichen Ausflüge können natürlich sehr ärgerlich sein, meistens aber ist es dann doch nicht ganz so schlimm, weil fast jede von uns Freundinnen es fertiggebracht hat, aufzustehen, ins Badezimmer zu gehen, ihr Geschäft zu verrichten, sich den Po abzuwischen, zurück zum Bett zu gehen und sich hineinzukuscheln, ohne auch nur einmal die Augen zu öffnen. Einige konnten sogar mit geschlossenen Augen einen Schluck Wasser trinken. Ich jedoch war fast immer hungrig und bin nach dem Ausflug zur Toilette regelmäßig in der Küche gelandet. Und wenn ich es auch geschafft habe, im Schlaf die Treppe hinunterzugehen, hat mich dann doch das Licht im Kühlschrank endgültig geweckt.

Grenzenlose Müdigkeit

Die Müdigkeit zu Beginn der Schwangerschaft empfinden viele Frauen wie eine bleierne Schwere – etwa so, als ob man ständig Grippemittel einnehmen würde. Eine meiner Freundinnen, Becky, die Immobilien verkauft, war so müde, dass sie jedes Mal im Auto einschlief, wenn sie zu den Häusern möglicher Kunden fuhr. Glücklicherweise hatte Becky einen Partner, der meistens am Steuer saß. Frauen in den ersten Schwangerschaftswochen werden bei ihrer Arbeit immer nur den sehnlichen Wunsch haben, sich möglichst schnell irgendwo hinlegen zu können. Meine Freundin Rosemary sperrte jeden Tag die Tür zu ihrem Büro zu und ruhte sich für ein paar Minuten auf ihrem Sofa aus. Die Glücklichen unter uns, die mittags ein Nickerchen machen können, werden wie die Toten schlafen und dann ganz zerknittert, mit roten Backen und verlegten Haaren – und nur wenig erholter als vorher – wieder aufwachen. Die gemütlichen Videoabende mit deinem Mann kannst du erst einmal ganz vergessen. Wahrscheinlich wirst du selig schnarchen, noch bevor die Warnung vor unbefugter Vervielfältigung vorbei ist. Diese Müdigkeit kann auch dazu führen, dass du nicht mehr lange genug aufbleiben kannst, um mit deinem Mann zu schlafen. Am besten gibst du ihm dieses Buch in die Hand.

Bauchkrämpfe

Bauchkrämpfe wie zu Beginn der Periode können ein weiteres Anzeichen für eine Schwangerschaft sein. Viele meiner Freundinnen waren sich niemals sicherer, dass sie bald ihre Periode bekommen würden, als zu Beginn ihrer Schwangerschaft. Schwangerschaft und prämenstruelles Syndrom haben einige Gemeinsamkeiten – zum Beispiel Schmerzen im unteren Rückenbereich und diese leichten Bauchkrämpfe kurz vor der Regelblutung. Da ich immer Angst vor

TIPP

Für Männer!

Achtung, Achtung, an alle Männer von Frauen, die sich in den ersten Schwangerschaftswochen befinden:

Nimm es nicht persönlich, wenn deine Frau lieber schläft, als mit dir zu schlafen! Sie kann wirklich nicht anders, und es hat absolut nichts mit deiner Männlichkeit zu tun oder damit, dass sie dich nicht mehr genügend liebt. Versuch es morgen früh noch mal, wenn sie etwas ausgeruhter ist. Aber nicht, wenn sie auch unter morgendlicher Übelkeit leidet – in diesem Fall versuch es mit dem »Playboy«.

einer Fehlgeburt hatte (was aber niemals passierte), hasste ich dieses Gefühl, die Periode könnte jede Minute losgehen. Unzählige Male glaubte ich, einen Blutstropfen gespürt zu haben, und ließ alles liegen und stehen, um im Badezimmer nachzusehen. Wie du aber bald erfahren wirst, tröpfelt während der Schwangerschaft einiges, da dein Körper in puncto vaginale Sekretion zur Höchstform aufläuft.

Bei allen meinen vier Kindern hatte ich zu Beginn der Schwangerschaft leichte Blutungen. Das kann auch dir passieren, obwohl es nicht besonders oft vorkommt. Als Daumenregel gilt: Wenn das Blut bräunlich und nicht klumpig ist und du nur ein oder zwei Binden brauchst, ist wahrscheinlich alles in Ordnung. Aber wenn das Blut hellrot oder klumpig ist, rufe deinen Arzt an. Wenn die Blutung außerdem mit Krämpfen verbunden ist, dann rufe deinen Arzt sofort an und frage, ob du in die Praxis oder ins nächste Krankenhaus fahren sollst.

Glaub mir, ich weiß, wie hysterisch man werden kann, wenn man schwanger ist und Blut in seiner Unterwäsche findet, aber um dich zu beruhigen – bei mir war die Blutung viermal hellrot (ich hatte jedoch keine Krämpfe), und mein Arzt riet mir lediglich, bis zum Abklingen der Blutung ein paar Tage lang die Beine hochzulegen. Meine Schwangerschaften verliefen danach ganz normal. Es ist vollkommen in Ordnung, zur Klärung deinen Arzt anzurufen, aber es muss nicht gleich ein Notruf sein.

Schwindelgefühle

Einige meiner Freundinnen erzählten, sie hätten sich zu Beginn der Schwangerschaft ziemlich benommen und schwindelig gefühlt. Wenn sie zu schnell aus dem Bett aufsprangen, wurde es ihnen schwarz vor Augen, und sie sahen Sterne. Beim Binden der Schuhbänder mussten sie sich manchmal flach auf den Boden legen, um den Kreislauf wieder in Gang zu bringen. Ein Wort der Warnung an dieser Stelle: Ziemlich viele Frauen wurden schwanger, weil sie zu viel getrunken hatten, und manchmal sind Schwangerschaft und Kater ziemlich schwer voneinander zu unterscheiden. Allgemein lässt sich sagen, dass ein Kater, der mehrere Tage anhält, eine Schwangerschaft sein könnte und du so lange nicht mehr feiern solltest, bis du dir Gewissheit verschafft hast. Selbst wenn du nicht schwanger bist, solltest du dir bei einem sich über mehrere Tage hinziehenden Kater überlegen, ob du nicht besser ganz mit dem Feiern aufhörst. Bei Schwindelgefühlen musst du dich nicht zu sehr beunruhigen, solltest dich aber langsamer bewegen, damit dein Blutdruck sich an seine neue, langsamere Gangart gewöhnen kann. Sonst könnte es sein, dass du umkippst und dir eine Beule holst.

Übelkeit

Übelkeit ist für viele schwangere Frauen das Schlimmste an der ganzen Schwangerschaft. Sie kann dich zu jedem Zeitpunkt treffen, meistens passiert es jedoch um den zweiten Monat herum. Entweder kämpfen dann Frauen verzweifelt gegen ihre Übelkeit an, indem sie alles essen, was in Sichtweite ist, oder sie müssen sich schon bei dem bloßen Gedanken an bestimmte Nahrungsmittel übergeben. Man sollte annehmen, dass eine von Übelkeit geplagte Frau keinen Bissen mehr runterbringt. Weit gefehlt. Viele meiner schwangeren Freundinnen hatten fast gleichzeitig einerseits das Gefühl, zu verhungern, und mussten sich andererseits ständig übergeben. Die Schwangerschaft kann ein nagendes Unwohlsein in deinem Magen erzeugen, das mit der Seekrankheit vergleichbar ist. Im einen wie im anderen Fall ist Nahrungsaufnahme das einzige Mittel, deinen Magen wieder zur Ruhe zu bringen. Der Haken bei der Sache ist nur, dass nicht jedes Nahrungsmittel dafür geeignet ist, und die Herausforderung liegt darin, das jeweils richtige gegen die Übelkeit zu finden. Du wirst erstaunt sein, wie es dir schon beim bloßen Gedanken

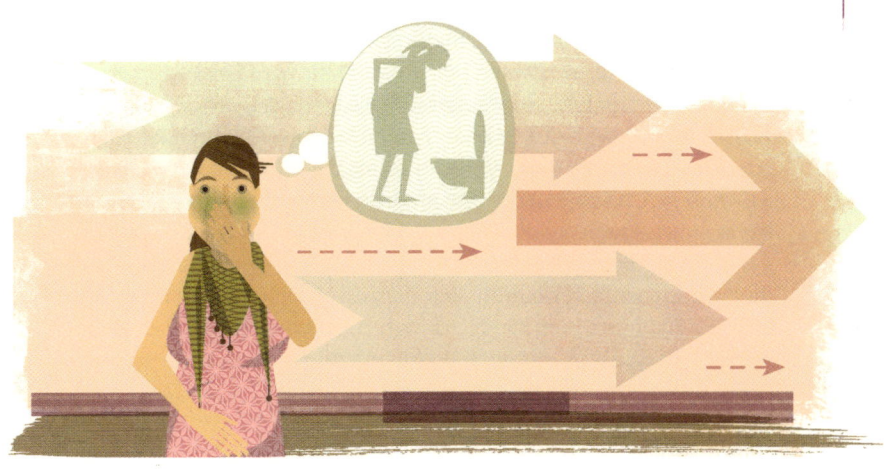

an viele deiner sonstigen Lieblingsspeisen – wie zum Beispiel Käse, Fisch, Brokkoli oder Huhn – den Magen umdrehen wird.

Ein paar meiner Freundinnen traf das Schicksal besonders hart. Sie litten unter so extremer Übelkeit, dass sie oft mitten im Satz abrupt zum Schweigen gebracht wurden. Bei meiner armen Freundin Maryann war die morgendliche Übelkeit so stark, dass sie sich ohne jede Vorwarnung übergeben musste. Es gab keinerlei Anzeichen, wie ein leichtes Übelkeitsgefühl oder vermehrten Speichelfluss im Mund. In einem Moment unterhielt sie sich noch, und in der nächsten Minute ging es ihr wie in der Szene mit der Erbsensuppe in »Der Exorzist«. Sie gewöhnte sich an, möglichst ruhig zu sein und ihren Mund zusammenzupressen, um den Schaden so gering wie möglich zu halten. Auf der anderen Seite habe ich mindestens ebenso viele Freundinnen, die nie auch nur das geringste Anzeichen von Übelkeit verspürten. Das ist ein weiteres Beispiel dafür, wie es der Natur Freude bereitet, uns im Unklaren zu lassen, damit wir uns niemals völlig entspannen können.

Es gibt absolut keine allgemeingültigen Regeln, was wir essen und was wir lieber vermeiden sollten. Es kann dir zum Beispiel so ergehen wie meiner Freundin Sondra, die während ihrer Schwangerschaft möglichst scharf gewürzte Gerichte bevorzugte. Zum Frühstück aß sie am liebsten ein mexikanisches Gericht mit scharfer Salsa-Soße. Und obwohl sie den rohen Fisch nicht mehr vertrug, bat sie mittags ihre Freunde inständig, sie zur Sushi-Bar zu begleiten, damit sie ihr Brot in den Wasabi tunken konnte. Oder vielleicht bist du eher wie meine Freundin Shannon, die ihren Magen mit Kartoffelbrei, Müsli und Weißbrot beruhigte. Corki dagegen war auf dem Früchte-Trip und aß nur noch Erdbeeren und Nektarinen – und zur Abwechslung zwischendurch etwas Schokolade.

Natürlich solltest du versuchen, wenn nicht bei jeder Mahlzeit, so doch einmal am Tag Nahrungsmittel aus den fünf Hauptbereichen zu dir zu nehmen. Gerate jedoch nicht in Panik, wenn du dich in den ersten Monaten der Schwangerschaft nicht mehr so ernähren kannst, wie es in irgendeinem Leitfaden für ausgewogene Ernährung vorgeschrieben ist. Egal, wie vehement dir in anderen Schwangerschaftsbüchern eingeredet wird, dass du jeden Tag zweihundert Gramm Protein, vier Gläser Milch und grünes Blattgemüse zu dir nehmen musst, mach, was dir guttut, und sprich immer mal wieder mit deinem Arzt darüber. Sie oder er kann dir raten, welche Nährstoffe du dir zusätzlich besorgen solltest, um dich gut durch diese Übelkeitsperiode, aber auch durch das zweite Drittel der Schwangerschaft zu bringen, in dem du wieder fast alles essen kannst, was man dir vorsetzt. Du wirst feststellen, dass eine Kalziumtablette so effektiv ist wie ein Glas Milch, dich aber vor weiterem Übel verschont. Zumindest solltest du in dieser sehr frühen Phase deiner vermuteten Schwangerschaft Folgendes beherzigen: Wenn dir übel ist und du kein Fieber hast, dann mach einen Schwangerschaftstest.

Empfindlichkeit gegenüber Gerüchen

Für viele Frauen, mich eingeschlossen, war das erste Anzeichen für eine mögliche Schwangerschaft, dass die Welt anders roch als sonst. Vertraute Gerüche werden plötzlich stärker oder widerwärtig süß. Meine Freundin Mindy entwickelte eine derart starke Aversion gegen den Geruch von Milchprodukten, dass sie entsprechende Geschäfte oder Feinkostläden nicht mehr betreten konnte. Sie befürchtete, sich beim leisesten Anflug von Käsegeruch sofort übergeben zu müssen. Eines Morgens war sie dabei, als ich Sahne in meinen Kaffee goss, und fing an, Geräusche von sich zu geben wie eine Katze, die ein Haarbällchen herauswürgt. Da wir gerade beim Thema Katzen sind: Meine Freundin Lynn musste ihren Mann bitten, das Füttern der Katze zu übernehmen, weil schon ein Hauch von Katzenfutter beim Öffnen der Dose sie unweigerlich zur Spüle trieb. Nebenbei bemerkt, wenn du eine Katze hast und bereits weißt, dass du schwanger bist, solltest du deinem Mann das Säubern des Katzenklos überlassen. Erkundige dich bei deinem Arzt, wenn du genaue Details wissen möchtest. Es gibt nämlich ein Virus, das von Katzenkot auf schwangere Frauen übertragen werden kann, halte dich also besser davon fern.

Während meiner ersten Schwangerschaft war ich mir so sicher, mein Kissen und die Bettdecke seien völlig verschimmelt, dass ich sie in Plastiksäcke gestopft und weggeworfen habe. Sofort (und unvernünftigerweise, wie mein Mann meinte) habe ich mir neues Bettzeug gekauft. Als ich mich in dieser Nacht hineinkuschelte, musste ich jedoch feststellen, dass es genauso roch wie das alte.

Anfälle von Wahnsinn

Auch wenn du meinst, deinen Verstand zu verlieren – oder wenigstens die Kontrolle über deine Gefühle, kann das ein weiterer Hinweis auf eine mögliche Schwangerschaft sein. Du fühlst dich vielleicht so, als littest du unter einem besonders starken PMS. Dazu muss ich dir etwas erzählen, was ich nicht besonders gerne und nur unter Freundinnen weitergebe: Zweimal war es bei mir nicht der Gynäkologe, sondern ein Psychiater, der den Verdacht auf eine Schwangerschaft äußerte. Das eine Mal setzte mich mein Mann ruhig ins Auto und fuhr mich zu seinem Therapeuten, nachdem ich ein Buch durch das Zimmer geschleudert und ihn beinahe geköpft hätte. (Glaub mir, dieses Verhalten war nicht nur vollkommen uncharakteristisch für mich, sondern auch völlig inakzeptabel für ihn.) Das zweite Mal landete ich auf der Couch eines Therapeuten, nachdem ich meinem Mann beim Autofahren ins Lenkrad gegriffen hatte (weil er nicht den Weg nahm, den ich so großherzig vorgeschlagen hatte). In Tränen aufgelöst erzählte ich dort, dass ich Angst hätte, viel zu früh in die Wechseljahre zu kommen, weil ich überhaupt nicht mehr ich selbst sei und meine Periode nicht mehr bekäme. Es stellte sich heraus, dass es nicht die Wechseljahre waren, sondern mein Baby Jessica – eine Möglichkeit, die ich überhaupt nicht in Betracht gezogen hatte.

Auch wenn du nicht zu gewalttätigen Ausbrüchen neigst, wird sich die hormonell bedingte Irrationalität in der Schwangerschaft bei dir vielleicht in Form von Weinerlichkeit oder fehlendem Humor äußern. Meine Freundin Amy, die normalerweise eine liebliche Schönheit ist, wurde so griesgrämig, dass es schon wieder lustig war. Der Kontrast zwischen ihrem sonst eher wohlerzogenen, damenhaften Verhalten und ihrem ständigen Genervtsein während der Schwangerschaft war so groß, dass es ziemlich komisch wirkte (und an ein fluchendes Kleinkind erinnerte).

Beachte in dieser Zeit der emotionalen Wirrnisse vor allem (einmal abgesehen davon, dass du jetzt keine Gewehre mehr putzen solltest), dass du dein merkwürdiges Verhalten wahrscheinlich selbst überhaupt nicht bemerken wirst. Sollten dein Mann oder deine Freunde eine Bemerkung darüber wagen, dass du irgendwie nicht mehr du selbst bist, wirst du dich sicherlich angegriffen und falsch beurteilt fühlen (und Pläne schmieden, wie du sie alle vergiften kannst). So überzeugt du auch von deiner eigenen Vernunft und der Unvernunft aller anderen sein magst, du bist jetzt nicht völlig normal und solltest das akzeptieren und es dir zugestehen. Mit anderen Worten: Das ist nicht der Zeitpunkt, um die Scheidung einzureichen, den Job zu wechseln, ein Haus zu kaufen oder – sehr wichtig – deine Frisur völlig zu verändern.

Das Ausbleiben der Periode

Du glaubst vielleicht, das Ausbleiben der Periode sei einer der verlässlichsten Hinweise darauf, dass etwas im Busch ist. Dies war für mich jedoch nie so. Natürlich gibt es Millionen von Frauen, die regelmäßige 28-Tage-Zyklen haben und exakt wissen, wann sie ihre Periode bekommen werden, vielleicht sogar, ob vor dem Frühstück oder nach dem Abendessen. Bei mir ist das leider ganz anders. Meine Periode ist nicht nur ziemlich unregelmäßig, ich bin meistens auch zu sehr mit den alltäglichen Dingen des Lebens beschäftigt, um mich auch noch darum kümmern zu können, wann sie wieder fällig wäre. Es fällt mir schon schwer genug, immer rechtzeitig ans Tanken zu denken, und dabei hat das Auto eine Tankanzeige. Das Lustige an dieser Zerstreutheit ist, dass dein Leben voller Überraschungen bleibt: Eines Morgens wachst du auf und denkst, dass alles weitergeht wie bisher, und stattdessen stellst du fest, dass du ein Baby erwartest! Das Lästige an dieser Zerstreutheit ist, dass du unweigerlich beim Arzt angeben musst, wann deine letzte Periode war, wenn du wirklich schwanger bist. Du musst dann entweder lügen (das habe ich immer gemacht) oder irgendeine möglichst vage Antwort finden wie: Ich glaube, es war, als »Harry und Sally« im Fernsehen lief (was dich allerdings auch nicht sehr viel weiterbringt).

Meine Freundin Mindy kam erst nach zwei ausbleibenden Perioden auf den Gedanken, dass sie schwanger sein könnte. Wie viele von uns war sie wahrscheinlich nicht besonders böse darüber, zwei Monate lang ohne Tampons und Binden auszukommen, und empfand das Ausbleiben der Periode eher als ein Geschenk Gottes. Die Erfahrung hat mich jedoch gelehrt, dass es hilfreich ist, mit dem eigenen Zyklus wenigstens in etwa vertraut zu sein. Die neuen Schwangerschaftstests sind nämlich so empfindlich, dass man oft schon zwölf bis vierzehn Tage nach der Tat wissen kann, ob man schwanger ist. Und da du deine Schwangerschaft vernünftigerweise vom frühestmöglichen Zeitpunkt an schützen solltest, könnte dich ein positives Testergebnis dazu inspirieren, mit dem Rauchen oder Trinken aufzuhören – oder sofort Maßnahmen zum Abbruch der Schwangerschaft einzuleiten.

Intuition

Schließlich kann dir auch deine »Intuition« einen Hinweis darauf geben, ob du schwanger bist. Wir Frauen sind dafür angeblich berühmt. Bei mir war es zwar nie so, aber ich habe eine Reihe zuverlässiger, keiner esoterischen Richtung angehörender Freundinnen, die schwören, in dem Moment, als es passierte, gewusst zu haben, dass sie schwanger seien. Sie hatten das Gefühl, irgendetwas sei über sie gekommen, eine Art Schaudern oder die plötzliche Erkenntnis, dass es dieses eine Mal anders war als sonst, dass etwas Bedeutsames geschehen sei. Als Naturwissenschaftlerin (oder Zynikerin) habe ich diese Frauen dann gefragt, ob sie dieses mysteriöse Empfinden schon einmal hatten, ohne dann schwanger zu werden und ohne es anschließend jemandem zu erzählen. Oder ob dieses Empfinden nicht vielleicht auch durch ihr Wissen verstärkt wurde, dass sie am vierzehnten Tag ihres 28-Tage-Zyklus Sex hatten und keine Verhütungsmittel verwendeten. (Man muss nicht besonders esoterisch veranlagt sein, um zu wissen, dass die Wahrscheinlichkeit, beim Zusammentreffen von Sperma und Ei ein Baby zu zeugen, eins zu fünf ist.) Aber nein, diese Freundinnen behaupten steif und fest, dass sie sich seit diesem Höhepunkt körperlich und emotional anders gefühlt hätten. Und weißt du, was? Ich glaube ihnen sogar, auch wenn ich es nicht nachvollziehen kann. Wenn du eines oder mehrere dieser Symptome verspürst und noch nicht sicher weißt, ob du schwanger bist, warum in drei Teufels Namen liest du dann dieses Buch? Nein, ich mache nur Spaß. Du hast wahrscheinlich die richtige Vorahnung, dass die Zukunft dir ein Baby bringen wird, deshalb solltest du dich am besten gleich mit deinem Frauenarzt in Verbindung setzen und ab sofort damit anfangen, gut für dich und dein Baby zu sorgen.

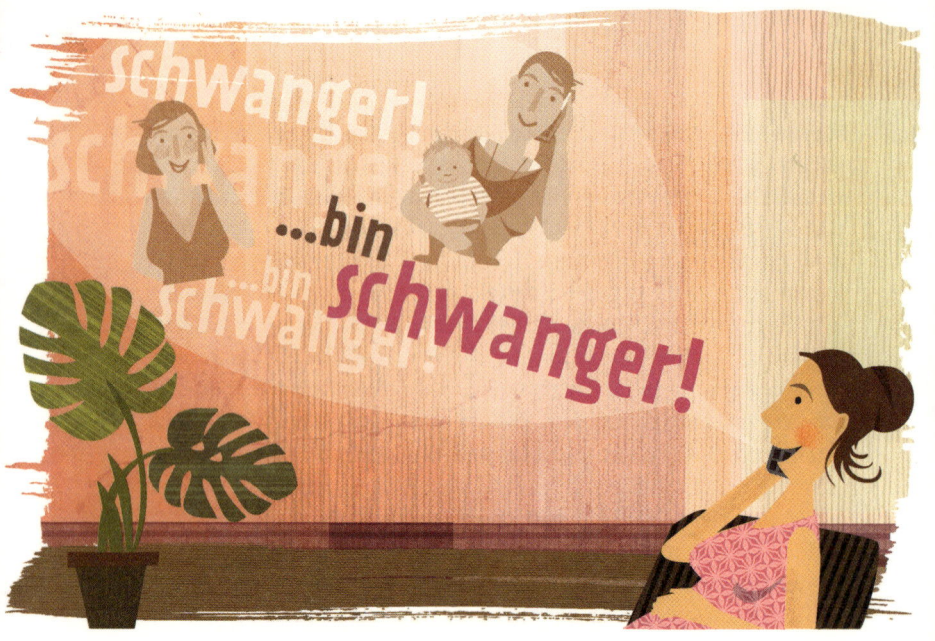

Das Verkünden
der wunderbaren
Neuigkeit

Ich bin schwanger!

S chon immer hat man eine Frau, die schwanger wurde und deren Mann einen Job hat und nicht mit einer anderen verheiratet ist, mit Gratulationen und guten Wünschen überschüttet. (Es bleibt zu hoffen, dass sie nicht nur mit guten Wünschen überschüttet wird, sondern ihr Mann sich auch noch in anderer Weise verantwortlich fühlt, aber davon später.) Die Nachricht, dass du schwanger bist, ist jedes Mal groß und einzigartig. Das kannst du schon spüren, wenn die Arzthelferin aus dem Labor kommt und dich strahlend anlächelt.

Als allgemeine Regel gilt: Wenn es deine erste Schwangerschaft ist, wirst du die phantastische Neuigkeit zuerst und vor allen anderen deinem Mann erzählen (abgesehen von deinem Arzt natürlich). Ist es jedoch schon dein zweites oder drittes Baby, wirst du es zuerst all deinen Freundinnen erzählen, die du per Telefon, Fax oder E-Mail erreichen kannst, dann deiner Mutter, deinem Vater und jedem Fremden, der sich zufällig nach deinem Befinden erkundigt, und ganz zuletzt deinem Mann. Und sollte es schon deine vierte, fünfte oder sechste Schwangerschaft sein … nun darüber müsste man dann eigentlich ein ganz neues Buch schreiben.

Wenn Frauen und Männer emotional wirklich ähnliche Empfindungen hätten, würden alle werdenden Väter zusammen mit ihren Frauen aufgeregt im Wartezimmer des Arztes auf die bedeutungsvollen Neuigkeiten warten und dabei alte Ausgaben der »Brigitte« durchblättern oder Anleitungen zum Abtasten der Brust studieren. Wenn es deine erste Schwangerschaft ist, könnte es tatsächlich sein, dass dein Mann mit dabei ist und ebenfalls von der Arzthelferin angelächelt wird. Sollte er nicht dabei sein, dann denke daran, dass selbst gute Ehemänner – wie zum Beispiel auch mein Mann – nicht jedes Mal anwesend sind, während ihre Frauen von ihrer Schwangerschaft erfahren. Sie können trotzdem noch wunderbare, aufmerksame Väter werden. Ein guter Ehemann ist unter anderem ein Mann mit einem Job, und ein Mann mit Job ist nicht immer in der Lage, sich einen Nachmittag für einen Besuch beim Frauenarzt freizunehmen. Bleib realistisch: Ein beschäftigter Mann ist nicht automatisch gleich ein schlechter Vater.´

Dein Frauenarzt

Vergiss nicht, dass die vielleicht wichtigste Person, die über deine Schwangerschaft informiert sein sollte, dein Frauenarzt ist. Wenn also er oder sie die erste Person ist, die diese Neuigkeiten erfährt, ist dagegen überhaupt nichts einzuwenden. Obwohl die neuesten Schwangerschaftstests aufgrund ihrer chemischen Zusammensetzung sehr empfindlich und fast hundertprozentig sicher sind – besonders bei positivem Ergebnis –, fühlen sich die meisten Frauen beim ersten Mal erst dann offiziell schwanger, wenn es ihnen ihr Frauenarzt offiziell bestätigt hat. Selbst wenn du schon fast sicher bist, schwanger zu sein, kann es noch einen Schock bedeuten, die Neuigkeiten aus dem Mund eines Arztes zu hören. In einer solchen Situation bekommen auch die mit den stärksten Nerven weiche Knie und sind dankbar, wenn wenigstens einer im Raum sich mit Wiederbelebungspraktiken auskennt. Du wirst wahrscheinlich zuerst einmal die etwas dumme Frage stellen: »Sind Sie sicher?« Und danach wirst du zweifellos fragen: »Wann ist der Termin?« Es gibt kaum Aufregenderes, als dem Arzt zuzusehen, wie er seine kleine runde Pappschablone voller Zahlen zückt und die erwartete Ankunft des Babys berechnet. Dieses Datum wird sich dann in dein Bewusstsein eingravieren – als ob eine Schwangerschaft sich mit der Buchung eines Flugs vergleichen ließe: »Wenn die mir sagen, dass es am 4. August kommt, dann wird es auch am 4. August kommen!« deine Freundinnen können dir noch so oft raten, dich nicht zu sehr auf diesen Termin zu verlassen, du wirst dieses Datum immer vor Augen haben und dein ganzes Leben danach planen. Wenn dann der große Tag kommt und das Baby meldet sich nicht – wie es häufig bei Frauen der Fall ist, die ihr erstes Kind erwarten –, wirst du vollkommen orientierungslos sein und überhaupt nicht mehr wissen, was du bis zur ersten Wehe tun sollst. Bei deinen nächsten Schwangerschaften wirst du es vielleicht so machen wie ich bei meiner dritten und vierten: du wirst dir ungefähr drei Schwangerschaftstests für zu Hause kaufen (und vorsichtig versuchen, nur das Ende des Streifens, nicht den gesamten Streifen und auch nicht deine Hand mit Urin zu benetzen. Das klingt einfacher, als es ist!). Natürlich ist ein Test zuverlässig genug, aber einige von uns brauchen diese zusätzliche Bestätigung durch – sinnlose – Wiederholungen. Hier ist der ständige Blasendrang schwangerer Frauen ausnahmsweise einmal praktisch. Danach stellst du alle Streifen auf die Ablage im Badezimmer und wartest, bis sich die Farbe ändert. Wenn die Ergebnisse einheitlich ausfallen, ruf deinen Frauenarzt an und verständige sie oder ihn, dass du schwanger bist und in den nächsten Wochen einmal vorbeikommen wirst, um ein paar Dinge abzuklären – zum Beispiel, ob schon ein Herzton zu hören ist (oftmals ist bereits nach sechs Wochen im Ultraschall ein schwacher Herzton erkennbar) und ob du dich schon um einen Platz im Kindergarten kümmern solltest.

Wenn dein Mann dich zum Frauenarzt begleitet hat und ihr gemeinsam die wunderbare Neuigkeit erfahrt, könnt ihr euch jetzt um den Hals fallen und ein bisschen weinen, so wie es immer in der Werbung für Schwangerschaftstests zu sehen ist. Wenn dein Mann nicht mit dabei sein kann, wird dir in der nächsten Viertelstunde die gesamte Belegschaft des Arztes gratulieren, und du kannst dir in Ruhe überlegen, wie du deinem Mann sagen willst, dass er Papa wird.

Dein Mann

Einige meiner Freundinnen haben ziemlich sentimentale Vorstellungen über die Art und Weise, wie sie die Neuigkeit mitteilen wollen. Sehr beliebt ist ein Abendessen mit Kerzenschein und romantischer Musik im Hintergrund. Käme allerdings mein Mann nach Haus und fände ein solches Arrangement vor, würde er vermuten, ich wäre in eine Sekte eingetreten und hätte dem Guru unser ganzes Geld gegeben. Er wäre so erleichtert, zu hören, dass ich nur ein Baby bekomme – meine Ankündigung würde ihn eher wieder auf den Boden zurückbringen.

Da ich mehr ferngesehen habe, als gut für mich war, habe ich mir immer vorgestellt, dass ich es meinem Mann während eines Strandspaziergangs Hand in Hand bei Sonnenuntergang erzählen würde. Ich würde mich zu ihm drehen, er würde mich umarmen, und wir würden aufs Meer blicken und uns die Zukunft unseres Kindes ausmalen. Vielleicht würde er mir sogar etwas Romantisches vorsingen. So war es dann nie, sondern meistens ungefähr so: Ich rief ihn noch von der Praxis des Arztes aus an und schrie hysterisch seine Sekretärin an: »Was heißt, Sie können ihm nur etwas ausrichten? Sagen Sie ihm, er soll sofort aus dieser Besprechung kommen und mit mir reden – ich bin nämlich SCHWANGER!« Progesteron hat auf mich eben keinen guten Einfluss.

Mein »erstes Mal«

Als ich zum vierten Mal schwanger war (und so ziemlich zu allem entschlossen), habe ich es mit einem romantischen Essen bei Kerzenschein versucht und Folgendes gelernt: Wenn du deinem Mann

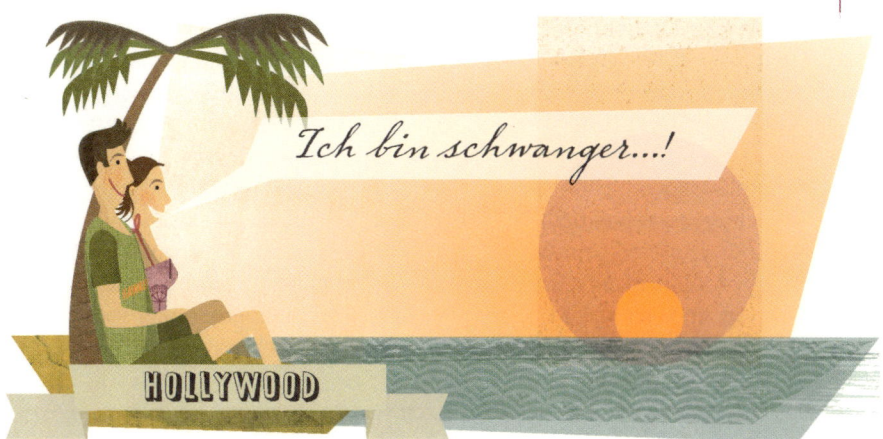

Ich bin schwanger...!

HOLLYWOOD

sagen willst, dass er Vater wird, und ihm dabei direkt in die Augen siehst, ist es fast unmöglich, nicht schon vor dem ersten Wort in Tränen auszubrechen. Dabei ist es ganz egal, wie oft du das schon gemacht hast und welche Einstellung du zu deiner Schwangerschaft hast. Die ersten Male wirst du die Worte »Ich bekomme ein Baby« vor lauter Rührung kaum über die Lippen bringen. Bei den Worten »Liebling, rate mal, was passiert ist?« wäre ich fast erstickt. Mein armer Mann fürchtete schon das Schlimmste – dass unser Hund gestorben ist zum Beispiel oder dass ich seine Baseballjacke verloren habe –, bevor ich endlich mit der Sprache herausrückte. Und als es dann draußen war, schien sein Gesichtsausdruck sagen zu wollen: »Ach so, ist das alles?«

Tatsächlich kann ich mich bei diesem letzten Mal auch noch genau daran erinnern, dass er sagte: »Wie kannst du mir das antun?« (Man muss allerdings hinzufügen, dass es unser viertes Baby innerhalb von fünf Jahren war.) Daraufhin murmelte ich etwas in der Art vor mich hin, nach meinem elementaren Biologieverständnis sei es wohl eher er, der etwas mit mir gemacht habe. Aber es war nicht der richtige Moment für Spitzfindigkeiten. Bevor ich mich wegen meiner verletzten Gefühle vollkommen in Tränen auflösen konnte, fiel mir ein, dass der Mann meiner Freundin Mindy vor sechs Jahren auf ähnlich begeisterte Weise auf ihre Schwangerschaft reagiert hatte. Ich glaube, seine genauen Worte waren: »Es tut mir leid, aber dazu bin ich noch nicht bereit.« Er war sich dann während ihrer ganzen Schwangerschaft nicht sicher, ob er dazu schon bereit sei, und während sie vierzig Stunden lang in den Wehen lag, las er alte Ausgaben von Motorradzeitschriften. Aber mit dem ersten Atemzug des neugeborenen kleinen Mädchens wurde er ein hingebungsvoller Vater, der sein Baby über alles liebte.

Denk an diese Beispiele: Beide haben ziemlich schwach angefangen und sind dann zu Kandidaten für den Vater des Jahrzehnts geworden. Es ist nicht unbedingt ratsam, sich die erste Reaktion deines Mannes zu sehr zu Herzen zu nehmen. Wenn du willst, kannst du dir diesen Mangel an Begeisterung auch merken und ihm später unter die Nase reiben. Wenn unsere Kleinste meinen Mann wieder einmal fast zu Tränen rührt, sage ich gelegentlich: »Und das ist das Kind, das du nicht gewollt hast!« Dann renne ich so schnell wie möglich aus dem Zimmer.

Mit dem Telefon habe ich bessere Resultate erzielt. Man kommt sofort zur Sache, sieht sich nicht und gibt dem anderen genügend Zeit, sich an die Vorstellung zu gewöhnen, bevor er nach Hause kommt. Ein guter Ehemann kann in ungefähr sechs Stunden über so ziemlich alles hinwegkommen. Hinzu kommt – und das ist für ein Plappermaul wie mich vielleicht das Wichtigste –, dass ich kein schlechtes Gewissen mehr zu haben brauchte und die Neuigkeit bedenkenlos allen anderen erzählen konnte, nachdem ich meinen Mann korrekterweise zuerst eingeweiht hatte.

Wie du an meiner und Mindys Erfahrung sehen kannst, löst die Nachricht von deiner Schwangerschaft bei deinem Mann unter Umständen gemischte Gefühle aus. Darauf solltest du gefasst sein. Fast alle Frauen sind in ihrem hormonell stimulierten Zustand ziemlich enttäuscht, wenn ihre Männer nicht mit der richtigen Mischung aus Freude, Stolz und Bewunderung reagieren. Ganz egal, wie sehr ihr beide euch auf die Schwangerschaft gefreut habt (oder auch nicht), bleib mit deinen Füßen auf dem Teppich: Nur Ricky Ricardo[1] hat seine Frau vor dem versammelten Tropicana Club in die Arme genommen und sentimental gesungen: »Wir bekommen ein Baby, mein Baby und ich.« Die meisten Männer meiner Freundinnen haben jedoch mit einem eher verblüfften Gesichtsausdruck und der unvermeidlichen Frage »Bist du sicher?« reagiert.

Deine Freundinnen

Eine Frau, die älter als einundzwanzig ist und verkündet, dass sie schwanger ist (und deren Mann nicht gerade im Gefängnis sitzt), wird mit ihrer Nachricht überall Freude auslösen. Wir Frauen fragen uns nicht gleich besorgt, ob das Paar sich ein Kind überhaupt leisten kann oder ob es in ihrer Beziehung nicht zu früh ist für ein Kind. Wir finden es einfach schön, wenn eine Frau schwanger ist, und kümmern uns selten um die praktischen Aspekte. Für die finanziellen Bedenken sind ausschließlich die werdenden Väter zuständig. (Gefällt es dir nicht auch, nur in großzügigen Kategorien zu denken? Das erleichtert das Leben ganz erheblich.) Deine Freundinnen, die keine Kinder haben, werden es als amüsante Abwechslung begrüßen, in den nächsten neun Monaten deinen Bauch wachsen zu sehen. Deine Freundinnen mit Kindern werden dankbar dafür sein, jedes Detail ihrer eigenen Schwangerschaft und insbesondere der Geburt mit dir teilen zu können. Übrigens – dieses Buch hat den unschätzbaren

---

[1] Bandleader im Tropicana Club in der in Amerika bis heute beliebten Fernsehserie »I love Lucy«, die in den fünfziger Jahren gesendet wurde (Anm. d. Übers.).

Vorteil, dass du es jederzeit zuschlagen kannst, wenn du nichts mehr von Schwangerschaft hören willst.

Sobald deine Freundinnen wissen, dass du schwanger bist, wirst du dich nie mehr mit ihnen unterhalten können, ohne dass sie dir Fragen über das Baby stellen. Einige meiner schwangeren Freundinnen haben sich irgendwann wie ein Gefäß gefühlt und nicht mehr wie ein Mensch, weil ihre gesamte Identität von dem heranwachsenden Kind eingenommen schien. Einige Freundinnen können sich noch so deutlich an jedes Detail ihrer Schwangerschaft erinnern, dass man bereut, sie überhaupt danach gefragt zu haben. Deine mitfühlenden Freundinnen dagegen werden dir bestätigen, wie gut du aussiehst und dass du kaum zugenommen hast. Du kannst dann selbst entscheiden, ob du ihnen glauben willst.

Deine Mutter

Mütter allerdings werden vor deiner Gewichtszunahme nicht die Augen verschließen, weil man ihnen, wie schon gesagt, beigebracht hat, dass man nicht mehr als sechs bis acht Kilo zunehmen dürfe. Alles andere sei reine Gefräßigkeit. Abgesehen von diesem leidigen Thema kann es sehr schön sein, deiner Mutter von deiner Schwangerschaft zu erzählen – mehr als du dir zunächst vielleicht vorstellen kannst. Vor allem wenn deine Mutter den Namen deines Mannes aussprechen kann, ohne auf den Boden zu spucken oder andere Zeichen der Verachtung von sich zu geben. Erstaunlicherweise wird es mit dem Fortschreiten deiner Schwangerschaft immer angenehmer und erfreulicher, die Person um dich zu haben, die dich noch Monate zuvor zum Kauf eines Anrufbeantworters veranlasst hat, damit du bei Ertönen ihrer Stimme auf dem Band den Anruf nicht entgegennehmen musstest.

Die Zeit der Schwangerschaft kann der Beginn einer wunderschönen Beziehung werden, denn Mamis kleines Mädchen wird ganz offiziell eine ihr ebenbürtige Frau. Auch du wirst jetzt Mutter eines Kindes. Manchmal wirst du darüber nachdenken, wie deine Mutter war, als du ein kleines Kind warst, wie sie mit dir umgegangen ist und was sie zu dir gesagt hat. In deinem hormonell aufgewühlten Zustand neigst du sowieso zur Sentimentalität und wirst dich vielleicht daran erinnern, wie deine Mutter an Ostern eine Spur aus Ostereiern legte, damit du glaubtest, der Osterhase sei da gewesen, oder wie sie dir nach jedem Zahnarztbesuch ein Eis spendierte – und plötzlich wirst du feuchte Augen bekommen (ein Zustand, der sich mit fortschreitender Schwangerschaft immer häufiger einstellt).

Du bist nicht deine Mutter

Oder das genaue Gegenteil tritt ein. Du erinnerst dich an alle rückständigen Erziehungsmethoden deiner Mutter, gegen die du dich als Kind aufgelehnt hast, und überlegst dir während der gesamten Schwangerschaft Strategien, um ja nicht so zu werden wie sie. Für einige meiner Freundinnen war es die reinste Horrorvorstellung, so zu werden wie ihre eigenen Mütter. Um dich zu beruhigen, lass dir sagen, dass du erstens immer die Wahl hast. Du kannst bestimmte Erziehungsmethoden, einschließlich die deiner Mutter, übernehmen, kannst sie aber auch verwerfen. Zweitens, und noch wichtiger, ist dieser Rat: Nimm dir jetzt während deiner Schwangerschaft die Zeit, deine Mutter besser kennenzulernen, denn dein Verständnis für sie wird mit der Zeit wachsen. Vielleicht verstehst du jetzt, warum sie dich damals vor allen anderen bloßstellen musste, weil sie dich auf dem Rücksitz eines Motorrads erwischte. Stell dir vor, dein eigenes Kind würde auf dem Rücksitz einer Harley sitzen und der Fahrer wäre irgendein achtzehnjähriger Bursche – und du wirst ihre hysterische Reaktion nachvollziehen können.

Wenn deine Mutter nicht gerade eine Rabenmutter ist, wird sie immer fürsorglich um dein Wohlergehen besorgt sein (auch wenn die meisten ihrer Ratschläge zu Schwangerschaft und Geburt heute veraltet und unbrauchbar erscheinen). Wenn du meinst, das sei nur eine nette Geste, dann warte, bis das Baby geboren ist.

Wahrscheinlich zählst du zu den vielen Glücklichen, deren Mutter das Baby genauso liebt, wie du es liebst. Das ist der Beginn einer der innigsten Bindungen, die es im Leben gibt. Männer kommen und gehen heutzutage, aber deine Mutter ist mit ihrer Liebe eine Konstante im Leben deines Kindes. Und vielleicht wird dir dann langsam klar, dass sie es bei deiner Erziehung doch nicht so schlecht gemacht hat, wie du dachtest. Natürlich nicht ganz so gut, wie du es machen wirst, aber so schlecht eben auch wieder nicht. Aus zwei Gründen habe ich jetzt so viel über unsere Mütter geschrieben: Erstens möchte ich die von uns, deren Mütter noch leben, dazu ermutigen, sie an ihrer Schwangerschaft teilhaben zu lassen. Für diejenigen von uns, deren Mutter bereits gestorben ist oder deren Mutterbeziehung so gestört ist, dass sie in neun Monaten nicht repariert werden kann, möchte ich zweitens ein gutes Wort für die Schwiegermütter einlegen. Denk daran, du erwartest das Baby ihres Babys, und unter Umständen ist sie jetzt genau die Frau der Stunde. Ignoriere einfach ihre Bemerkungen darüber, was du essen sollst und dass du nicht nach Dingen über deinem Kopf greifen darfst. (Es gibt diese alte, aber falsche Mär, wonach sich die Nabelschnur um den Hals des Babys wickelt, wenn du deinen Arm nach oben streckst, um nach etwas zu greifen.) Denk daran: Diese Frau würde für dein Baby alles tun – Sie wird bei Bedarf sogar Babysitten. Auch wenn ihre Gefühle für dich nicht allzu innig sind, wird sie das Baby ihres Sohnes lieben. Und wenn du ihrem Enkelkind eine liebende Mutter bist, wird sie vielleicht auch lernen, dich zu lieben. Oder anders gesagt: Wenn eine Beziehung zwischen euch überhaupt je zustande kommen sollte, dann ist jetzt der richtige Zeitpunkt dafür.

Lass sie teilhaben

Es gibt nichts Beruhigenderes für eine Mutter, als zu wissen, dass jemand mit den gleichen Adleraugen nach ihrem Kind sieht, wie sie selbst es tun würde. Babysitter sind großartig, aber man kann nie sicher sein, ob sie bei einem Erdbeben auch das Kind mitnehmen, bevor sie aus dem Haus rennen und ihr eigenes Leben retten. Eine Oma würde nicht nur das Kind packen, sie würde auch das Album mit den Babyfotos und das Taufkleid der Familie retten (selbst wenn sie dich dabei umrennen müsste). Ich bin mir jedenfalls ganz sicher, dass meine Schwiegermutter entweder der unaufmerksamen Kindergärtnerin eine Ohrfeige verpassen oder den ganzen Kindergarten in Brand setzen würde, wenn meinem Kind im Kindergarten irgendeine Ungerechtigkeit widerfahren sollte (man muss allerdings dazu sagen, dass sie Sizilianerin ist).

Tipp

Lass deine Mutter an deiner Schwangerschaft teilhaben. Entgegen aller Erwartungen wird sie dir keineswegs ständig erzählen, was du alles falsch machst. Und wenn doch, versuch es zu überhören, denn niemand sonst wird dir so viel Anteilnahme und Interesse entgegenbringen.

Dein Vater

Es kann auch sehr schön sein, die Neuigkeit deinem Vater zu erzählen, auf jeden Fall aber wird es anders sein als bei deiner Mutter. Wenn dein Mann dabei ist, werden Papas Augen unter Umständen einen Moment lang bei deinem Mann verharren, als wollte er sagen: »Okay, du hast ihr das eingebrockt, also kümmere dich auch um sie, sonst kriegst du es mit mir zu tun.« Die meisten meiner Freundinnen stimmten mir zu, dass ihre Väter zwar glücklich waren, sie glücklich zu sehen, dass sie aber wie die meisten Männer nicht gleich wegen des Babys in totale Verzückung gerieten. Das passiert erst, wenn das

Baby da ist. Stell es dir so vor: Manche Leute sehen ein Kleidungsstück auf dem Bügel hängen und wissen sofort, wie es angezogen aussehen wird. Andere dagegen müssen es erst eine Weile tragen, bevor sie wissen, wie es sich anfühlt. So ist es auch mit Babys: Die meisten Männer sehen sich erst dann als Vater oder Großvater, wenn sie den kleinen Schatz im Arm halten.

Vielleicht wirst du feststellen, dass dein Vater nervös wird, wenn du dich mit deiner Mutter zu oft und zu plastisch über deine Schwangerschaft unterhältst. Denke daran, dass es seiner Rolle entspricht, argwöhnisch gegenüber allem zu sein, was dich verletzen könnte. Er ist der Mann, der dem Arzt am liebsten eine runtergehauen hätte, weil er dir bei einer Impfung weh tun musste. Dieses fremde Baby, das bei dir Übelkeit auslöst und das vielleicht vierzehn Stunden braucht, um aus deinem Körper zu kommen, wird ihn daher nicht zu großen Plänen und Tagträumen veranlassen (wie es bei dir und deiner Mutter der Fall ist). Es gibt noch eine kleine Sache im Zusammenhang mit der Mitteilung, dass du schwanger bist: du zeigst damit deinem Vater vielleicht zum ersten Mal in deinem Leben mutig, dass du nicht mehr Jungfrau bist. Ich weiß nicht, wie es bei dir ist, aber ich habe über dreißig Jahre lang gelebt, ohne meinem Vater gegenüber irgendeine Anspielung auf mein Sexualleben zu machen. Natürlich hatte er wahrscheinlich seine Vermutungen, besonders als ich während des Studiums zu meinem Freund zog, aber wir konnten immer noch so tun, als ob. Wenn du jedoch verkündest, dass du ein Baby bekommst, dann steht außer Frage, dass du ein sexuelles Leben hattest. Dein Vater wird nun zwangsläufig wissen wollen, wie das passieren konnte. Auch das könnte ein Grund dafür sein, dass sein Blick so schnell zu deinem Mann wechselt.

Der richtige Zeitpunkt

Einige Leute glauben, dass eine schwangere Frau ihren Zustand erst bekanntgeben sollte, wenn die Gefahr einer Fehlgeburt vorbei ist, also etwa nach drei Monaten. Für eine gläubige Jüdin gibt es sogar die Regel, dass erst dann Babykleidung und -ausstattung im Haus sein darf, wenn das Baby gesund und munter auf der Welt ist – sonst könnte es verhext werden. Da ich weder Jüdin noch besonders zurückhaltend bin, habe ich immer allen Leuten von meiner Schwangerschaft erzählt, sobald ich davon wusste (allerdings hatte ich ab und zu schon ein komisches Gefühl, wenn ich Babysachen oder Spielzeug kaufte, bevor das Baby tatsächlich geboren war). Ich konnte ganz einfach ein solch großartiges Geheimnis nicht für mich behalten. Ich erinnere mich noch an ein Abendessen mit meiner Freundin Patti und einigen anderen Leuten, bei dem ich über meine Schwangerschaft redete und mich dabei so wichtigmachte, als habe ich diesen Zustand gerade erfunden. Ich genoss es ungeheuer, ganz im Mittelpunkt zu stehen, die Anteilnahme aller anderen zu spüren, die sich sorgten, ob ich auch genügend zu essen habe und der Stuhl bequem genug für mich ist. Zwei Monate später erzählte mir Patti, sie hätte an diesem Abend schon von ihrer Schwangerschaft gewusst, aber es den anderen erst erzählen wollen, als sie sicher sein konnte, dass die Schwangerschaft nicht durch eine Fehlgeburt beendet würde. Ich bin mir daraufhin etwas dämlich vorgekommen, weil ich die ganze Aufmerksamkeit auf mich gezogen habe, während Patti genauso viel Fürsorge und Glückwünsche verdient hätte. Aber wie meine Mutter sagt: »Werbung macht sich bezahlt.« Wenn du deinen engsten Freunden nichts von deiner Schwangerschaft erzählst, wie willst du dann erklären, dass du keine Energie mehr hast, um deine Sporttasche hochzuheben, geschweige denn, eine neunzigminütige Aerobic-Stunde mitzumachen? Wie willst du deiner liebenswürdigen Gastgeberin erklären, dass die Kapern, die sie phantasievoll im Salat verteilt hat, dir die Tränen in die Augen treiben und Krämpfe in der Speiseröhre verursachen? Und welche Entschuldigung willst du dir bei deinem Kollegen einfallen lassen, der dich im Büro schlafend vorgefunden hat (Kopf auf dem Schreibtisch und mit offenem Mund)? Du könntest es vielleicht mit dem Chronische-Müdigkeits-Syndrom versuchen, aber wie willst du deine neuen Fettpölsterchen erklären?

Das As im Ärmel
Eine schwangere Frau wird in Ruhe gelassen. Die Schwangerschaft ist eine allgemein akzeptierte Entschuldigung für alle möglichen, eigentlich unverzeihlichen Verhaltensweisen, so dass ich dir nur raten kann, so oft wie möglich davon zu sprechen. Aber ich will dich an dieser Stelle auch gleich warnen: Diese Entschuldigung wird innerhalb von wenigen Monaten ihre magische Wirkung auf deinen Mann verlieren, und bei der zweiten Schwangerschaft erreichst du damit überhaupt nichts mehr. Dein Mann wird nur kurz von seinem Fußballspiel aufblicken und dir zusehen, wie du das Sofa quer durch den Raum ziehst, während jeder Fremde dir sofort sämtliche Einkaufstaschen abnimmt, sobald er sieht, dass du schwanger bist.

Natürlich gibt es einen guten Grund dafür, dass viele Frauen ihre Schwangerschaft geheim halten: Ungefähr zehn Prozent aller Schwangerschaften werden innerhalb der ersten zwölf Wochen durch eine Fehlgeburt beendet. Wenn dieses Unglück dich treffen sollte, würde es deinen Kummer zweifelsohne noch verschlimmern, wenn du ständig von dieser Tragödie erzählen müsstest. Bei einigen mir nahestehenden Freundinnen konnte ich miterleben, wie sie sich gerade von den körperlichen Auswirkungen einer Fehlgeburt zu erholen begannen und dann ertragen mussten, dass alle, die davon nichts wussten, sich nach dem Baby erkundigten. Es war für alle Betroffenen äußerst schmerzvoll. Die einzige Lösung ist wohl, nur denjenigen davon zu erzählen, die sich sonst über dein merkwürdiges Verhalten wundern würden (beziehungsweise auch denen, die die Frechheit besitzen, dir zu einer Diät zu raten), und die Megaphone für die letzten Monate der Schwangerschaft aufzubewahren.

Fremde

Du wirst erstaunt sein, wie einfach du deine Schwangerschaft in jede Unterhaltung und bei jeder Gelegenheit einfließen lassen kannst. Wenn du ein umsichtiger Typ bist und dich während der ersten drei Monate in völliges Schweigen gehüllt hast, wirst du dich nach diesen drei Monaten nicht mehr zurückhalten können. Es ist wie Reis im Dampfkochtopf. Explodiert der Topf, fliegt der Reis überall hin. Du möchtest, dass die anderen besondere Rücksicht auf dich nehmen, dich zum Beispiel im Kino ganz vorne in die Schlange vor der Toilette lassen (was sehr viel nützlicher ist als ein Sitzplatz im Bus, besonders wenn du dein Popcorn mit viel Limonade hinunterspülst)? Erzähl einfach, dass du schwanger bist, und es wird hervorragend klappen.

Am Anfang wirst du die anderen über deinen Zustand aufklären müssen, entweder weil sie keine besonders guten Beobachter sind oder weil sie zu viel Angst davor haben, dir zu einer Schwangerschaft zu gratulieren und dann zu erfahren, dass du nicht schwanger, sondern nur gefräßig bist. Tatsächlich ist es ratsam, einer Frau zu ihrer offensichtlichen Schwangerschaft erst dann zu gratulieren, wenn sie dir ihr positives Testergebnis gezeigt hat. Ist sie nämlich nicht schwanger, bist du ganz schön ins Fettnäpfchen getreten. Es kann nicht schaden, jedem von deinem außergewöhnlichen Zustand, genannt Schwangerschaft, zu erzählen (angefangen von der Kassiererin im Supermarkt bis hin zum Polizisten, der dich wegen Geschwindigkeitsüberschreitung anhält). Wer weiß, vielleicht findet sich ja jemand, der deine Einkaufstaschen schleppt – oder der Polizist gibt dir Geleitschutz bis zur nächsten sauberen öffentlichen Toilette. Zumindest wirst du ein nettes Lächeln und ein paar freundliche Worte ernten, was heutzutage keine Selbstverständlichkeit ist. Du musst natürlich immer damit rechnen, dass eine deiner Gesprächspartnerinnen bereits selbst ein Kind zur Welt gebracht hat und dir nun darüber einen endlosen Monolog hält. Tja, wir können nun mal nicht aus unserer Haut.

In Bezug auf Fremde können wir Freundinnen dir nur Folgendes raten: Es könnte passieren, dass sie einfach deinen Bauch anfassen und dich vorher nicht um Erlaubnis bitten. Wenn du glaubst, dass dich das stören würde, kannst du zum Schutz deine Arme vor dem Bauch verschränken. Du bist völlig im Recht, wenn du einen Schritt zurücktrittst und signalisierst, dass du nicht berührt werden willst. Die Leute sollen merken, dass man mit dir nicht alles machen kann. Im zweiten Drittel meiner Schwangerschaften habe ich mich mit meinem Bauch am wohlsten gefühlt und hatte nicht einmal so viel dagegen, berührt zu werden. Als mein Bauch jedoch gegen Ende überall Ecken zu haben schien und wie ein Heißluftballon nach vorne ragte, mochte ich Berührungen überhaupt nicht mehr, schon gar nicht von Fremden.

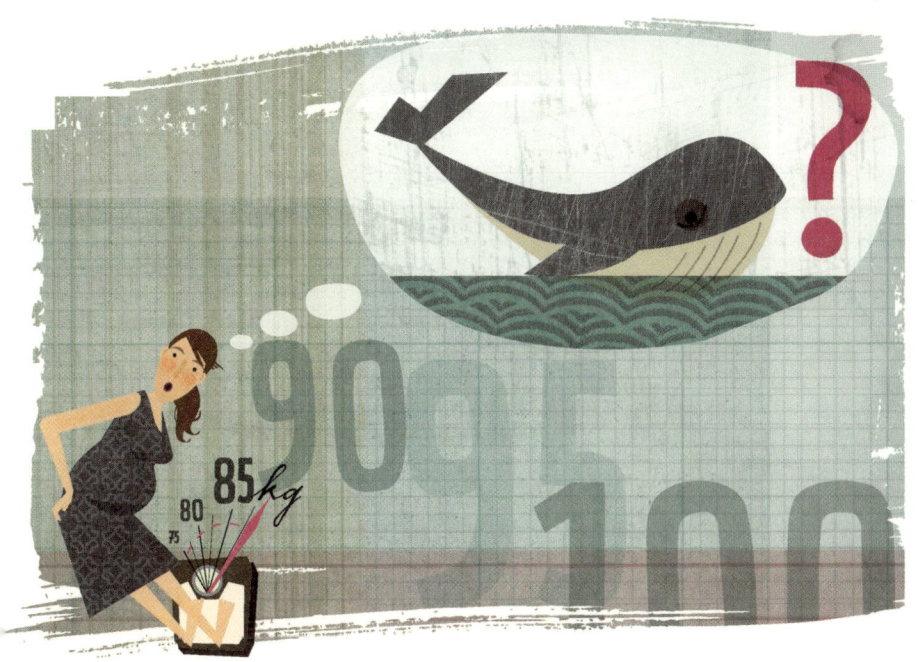

Das neue Körpergefühl

Hat jemand behauptet, nur der Bauch wächst?

Bevor ich zum ersten Mal schwanger wurde, glaubte ich naiverweise, von meiner Schwangerschaft würde als einziger Körperteil mein Bauch betroffen sein. Ich war stolz darauf, immer schlank und aktiv gewesen zu sein, und sicher, dass man mir außer einem bewundernswerten Bauch – gestützt auf meine athletischen, schlanken Beine – nichts anmerken würde. Da hatte ich mich aber ziemlich getäuscht.

Wenn ich schwanger war, dann war ich es von meinen Hamsterbacken bis hin zu meinen von den Wassereinlagerungen geschwollenen Fußknöcheln. Wenn ich mir die Beine mit ihren runden, dicklichen Knien unter der Dusche rasierte, hatte ich das Gefühl, sie müssten einer anderen gehören. Wenn ich meine Arme seitlich herunterhängen ließ, kamen sie mir so dick vor wie meine Oberschenkel. (Bitte beachten: Ärmellos und schwanger passen nicht zusammen!) Mein Ehering ließ sich nicht mehr drehen. Und was am schlimmsten war, ich hatte so starke Cellulitis, dass es aussah, als ob ich meine Oberschenkel mit Hüttenkäse bestrichen hätte. Dieser Körper war einfach nicht mehr meiner! Eine Freundin von mir, die Fotomodell ist (und deren Namen ich nicht verraten darf, weil sie sonst gedroht hat, eines meiner Geheimnisse auszuplaudern), hat im Gesicht so viel zugenommen, dass ich sie bei einer Verabredung in einem Restaurant nicht mehr erkannte und einfach an ihr vorbeilief. Vielleicht hast auch du liebevolle Freunde, die dir versichern, dass du im Gesicht überhaupt nicht zugenommen hast, dass man von hinten auf keinen Fall erkennen kann, dass du schwanger bist, und dass du schöner aussiehst als je zuvor. Sie lügen!

Das leidige Thema Gewichtszunahme

Sprechen wir zunächst einmal über die Gewichtszunahme – wie viel zu viel und wie viel zu wenig ist und welche Auswirkungen diese zusätzlichen Kilos für den Rest deines jungen Lebens auf deinen Körper haben werden. Dein Gewicht ist – ob du nun fettleibig oder magersüchtig bist – deine private Angelegenheit, die nur dich und eventuell deinen Arzt etwas angeht. Es sollte jedoch selbstverständlich sein, dass die Gesundheit des Babys wichtiger ist als jede andere Überlegung, und jede Frau, die sich zu Tode hungert oder sich völlig ungesund ernährt, sollte für immer von der Gemeinschaft der Freundinnen (wenn nicht vom gesamten Universum) geächtet werden.

Nachdem dies gesagt ist, will ich mich an den Rest von uns wenden. An die, die in populären Büchern über Schwangerschaft lesen, dass es sich mit der Gewichtszunahme ungefähr so verhalten sollte: null bis eineinhalb Kilo in den ersten drei Monaten, fünf bis sechs Kilo vom dritten bis sechsten Monat und vier bis fünf Kilo in den letzten drei Monaten. Da wir diese Richtlinien jedoch meistens nicht einhalten, haben wir vor jedem Wiegen in der Arztpraxis einen ziemlichen Horror. Eine beträchtliche Anzahl von uns Freundinnen hat die Grenznorm von 12,5 Kilo schon im siebten Monat überschritten, zu einem Zeitpunkt also, ab dem man erst so richtig hungrig wird. Ich zum Beispiel hatte meist schon in den ersten drei Monaten so viel zugenommen, dass ich in der Arztpraxis auf die Frage nach meinem Ausgangsgewicht lieber gleich zwei Kilo hinzufügte, um zu vertuschen, dass ich bereits fünf Kilo zugenommen hatte.

Bedauerlicherweise bewerten die meisten Frauen ihre Schwangerschaft nach den Ergebnissen der ärztlichen Gewichtskontrolle. Wenn bei einem Arztbesuch festgestellt wurde, dass ich seit dem letzten Termin vor drei Wochen nicht zugenommen hatte, strahlte ich tagelang vor Stolz, Erleichterung und Zufriedenheit. Ich rief meine Freundinnen an, um ihnen vom Befinden des Babys zu erzählen, und erwähnte dabei beiläufig, dass mein Gewicht völlig gleich geblieben sei. Nach den Arztbesuchen jedoch, bei denen mir gesagt wurde, dass ich mehr als drei Kilo in weniger als einem Monat zugenommen hatte, fühlte ich mich so peinlich berührt und gedemütigt, dass ich niemandem von meinem Arztbesuch, geschweige denn vom Wiegen, erzählte. Nach vier Kindern habe ich jetzt endlich zwei Lektionen gelernt, eine lebenswichtige und eine einigermaßen nützliche: Es ist niemals unpassender als während der Schwangerschaft, sein Selbstwertgefühl vom Gewicht abhängig zu machen, wie wir das seit der Pubertät gewohnt sind. Eine Schwangerschaft ist der beste Zeitpunkt, um die wichtige Lektion der Hingabe zu erlernen. Während dieser Zeit ist dein Körper nicht mehr zu deinem persönlichen Vergnügen da, sondern ist das gemütliche Heim, in dem ein

TIPP

Freundinnen-Rat

Die zweite (die nützliche) Lektion, die ich gelernt habe: Schau nicht hin, wenn die Arzthelferin dich wiegt, und frage sie nicht nach deinem Gewicht. Es gibt kein Gesetz, das von dir verlangt, dich bei jedem Arztbesuch über dein Gewicht zu informieren. Glaube mir: Wenn dein Arzt deine Gewichtstabelle betrachtet und dabei auf Probleme stößt, wird er dir das früh genug mitteilen. Wo liegt also der Unterschied. Du weißt sowieso, dass du dicker wirst, und musst damit fertig werden.

Kind wächst. Und du hast die Wahl, ob du dagegen ankämpfen willst oder dich entspannst und die Reise genießt. Wir Freundinnen wissen, wie schwer es für eine Generation von Superfrauen sein kann, diese erschreckenden körperlichen Veränderungen zu sehen. Wir haben alle genauso empfunden (außer meiner Freundin Sondra, aber sie hat nie unter Cellulitis gelitten und zählt daher nicht). Deshalb will ich dir die richtigen Informationen an die Hand geben, damit wir uns anschließend zusammen zurücklehnen und darüber lachen können. Diese schweren Zeiten überstehst du am besten mithilfe deines Humors.

Vielleicht bereitet es dir ja insgeheim Freude, zu erfahren, dass Frauen, die sozusagen professionell dünn sind (weil sie als Fotomodelle oder Schauspielerinnen dünn sein müssen), während der Schwangerschaft oft besonders viel zulegen. Ich spreche hier von fünfundzwanzig bis dreißig Kilo und von den dünnsten Frauen, die du jemals im Fernsehen oder in einer Zeitschrift gesehen hast. Der Grund dafür muss einfach die Erleichterung sein, neun Monate lang nicht von Reis und Zigaretten leben zu müssen. Meine Freundin Shannon, eine wirklich tolle Schauspielerin, startete jeden Tag mit einem Frühstück aus Eiern, Schinken und fast einem ganzen Laib Weißbrot. Sie genoss es in vollen Zügen. Nach der Geburt des Babys hielt sie einfach Diät, bis sie wieder dünn und fit und schöner war als je zuvor. Genau das haben auch all die anderen Schönheiten gemacht, und du kannst es genauso machen. Also lass es dir schmecken! Viel mehr bleibt dir ohnehin nicht mehr: du kannst dich nicht mehr betrinken, du kannst dich nicht mehr in einem sexy schwarzen Minikleid davonschleichen, nicht einmal Medikamente darfst du nehmen, wenn du erkältet bist. Welche Freuden bleiben also einer schwangeren Frau?

Was sich alles verändern wird

Wie alle Frauen wissen, die unter dem prämenstruellen Syndrom leiden, kann der weibliche Körper bis zu zweieinhalb Kilo (meiner Meinung nach) komplett unnötiger Körperflüssigkeiten speichern. Die einzige Erleichterung ist dann der Beginn der Periode. Leider wird die Periode bei einer Schwangerschaft um ungefähr vierzig Wochen verschoben. Das ist der Grund dafür, dass du dicker wirst, noch bevor du tatsächliches »Baby-Gewicht« zunimmst, und dass du immer mehr Wasser speicherst – bis dein Ehering zu eng wird und du am Ende eines langen Tages nicht mehr in deine Schuhe kommst. Auch deine Augen sehen vielleicht ein bisschen verquollen aus. Möglicherweise denkst du dir, dass dein Körper angesichts deiner häufigen Toilettenbesuche nicht einmal mehr genügend Wasser zur Produktion von Spucke zur Verfügung haben dürfte. Aber keine Angst, die Natur hat es so eingerichtet, dass nichts dein wertvolles Fruchtwasser oder deine zukünftige Milchfabrik bedrohen kann. Eine meiner Freundinnen aß am Tag vor ihrem monatlichen Besuch beim Frauenarzt nur noch Wassermelone, weil diese harntreibend wirkt und sie so für die lästige Wiegepflicht ihr Gewicht drücken konnte. Ich sage nicht, dass du es ihr nachmachen sollst, aber ab und zu kann etwas Wassermelone nicht schaden.

Tipp

Gegen die Gesichtsschwellung legst du im Bett kleine Holzklötze, etwa 2,5 cm dick, unter die Beine des Kopfteils deines Bettes, so dass du leicht geneigt schläfst. Ich habe einen Arzt gefragt, ob das okay ist. Er hat es bestätigt und gemeint, dass das auch gegen Sodbrennen hilft, worunter viele werdende Mütter leiden.

Fettpölsterchen

Deine Taille ist einer der Körperteile, die sich schon am Anfang der Schwangerschaft erheblich verändern. Besonders bei deiner ersten Schwangerschaft, bei der deine Bauchmuskeln so viel aushalten müssen wie nie zuvor, wird deine Taille in die Breite gehen, noch bevor dein Bauch sich zu runden beginnt. (Beim zweiten und jedem weiteren Mal wirst du bereits fünf Minuten nach einem positiven Schwangerschaftstest einen dicken Bauch bekommen und zehn Minuten später so aussehen, als ob du bereits im fünften Monat wärst.) Ziehe in Gedanken eine gerade Linie von deiner Ellenbeuge bis zur Hüfte, und du weißt ungefähr, wie diese breitere Taille aussehen wird. Du siehst noch nicht dick oder schwanger aus, aber wahrscheinlich kannst du den Knopf deiner Jeans nicht mehr zumachen. Röcke und figurbetonte Kleider spannen jetzt allmählich; statt also wie das Vorher-Model einer Diät-Werbung auszusehen, steig lieber auf Umstandsmode oder lockere Kleidung um, sobald der Reißverschluss klemmt.

Die Brüste

Auch deine Brüste verändern sich ziemlich schnell. Sie werden größer, sehr viel größer. Wer immer wenig Busen hatte, wird seine riesigen Brüste begutachten und sich fragen, ob diese Schönheiten immer so bleiben werden (und insgeheim zu Gott beten, dass es so sein möge). Unsere Männer schließen sich diesen Gebeten an und kommen nun langsam zu der Ansicht, dass eine Schwangerschaft auch ihre guten Seiten hat. Sondras Mann Ray jedenfalls freut sich auf diese Zeit immer besonders.

Wir haben eine gute Nachricht für dich: deine Brüste nehmen während der Schwangerschaft noch weiter an Umfang zu. Die wunden, schmerzenden Stellen, von denen ich im ersten Kapitel gesprochen habe, verschwinden nach den ersten Monaten, und du wirst eine

57

Zeitlang eine sehr nette Oberweite haben – meistens so lange, bis dein Bauch so dick ist, dass im Vergleich dazu sogar deine Riesenbrüste klein erscheinen. Wir Freundinnen raten dir in Bezug auf deinen Busen vor allem: Trage einen BH. Du solltest deine Bänder in dieser Zeit nicht überlasten. Deine Brüste werden während der Schwangerschaft und der Stillzeit sehr belastet – sie werden gedehnt. Sie schwellen an, das Baby saugt daran – und du solltest sie daher möglichst schonen.

Die schlechte Nachricht ist, dass deine Brüste, nachdem du dein Kind abgestillt hast, wie zwei Luftballons aussehen werden, denen die Luft ausgegangen ist. Sie sind nicht nur weniger üppig als während der Schwangerschaft, sondern werden sogar tatsächlich kleiner und/oder schlaffer, als sie es vorher waren. Ich weiß, das sind schreckliche Nachrichten für dich. Unter Umständen wirst du hartnäckig darauf bestehen, dass ich nicht weiß, wovon ich rede, und dieses Buch in die Ecke werfen. Aber ich habe es zu meinem besonderen Anliegen gemacht, bei jeder sich bietenden Gelegenheit (Gymnastik, Sauna etc.) die Brüste von Frauen zu begutachten, die Mutter geworden sind. Bisher habe ich keinen Busen gesehen, der nach der Geburt unverändert geblieben wäre. Es tut mir wirklich leid, dass ich dir das als Freundin sagen muss, aber es ist immer besser, Bescheid zu wissen. Lebe von mir aus jetzt ruhig weiter in deiner Traumwelt, aber lies diesen Teil des Buches in ungefähr einem Jahr noch einmal, und lass uns dann darüber reden.

Frauen, die dir erzählen, dass sie bis zur Geburt ihres Kindes einen ziemlich kleinen Busen hatten und dann eine üppige Oberweite bekamen, können entweder Realität und Phantasie nicht voneinander unterscheiden, oder sie haben vergessen, die kleine Schönheitsoperation zu erwähnen. Die folgende Daumenregel gilt für fast jede Frau, die Kinder geboren und trotzdem volle, straffe Brüste hat, die kaum einer Unterstützung bedürfen – und zwar unabhängig davon, ob sie ein Filmstar oder eine Bekannte aus dem Fitnessstudio ist:

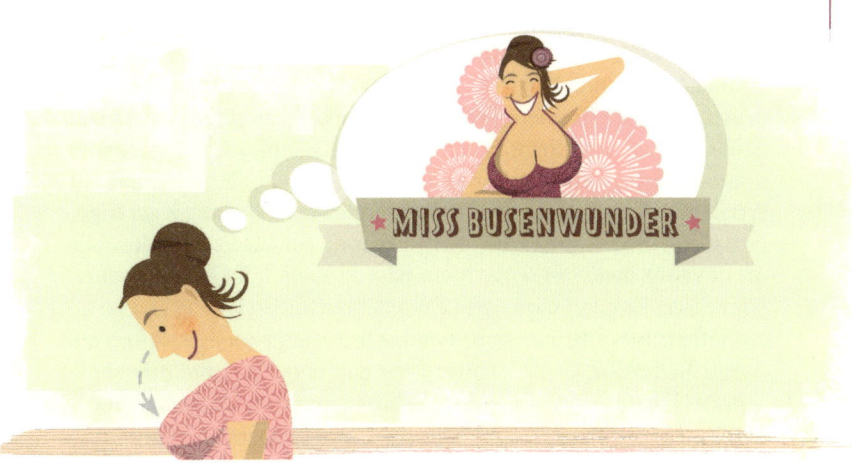

MISS BUSENWUNDER

Wenn die Brüste voll und rund sind und auch ohne Unterstützung nicht nach unten hängen, sind sie nicht echt. Wenn du irgendeine bedeutsame Ausnahme kennst, dann tu uns den Gefallen und erzähl uns nicht davon.

Jede Befürworterin des Stillens, die dir versichert, deine Brüste würden nach der Stillzeit wieder genauso schön wie vor der Schwangerschaft, hat vor ihrer Schwangerschaft entweder keinen besonders schönen Busen gehabt oder will neue Mitglieder für die Stillgruppe rekrutieren. Viele Frauen, auch einige meiner Freundinnen, haben sich entschlossen, ihre Babys nicht zu stillen, und unter anderem auch deshalb, weil sie fürchteten, sich ihre Brüste zu ruinieren. Wir Freundinnen sind übrigens der Meinung, dass Stillen wunderbar ist, wenn es zu deinem Temperament und Lebensstil passt (und du spätestens dann damit aufhörst, wenn das Baby dein Hemd selbst aufknöpfen kann). Wir sagen das so leichtfertig, weil wir davon überzeugt sind, dass die Brüste zum größten Teil nicht vom Stillen, sondern vom Gewichtsverlust nach der Schwangerschaft schlaff werden. Am besten, du versuchst es einfach, und wenn es bei dir nicht funktioniert, dann hör wieder damit auf. Was das Aussehen deiner Brüste anbelangt, ist es Jacke wie Hose.

Der Po

Vielleicht fragst du dich manchmal während deiner Schwangerschaft: »Warum bloß wird mein Po immer dicker, wenn das Baby in meinem Bauch ist?« Nach ein paar Besuchen im Zoo und durch viele Tiersendungen im Fernsehen habe ich jetzt meine eigene laienhafte Erklärung dafür gefunden, warum auch unsere Hüften und unser Hinterteil von der Schwangerschaft betroffen sind, obwohl sie mit der Sache selbst gar nichts zu tun haben. Hast du schon einmal beobachtet, wie die Schimpansen- und Orang-Utan-Mütter ihre Babys auf dem verlängerten Rücken tragen? Wer weiß, vielleicht wollte die Natur für unsere Kleinen einen besonders bequemen Sitz einrichten, nachdem nur Kängurus und andere Beuteltiere die praktischen Beutel haben, in die sie ihre Babys stecken können. Wenn meine Theorie richtig ist, ist diese breite Aufnahmefläche einfach ein Überbleibsel aus den Tagen, als wir noch in Höhlen lebten. Wahrscheinlich braucht die Evolution noch ein paar weitere Kinderwagen schiebende Generationen, um dieses Problem aus der Welt zu schaffen. Natürlich gibt es auch noch die traditionelle Erklärung: Damit der Fetus nicht verhungert, sorgt die Natur dafür, dass der Körper genügend Notfallrationen in Form von Fett auf Hüften, Po, Oberarmen und – nicht zu vergessen – im Gesicht bereithält. Das mag zwar die Fettpolster erklären, nicht aber, warum unser Hinterteil die Form eines Riesenballons annimmt. Du solltest dich an diese anatomische Tatsache wieder erinnern, wenn wir zu dem Kapitel über Umstandsmode kommen. Es gibt nichts Schlimmeres als ein zu kurzes Oberteil, das diesen Riesenballon nur knapp bedeckt. Auch wenn du nicht ganz so dick wirst, wird sich deine rückwärtige Silhouette verändern.

Haare (und Nägel)

Du wirst außerdem feststellen, dass deine Haare schneller wachsen. Während der Schwangerschaft scheint der Knopf für die Proteinausschüttung permanent gedrückt zu sein, denn die meisten schwangeren Frauen stellen fest, dass ihre Haare länger und dicker sind als je zuvor. Was aber nicht nur daher kommt, dass der Haarwuchs beschleunigt ist, sondern auch daher, dass weniger Haare ausfallen als sonst. Deshalb werden deine Haare immer mehr und immer länger. Das ist einer der Trostpreise der Natur: du wirst so dick wie ein VW Käfer, aber hast glänzende, schöne Haare wie ein Fotomodell. Wenn sich damit das Thema Haare erledigt hätte, wäre es traumhaft, aber leider hat die Sache natürlich einen Haken. Der eine ist deine Kopfhaut, darüber werden wir ganz kurz sprechen. Ein weiteres Problem ist, dass nicht nur die Haare auf deinem Kopf während der Schwangerschaft schneller wachsen, sondern auch die Haare an anderen Stellen des Körpers. Einige Frauen werden feststellen, dass ihre Schamhaare sich auch auf dem Bauch und den Oberschenkeln ausbreiten. Bei anderen sprießen ein oder zwei Haare um die Brustwarzen herum. Und wieder andere bemerken flaumige Härchen an Kinn, Wangen oder zwischen den Schulterblättern.

TIPP

Haariges

Auch die Beschaffenheit der Haare und ihre Eigenwilligkeit werden sich während der Schwangerschaft verändern. Deshalb findest du hier eine der wichtigsten Regeln dieses Buches: Lass dir während der Schwangerschaft auf keinen Fall eine Dauerwelle machen! Höchstwahrscheinlich werden nämlich nur einige deiner Haare die Dauerwelle annehmen, während ein Großteil glatt bleibt, so dass du nachher aussiehst wie die Struwwelliese.

Vor einem großen Dilemma stehen schwangere Frauen bei der Frage, ob sie weiterhin ihre Haare färben können. Auch wenn wir manchmal in diesem Buch unsere Meinung ziemlich schnell kundtun, wollen wir uns hier etwas zurückhalten und Vor- und Nachteile abwägen. Die endgültige Entscheidung solltest du nach einer Beratung mit deinem Arzt treffen. Es gibt Frauen, die während der Schwangerschaft weder ihr Haar mit Chemikalien färben noch Cola light trinken würden. Sie wollen ihr ungeborenes Kind vor möglichst vielen toxischen Substanzen bewahren. Sie würden niemals freiwillig weitere Chemikalien zu sich nehmen, wo diese Welt schon überreichlich mit Umweltverschmutzung, Pestiziden und Radioaktivität gesegnet ist. Das ist die eine Seite. Nun zur anderen Seite und meiner eigenen Meinung. Da ich schon eine etwas ältere Mutter bin, ist meine natürliche Haarfarbe wahrscheinlich nicht nur langweilig braun, sondern braun mit grauen Strähnen (Igitt!). Ich bin nicht ganz sicher, weil ich meine natürliche Haarfarbe seit beinahe zwei Jahrzehnten nicht mehr gesehen habe, aber ich denke, dass ich damit ziemlich richtig liege. Deshalb wäre es ein wirkliches Desaster für mich, der Welt meine richtige Haarfarbe zu zeigen. Außerdem habe ich ab und zu auch Cola light ganz gerne getrunken. Jetzt könnt ihr alle auf mich losgehen.

Bevor du nun zur Wasserstoffperoxid-Flasche greifst, solltest du aber noch ein paar Dinge wissen. Erstens wirst du deinen Haaransatz öfter färben müssen als vorher, weil deine Haare schneller wachsen. Wenn du wie Madonna eine Platinblonde brünetten Ursprungs bist, könnte es sein, dass nach zwei bis drei Wochen der Haaransatz braun nachgewachsen ist. Zweitens wird der Geruch von Ammoniak und Bleichmittel besonders zu Beginn der Schwangerschaft unerträglich für dich sein. Das ist er schon, wenn man nicht schwanger ist. Und drittens wirst du wahrscheinlich viel zu müde sein und keine Lust haben, so oft wie sonst zum Friseur zu gehen. Gute Gründe dafür, für deine Haare einen Farbton zu wählen, der deinem natürlichen, von Gott gegebenen etwas ähnlicher ist, so dass du nicht mehr so häufig färben musst. Du kannst dir natürlich auch Alternativen zur chemischen Färbung überlegen, wie Spülungen oder pflanzliche Haarfärbemittel.

Ich weiß, ein kurzer, jungenhafter Bob-Schnitt mag dir – im siebten Monat – praktisch und pflegeleicht erscheinen, aber die Schwangerschaft ist nicht die richtige Zeit für Experimente. Vergiss nicht, dass auch dein Gesicht schwanger ist, und für diesen Linda-Evangelista-Look braucht man ausgeprägte Wangenknochen. Sicher, Mia Farrow sah mit kurzen Haaren großartig aus, als sie in Rosemary's Baby schwanger war, aber das war eine Filmschwangerschaft. Sie musste nicht wirklich schwanger werden, um die Rolle zu bekommen – und nebenbei bemerkt, kannst du dich noch an dieses Baby erinnern? Unter uns Freundinnen gesagt, du wirst wahrscheinlich eher wie ein Stecknadelkopf aussehen und nicht wie Mia Farrow, wenn du dir als Hochschwangere deine Haare kurz schneiden lässt. Und dein Mann, dessen Nerven zu diesem Zeitpunkt sowieso schon ziemlich

TIPP

Noch mehr Haariges

Die vielleicht wichtigste Regel zum Thema Haare und Schwangerschaft lautet: Lass dir keinen Kurzhaarschnitt machen, wenn du schwanger bist! Dieser Rat klingt vielleicht erst einmal nach Flower-Power-Zeit. Aber glaube mir, es wird eine Zeit kommen, in der du überlegst, deine Haare ganz kurz schneiden zu lassen. Das ist in keinem Fall eine gute Idee, denn eine Frau im letzten Drittel der Schwangerschaft, die sich ihre Haare abschneiden lassen will, sucht in Wirklichkeit nicht nach einer neuen Frisur, sondern nach einem neuen, nicht schwangeren Aussehen – und das wäre von einem neuen Haarschnitt zu viel verlangt.

angekratzt sind, wird wahrscheinlich durchdrehen. Schließlich wissen wir alle, dass die meisten Männer ohne Ansehen der Umstände lange Haare bevorzugen.

Damit du weißt, wie überwältigend der Drang nach einem Kurzhaarschnitt sein kann, werde ich dir meine Erfahrung mitteilen. Ich wusste von diesem Haarschneideverbot und konnte der Versuchung drei ganze Schwangerschaften lang widerstehen! Während meiner vierten Schwangerschaft entschloss ich mich jedoch, die Regel zu überprüfen. Vielleicht, dachte ich, ist sie ja ganz einfach dumm, oder aber sie gilt nicht für mich. Wer weiß, was mich da geritten hat! Jedenfalls ging ich los und ließ mir die Haare ganz kurz schneiden – wahrscheinlich sah ein menschlicher Kopf einer Kokosnuss noch nie so ähnlich wie meiner damals. Es war kein schlechter Haarschnitt. Aber wenn man aufgedunsen und übermüdet aussieht, kann kein Haarschnitt der Welt daran etwas ändern.

Auch Finger- und Zehennägel, ein weiterer proteinhaltiger Teil deines Körpers, wachsen während der Schwangerschaft schneller als sonst. Hattest du vorher diese dürftigen Nägel, die sich verbiegen und abbrechen, wirst du dich darüber sehr freuen. Die Nägel wachsen nicht nur schneller, sondern sind auch härter und gesünder. Solltest du allerdings feststellen, dass sich der Zustand deiner Nägel eher verschlechtert, dann besprich das sofort mit deinem Arzt. Unter Umständen erhält dein Körper nicht genügend Protein, um dich und das Baby ausreichend zu versorgen.

Jetzt ist die beste Zeit, um deiner Maniküre und Pediküre mehr Aufmerksamkeit zu schenken. Wenn du Zeit und Geld hast, kannst du auch in einen Kosmetiksalon gehen. Du solltest es dir gönnen, dass dir jemand ein oder zwei Stunden lang die Hände und Füße massiert. Außerdem werden mit fortschreitender Schwangerschaft nur noch die Gelenkigen und sehr Entschlossenen unter uns in der Lage sein, ihre eigenen Zehennägel zu schneiden und zu lackieren. Du wirst dich über deine schönen Hände freuen, besonders wenn alles andere an deinem Aussehen dir eher fragwürdig erscheint. Etwa im letzten Drittel der Schwangerschaft wirst du versucht sein, die Pediküre zu vernachlässigen, nicht nur weil es schwierig für dich wird, es selbst zu machen, sondern auch weil du deine eigenen Füße nur noch selten zu sehen bekommst und daher nicht bemerkst, wenn sie ungepflegt aussehen. Aber genau dann wird die Pediküre besonders wichtig, weil der Arzt während der Untersuchungen und erst recht während der langen Stunden der Wehen und der Geburt deine Zehennägel ständig vor der Nase hat. Ab dem siebten Monat habe ich das Enthaaren der Bikinizone aufgegeben, weil ich meine Schamhaare von keinem Winkel aus mehr sehen konnte. Meine Füße habe ich aber weiterhin eifrigst gepflegt. Eine meiner Freundinnen hat sich diesen Rat so zu Herzen genommen, dass sie sich schnell noch die Nägel gemacht hat, nachdem ihre Fruchtblase geplatzt war. Zum Lackieren der Zehennägel hat sie sich auf eine Treppe gesetzt, damit sie alle Nägel erreichen konnte. Dann hat sie sich Badeschlappen angezogen und ist ins Krankenhaus gefahren. Bis sie ein Zimmer bekam, war der Lack getrocknet. Eine Frau mit Disziplin!

Die Haut

Die Schwangerschaft kann die Haut ziemlich in Mitleidenschaft ziehen. Zum einen muss sie sich in solch einem Umfang dehnen, dass ein anderes menschliches Wesen in deinem Körper wachsen kann. Du wirst dich sicher manchmal fragen, ob deine Haut das gigantische Wachstum deiner Brüste ohne bleibende Schäden überstehen wird. Aber natürlich stellt sich die Haut auf diese Herausforderungen ein und dehnt sich entsprechend. Oder hast du schon einmal von einer Frau gehört, deren Haut unter dem Druck der Schwangerschaft geplatzt ist? Dieses Dehnen wird allerdings nicht ganz ohne Auswirkungen bleiben. Einige davon wollen wir im Folgenden besprechen.

Schwangerschaftsstreifen

Schwangerschaftsstreifen sind Linien auf der Haut, die wie Laufmaschen aussehen, wenn du dir vorstellst, du würdest an Brüsten, Po und Bauch Feinstrumpfhosen tragen. Sie entstehen, wenn deine Haut sich zu stark dehnen muss. Während der Schwangerschaft sehen sie rötlich oder eher lila aus, einige Zeit nach der Geburt sind sie dann weiß oder silbern. Wir Freundinnen fragen uns wechselseitig, ob die andere Schwangerschaftsstreifen bekommen hat, fast so als wollten wir wissen, ob Gott bei der Vergabe der Schwangerschaftsstreifen gerecht war. Dahinter steckt der Gedanke: »Ich habe welche und werde ziemlich enttäuscht sein, wenn sich herausstellt, dass ich damit die Einzige in unserem Verein bin.« Hier nun die neuesten Informationen zum Thema Schwangerschaftsstreifen: du wirst garantiert keine Schwangerschaftsstreifen bekommen, wenn du sicher weißt, dass deine Mutter keine Schwangerschaftsstreifen bekommen hat und ihre Mutter ebenfalls nicht. Mit anderen Worten, dies ist eine genetische Angelegenheit. Und, wirst du fragen, was ist mit den ganzen Lotionen und Ölen, die dagegen helfen sollen? Nutzlos! Du kannst dich ruhig damit einmassieren, wenn du den Geruch magst oder wenn du zu denen gehörst, die gern auf Nummer sicher gehen, aber du kannst damit nicht gegen deine Erbanlagen ankämpfen.

TIPP

Eingeölt

Wenn du mit dem Kratzen gar nicht mehr aufhören kannst, dann sprich mit deinem Arzt darüber. Er kann dir dann eine Creme oder ein Antihistaminikum verschreiben, die den Juckreiz lindern. Wenn es dich jedoch nur ab und zu juckt, kann das Eincremen mit einer Lotion sehr angenehm sein. Und wenn du noch deinen Mann zum Mitspielen überreden kannst, könnt ihr mit diesen Lotionen und Ölen noch so manch anderes einreiben.

Cremes, Lotionen und Öle können aber aus anderem Grund ganz brauchbar sein. Sie helfen unter Umständen gegen das Hautjucken, das bei übermäßigem Dehnen der Haut auftritt. Einige Frauen leiden sehr unter diesem Juckreiz und sind versucht – besonders am Abend beim Ausziehen –, sich am Bauch und an den Seiten zu kratzen, bis man die Spuren ihrer Fingernägel auf der Haut sieht.

Ich persönlich finde ja, dass Schwangerschaftsstreifen nicht so schlimm sind, wie manche Leute sagen. Wenn du ein Sonnenbad im Bikini nimmst, sind sie natürlich nicht besonders schön, aber wenn du Kinder hast, wirst du wahrscheinlich irgendwann feststellen, dass der Bikini nicht mehr ganz das richtige Kleidungsstück ist (jetzt sei ehrlich) – und außerdem weiß heutzutage jeder, dass Sonnenbaden schädlich ist. Schwangerschaftsstreifen fallen fast gar nicht auf, wenn man sie nicht der Sonne aussetzt.

Der Teint
Frauen bekommen sehr häufig zu Beginn der Schwangerschaft zum ersten Mal seit der Teenagerzeit wieder Pickel. Wie du weißt, sind Hormone starke chemische Substanzen und können deine Haut genauso aus dem Gleichgewicht bringen wie deine Gefühle. Es gibt eigentlich nichts, was man gegen diese Pickel tun kann – sie müssen von selber wieder verschwinden. Glaub mir, deine Haut wird besser, wenn dein Körper das hormonelle Ungleichgewicht wieder ausgeglichen hat. In der Zwischenzeit kannst du deine Haut unterstützen, indem du sie regelmäßig reinigst und die Pickel nicht ausdrückst! Wenn du dir viel Mühe mit deiner Frisur gibst, wird man die Unreinheiten in deinem Gesicht kaum bemerken.

Um noch einmal auf das Thema Haare zu sprechen zu kommen: Zu Beginn der Schwangerschaft können sie unter Umständen schwer und stumpf sein. Deine Kopfhaut ist von den hormonellen Veränderungen genauso betroffen wie dein Gesicht und ist vielleicht zum ersten Mal in deinem Leben fettig oder schuppig. Dazu folgender

Rat: Wasch deine Haare während der Schwangerschaft so oft wie nötig. Wenn du denkst, dass du es noch einen Tag hinauszögern kannst, liegst du meistens falsch. Wenn deine Haare am Kopf kleben, werden sie dir überhaupt nicht dabei helfen, die Aufmerksamkeit von deinem Gesicht und seinen Problemen abzulenken.

Deine Haut beglückt dich zu allem Übel auch noch mit roten Punkten und erweiterten Äderchen. Diese sind zwar klein und nicht direkt unattraktiv, aber trotzdem störend. Die roten Punkte in der Größe eines Stecknadelkopfes entstehen meistens während der Schwangerschaft, während die erweiterten Äderchen häufig vom langen, schweren Pressen während der Geburt kommen. Wenn du sie dir nicht nach der Geburt veröden lässt, hast du sie wahrscheinlich noch, wenn dein Kind längst groß ist und zur Uni geht.

Passend zu deinem momentan äußerst fruchtbaren Zustand, wird vielleicht auch deine Haut seltsame Dinge hervorbringen. Bei vielen meiner Freundinnen wuchsen kleine Hautläppchen, also zusätzliche Haut, die an zwei Stellen besonders häufig auftreten, nämlich unter dem Arm und auf dem Augenlid. Vielleicht liegt es daran, dass dort Haut auf Haut liegt. Einer meiner Freundinnen wuchsen sie sogar auf den Schamlippen. Sie sind nicht gefährlich, außer man versucht, sie gewaltsam zu entfernen, da sie sich dann entzünden können. Lass sie einfach, wo sie sind, später kann man sie sich ganz einfach entfernen lassen.

Pigmentveränderungen

Die Schwangerschaft hat einen interessanten Einfluss auf deine Farbpigmente. Über dieses Thema wirst du wahrscheinlich mit kaum jemandem reden – außer mit deinen Freundinnen. Deine Hautfarbe wird sich an allen möglichen Stellen verändern. Als Erstes wirst du bemerken, dass deine Brustwarzen dunkler werden. Wenn sie vorher rosa waren, werden sie während der Schwangerschaft dunkelrot, waren sie vorher hell, werden sie jetzt braun. Die Brustwarzen und die darum herumliegende pigmentierte Fläche werden auch um einiges größer – was vorher die Größe eines Fünfmarkstückes hatte, wird jetzt so groß wie ein kleiner Pfannkuchen. Wir Freundinnen haben herausgefunden, dass die Brustwarzen nach der Schwangerschaft in etwa wieder ihre normale Größe, jedoch nicht mehr ihre frühere Farbe annehmen.

Hier noch eine Information, die dein Arzt dir wahrscheinlich nicht mitteilen wird: Auch die Farbe deiner Schamlippen wird sich während der Schwangerschaft verändern. Sie werden dunkler, sind besser durchblutet und schwellen daher an. Nimm einen kleinen Spiegel und überprüfe es selbst, wenn du mir nicht glaubst. Genau wie deine Brustwarzen werden auch deine Sexualorgane größer. Diese Veränderung mag dir zunächst beunruhigend erscheinen, aber außer deinem Mann und deinem Arzt wird sie niemand sehen. Also kein Grund, in Verlegenheit zu geraten. Vielleicht möchtest du aber trotzdem deinen Mann beruhigen, der fürchtet, dass oraler Sex zu einem athletischen Akt wird, und ihm sagen, dass dieser Zustand völlig natürlich ist. Das Beste an dieser Veränderung »da unten« ist, dass viele Freundinnen sich aufgrund des Anschwellens ihrer Sexualorgane durch vermehrte Blutzufuhr in einem Zustand ständiger sexueller Erregung fühlten. Meine Freundin Tracy erzählte, dass sie bei längeren Spaziergängen fast einen Orgasmus bekam, weil das Aneinanderreiben der Beine wie ein nicht endendes Vorspiel war. Ein ganz neues Gefühl bei einem Einkaufsbummel, findest du nicht? Aber die Sache hat auch einen kleinen Haken, und zwar die Unfähigkeit, mit dem Urinstrahl zu zielen. Das klingt jetzt vielleicht ziemlich nebensächlich, aber da man dich für Urinuntersuchungen öfter bitten wird, den Urin in einem Gefäß abzugeben, wäre es ganz praktisch, wenn du dir nicht ständig die Hände dabei nass machen würdest. (Meine Freundin Shannon bemerkte übrigens, dass nicht nur ihre Schamlippen, sondern auch ihr Mund voller und dunkler wurde. Wäre es nicht toll, wenn es dir auch so ginge? Bei mir war es nicht so, meine Lippen blieben unverändert, und ich war weiterhin auf meinen Lippenstift angewiesen. Aber wer weiß, vielleicht hast du ja so viel Glück wie Shannon.)

Die Pigmente können Schwangeren aber auch übel mitspielen. Bei manchen Frauen verändern sie sich im Gesicht, was zu einem Phänomen führt, das auch als »Schwangerschaftsmaske« bezeichnet wird: Man sieht aus, als sei man auf Stirn und Backen schön gebräunt, habe aber im restlichen Gesicht einen Sun-Blocker verwendet. Diese unregelmäßige Färbung geht nach der Schwangerschaft wieder weg, aber es kann ein bisschen dauern. Geh am besten nicht in die Sonne, weil dann alles noch schlimmer wird, und besorge dir ein gutes Make-up, mit dem du die Unterschiede ausgleichen kannst. Fast jede schwangere Frau bekommt irgendwann einen Pigmentstreifen auf dem Bauch, der von den Schamhaaren bis zum Bauchnabel reicht. Wir haben keine Erklärung dafür, aber wir hatten ihn alle. Bei den Freundinnen mit oliver oder brauner Hautfarbe war er weniger auffällig, aber bei dem eher irischen Hauttyp, zu dem auch ich gehöre, war er ziemlich deutlich sichtbar. Man wird dir sagen, dass er nach der Schwangerschaft wieder verschwindet, aber meiner Erfahrung nach trifft das für einige weniger Begünstigte nicht zu. Vielleicht bilde ich es mir auch nur ein, aber ich meine, diesen Streifen immer noch zu sehen, wenn ich mich entspannt hinlege und meine Bauchfalten betrachte. Ich habe auch den Eindruck, dass die feinen Haare, die meinen Bauch bedecken, in der Mitte dunkler geblieben sind. Natürlich hat mein Bauch seit meiner ersten Schwangerschaft vor sieben Jahren das Tageslicht nicht mehr gesehen, so dass der Kontrast zwischen heller Haut und dunklen Haaren ziemlich eklatant ist. Einen wirklich schönen Bauch bekommt ein Vater von kleinen Kindern selten zu Gesicht, am wenigsten in seinem eigenen Schlafzimmer.

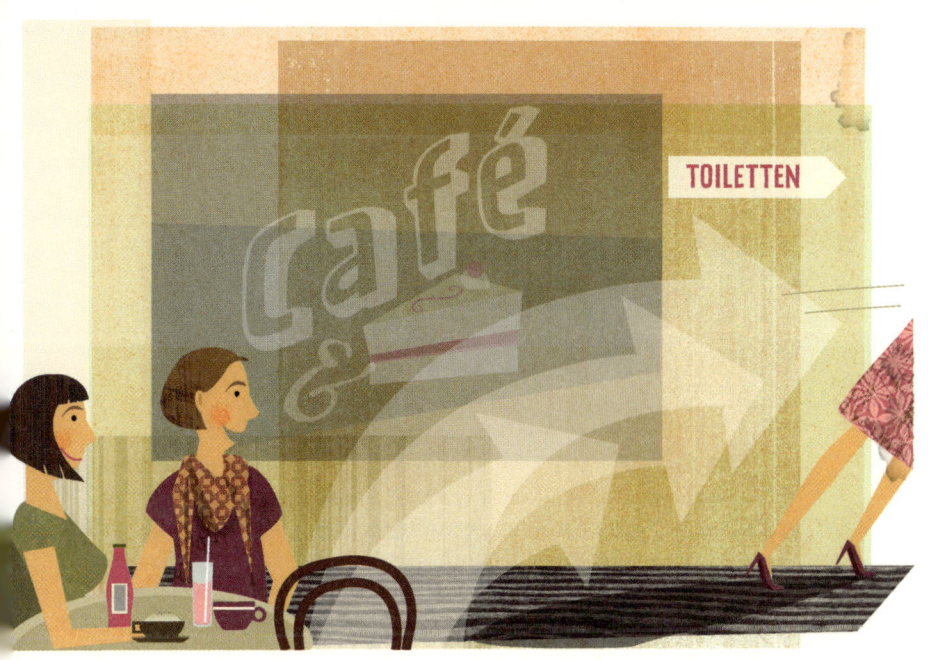

Der Körper
spielt verrückt

Hilfe, was ist das?

Man tendiert dazu, sich auf die vielen sichtbaren körperlichen Veränderungen, die während der Schwangerschaft auftreten, zu konzentrieren. Die inneren Veränderungen, einschließlich der Veränderungen in der Gebärmutter, sind jedoch gleichermaßen dramatisch. Wie wir bereits hervorgehoben haben, beschränkt sich die Schwangerschaft nicht auf den Bauch, sondern umfasst den gesamten Körper. Und unter Umständen wirst du schockiert sein, wie seltsam und fremd sich dein Körper anfühlt. Alles, von verstopften Nasen bis hin zu häufigem Aufstoßen, kann mit der Schwangerschaft zusammenhängen.

Die Verdauung

Die Verdauungsprozesse einer schwangeren Frau werden durch die Schwangerschaftshormone stark verlangsamt. Die Natur möchte damit sicherstellen, dass auch das letzte Vitamin und Mineral aus jedem Bissen, den du zu dir genommen hast, herausgeholt wird, und belässt daher die Nahrung länger als sonst in deinem Darm. Was das bedeutet, kann auf zwei Worte reduziert werden: rülpsen und furzen.

Du wirst es vielleicht nicht gerne zugeben, aber wenn man eine Umfrage unter den Männern der Schwangeren startet, sind diese einstimmig über die Menge an verfügbaren Gasen erstaunt. Denn die Nahrung, die in deinen Därmen gärt, bildet davon eine ganze Menge. Dieser unangenehme Zustand erweckt in mir den Verdacht, dass das Leben uns mithilfe der Schwangerschaft daran erinnern will, wie wenig Zeit doch erst vergangen ist, seit wir beim Laufen unsere Fingerknöchel am Boden entlangschleiften. Solltest du jetzt denken, dass das Leben Frauen gegenüber unfair ist, weil sie eine derart demütigende Erfahrung wie die Schwangerschaft durchmachen müssen, dann erinnere dich daran: Es sind die Männer, die eine Glatze bekommen.

Gase

Reden wir zuerst über die Blähungen. Kein großes Problem, wenn du viel alleine oder mit Kindern unter vier Jahren zusammen bist. Kleine Kinder haben sogar großen Respekt vor Menschen, die auf Befehl Wind ablassen können. Deinen Mann wird es schockieren oder beleidigen, aber selbst die pingeligsten Schwangeren werden es bald satthaben, jedes Mal aus dem Bett zu springen oder das Bettzeug verstohlen aufzuschütteln. Irgendwann werden sie es sich nicht mehr verkneifen und keine Rücksicht darauf nehmen, ob ihr geliebter Mann anwesend ist oder nicht. Weil wir uns jedoch häufig mehr um die Meinung von Fremden als um die unserer Männer kümmern, können sich diejenigen, die unter diesem Problem leiden, kaum mehr entspannt in der Öffentlichkeit bewegen. Leider sind die meisten von uns nicht so anpassungsfähig wie meine Freundin Corki, die, wenn sie mit ein paar Leuten zusammenstand, plötzlich den Raum verließ und beim Hinausgehen nur kurz mitteilte: »Entschuldigung, aber ich muss mal eben furzen.« Wir anderen rennen schon beim geringsten Druck in unserem Darm auf die Toilette und beten, dass niemand in der Nähe ist.

Ebenfalls schwer zu kontrollieren ist das Rülpsen. Du kannst gerade mitten in der Erzählung einer interessanten Geschichte stecken, und plötzlich entfährt dir wie ein Ausrufezeichen ein kleiner Rülpser. Diese Rülpser kommen ohne die geringste Vorwarnung und schocken Täter wie Zuhörer gleichermaßen. Und Rülpser von Schwangeren haben meist nichts mit diesem kurzen Luftschnappen zu tun, das sich die meisten Frauen noch zugestehen können, sondern erzeugen lange, kräftige Töne, die jeden heranwachsenden Knaben eifersüchtig machen würden. Wenn dein Arzt es dir erlaubt, kannst du säurebindende Mittel einnehmen, über die wir gleich noch ausführlicher sprechen werden. Ansonsten gibt es nicht viel, was du gegen diese Gasbildung tun kannst.

Sodbrennen

Ein weiterer Effekt der Erschlaffung deines Verdauungssystems kann Sodbrennen sein. Sodbrennen – wenn du noch nicht die Freude gehabt haben solltest, davon betroffen zu sein – fühlt sich genauso an, wie es klingt. Du hast ein brennendes Gefühl am Ende deiner Speiseröhre, meistens eher links, und musst wahrscheinlich häufig aufstoßen. Es ist wie ein verstimmter Magen, sitzt aber höher, näher an deiner Brust.

TIPP

Hicks!

Helfen kann unter Umständen, wenn du kohlensäurehaltige Getränke meidest. Uns Freundinnen erscheint es jedoch so, dass genau die Nahrungsmittel die meisten Gase bilden, die du der Gesundheit des Babys zuliebe essen solltest – Dinge wie Brokkoli, Spinat und Blumenkohl. Leider bewirken diese Nahrungsmittel, dass deine Rülpser auch noch unangenehm riechen.

Einige Frauen leiden während der ganzen Schwangerschaft unter Sodbrennen. Andere bekommen es erst, wenn das Baby so groß geworden ist, dass es auf den Muskel drückt, der die Nahrung im Magen zurückhält. Dadurch lockert sich der Magenverschluss, und Magensäure kann ausfließen. Bestimmte Nahrungsmittel können das Sodbrennen verschlimmern (siehe auch Rülpsen). Ich persönlich war deshalb gerne bereit, auf meine Ration Gemüse und Rosenkohl zu verzichten, um das Brennen und die Gasbildung zu vermindern. Was ich jedoch nicht aufgeben konnte, war meine tägliche Ration an Erdnüssen in Schokolademantel, und sie waren wohl die eigentlichen Übeltäter.

Wenn du dir deinen Frauenarzt gut ausgesucht hast, wird er dir die Einnahme von säurebindenden Mitteln erlauben. Du wirst sie zu schätzen lernen und solltest sie immer bei dir haben. Meine Freundin Julee hatte immer große Packungen mit Kautabletten in ihrem Auto, neben dem Bett und im Büro. Denn wenn du ein säurebindendes Mittel willst, dann willst du es, und zwar sofort. Sie schmecken nach Kreide und eher ekelhaft, auch wenn sie jetzt schon in verschiedenen Geschmacksrichtungen zu haben sind. Nach einer Weile, glaube mir, werden sie richtig gut schmecken.

Tipp
Schau nach dem Verzehr der Kautablette immer in den Spiegel, weil auf deinen Lippen und in den Mundwinkeln weißes kreidiges Zeug zurückbleiben kann.

Eine letzte wichtige Information zum Sodbrennen: Egal, was die Leute dir erzählen: Wenn du jetzt Sodbrennen hast, bedeutet dies nicht, dass das Baby mit vielen Haaren geboren wird. Ich hatte während meiner vier Schwangerschaften so schlimmes Sodbrennen, dass ich Feuer hätte spucken können, und trotzdem waren alle meine Kinder Glatzköpfe.

Morgendliche Übelkeit

Sobald eine Frau verkündet, dass sie schwanger ist, wird sie gefragt, ob sie unter Übelkeit leide – eine gute Portion Übelkeit gehört einfach zu einer richtigen Schwangerschaft. Dieses Übelkeitsgefühl, mit oder ohne Übergeben, wird morgendliche Übelkeit genannt. Wir Freundinnen finden jedoch, dass dafür ein präziserer und dramatischerer Begriff gefunden werden sollte, und schlagen zum Beispiel »Progesteron-Vergiftung« vor. Die Benennung »morgendliche Übelkeit« ist besonders irreführend, weil es dich zu jeder Tages- oder Nachtzeit treffen kann. Einige Frauen haben von früh bis spät ein flaues Gefühl im Magen.

Es gibt jedoch auch Positives über die morgendliche Übelkeit zu berichten. Erstens: Nicht jede bekommt sie. Zweitens: Wenn du sie bekommst, wird sie ziemlich sicher bis zum Ende des dritten Monats wieder verschwunden sein und nie wieder auftreten (bitte nagele mich nicht fest). Und drittens besagt eine alte Volksweisheit, dass die Wahrscheinlichkeit einer Fehlgeburt desto geringer ist, je schlimmer deine Übelkeit ist. Das liegt wahrscheinlich daran, dass die Babys von besonders geplagten Müttern bereits solche Kontrolle über das mütterliche Körpersystem ausüben, dass nichts sie wieder rausbringen kann. Jedenfalls hat die Sprechstundenhilfe meines Arztes, wenn sie sich nach meinem Befinden erkundigte und ich ihr entgegnete: »Mir ist übel«, immer gelächelt und mit »Gut!« geantwortet.

Kannst du dich noch daran erinnern, dass das prämenstruelle Syndrom und Menstruationskrämpfe psychosomatisch wurden, und die Ärzte den Frauen erzählten, sie spürten diese Symptome nur, weil sie schwach beziehungsweise ein bisschen hysterisch seien? Dann fand man heraus, dass die massiven hormonellen Schwankungen, die die Frauen jeden Monat durchmachen, noch den stärksten Mann in die Knie zwingen würden. Es werden dir immer noch ein paar Blödmänner einreden wollen, dass du dich nur deshalb übergeben musst, weil du nicht sicher bist, ob du Mutter werden willst. Also ehrlich gesagt, wenn das so wäre, dann müssten sich alle auch nur halbwegs intelligenten Frauen ständig übergeben, denn jeder Idiot kann sich vorstellen, dass die Mutterschaft eine ziemlich beängstigende Angelegenheit ist. Wenn dir also schlecht ist, dann liegt das einfach daran, dass du das Progesteron schlecht verträgst. Und das ist alles!

Tipp

Die erste und wichtigste Regel, die wir Freundinnen dir zu morgendlicher Übelkeit mitgeben wollen, lautet: Wenn du unter Übelkeit leidest, bedeutet dies nicht, dass du während deiner Schwangerschaft etwas falsch gemacht oder ein ambivalentes Gefühl hinsichtlich des Babys hast!

Morgendliche Übelkeit und Seekrankheit haben viel Gemeinsames. Ich habe während meiner Schwangerschaften an Übelkeit gelitten und war bei stürmischer See auf einem Schiff mit abgerundetem Kiel – die Erfahrungen waren ziemlich ähnlich. Beides trifft zum Beispiel einen ansonsten gesunden Menschen. Und beides hat eine, wie ich es nennen würde, »Kopf-Komponente«, weil auch das Gleichgewichtsgefühl betroffen ist und man sich schwindlig fühlt. Außerdem werden weder die Seekrankheit noch die morgendliche Übelkeit besser, nachdem man sich übergeben hat, was sowohl bei einer Magenverstimmung als auch bei einer Nahrungsmittelvergiftung der Fall ist. Zwar haben einige meiner Freundinnen andere Erfahrungen gemacht, ich aber musste mich übergeben, mir war weiterhin übel, und ich musste mich wieder übergeben. Deshalb bringt es auch nichts, sich den Finger in den Hals zu stecken und auf diese Weise zu versuchen, das vermeintliche Gift aus dem Körper zu bringen.

Da »Progesteron-Vergiftung« nur wenig mit dem zu tun hat, was du gegessen hast, wirst du dich auch dann noch übergeben müssen, wenn du schon nichts mehr im Magen hast. Du würgst dann eben nur noch, oder, schlimmer, du musst Galle spucken. Auch wenn den meisten Frauen nicht schlecht wird, weil sie etwas gegessen haben, kann schon der bloße Anblick oder Geruch bestimmter Speisen den Brechreiz hervorrufen. Auch das stimmt mit der Seekrankheit überein. Schon der geringste Geruch von Hüttenkäse kann den an einer dieser beiden Krankheiten Leidenden zum Sprint zur Toilette veranlassen, selbst wenn sie oder er gar nichts davon gegessen hat.

Wird es mich erwischen?

Du wirst jetzt vielleicht fragen: »Wie kann ich wissen, ob ich während meiner Schwangerschaft unter Übelkeit leiden werde?« Die Antwort ist: »Du kannst es nicht vorhersehen!« Auch wenn du schon einmal schwanger warst und diese Monate ohne Übelkeit überstanden hast, bedeutet das nicht, dass es dich dieses oder ein weiteres Mal nicht erwischen kann. Einige meiner Freundinnen meinen, dass ein Zusammenhang zwischen dem Geschlecht des Babys und der Neigung zur Übelkeit besteht und dass man bei einem Mädchen stärker darunter zu leiden hat als bei einem Jungen. Ich weiß nicht, ob das stimmt. Nachdem mir bei allen meinen vier Kindern schlecht war, bin ich eher geneigt, das für einen Aberglauben zu halten. Ich habe dafür nur eine mögliche »wissenschaftliche« Erklärung anzubieten: Bei einem Mädchen sind zusätzliche weibliche Hormone in deinem Körper vorhanden, und dadurch könnte so etwas wie eine Östrogen-Überlastung entstehen. Aber andererseits gibt es für jede Freundin, die mir erzählte, sie habe mit ihrem Mädchen stärker unter Übelkeit gelitten, eine andere, die schwört, es sei mit ihrem Jungen schlimmer gewesen. Übrigens heißt es ja auch, bei einem Mädchen würde das Gesicht mehr in Mitleidenschaft gezogen – und ich schwöre, dass das bei mir gestimmt hat.

Morgendliche Übelkeit ist nicht unbedingt das erste körperliche Anzeichen, das dich über deine Schwangerschaft informiert. Meistens stellst du fest, dass du schwanger bist, und fühlst dich dann einige Wochen lang (hinsichtlich deiner Magen-Darm-Funktionen) ziem-

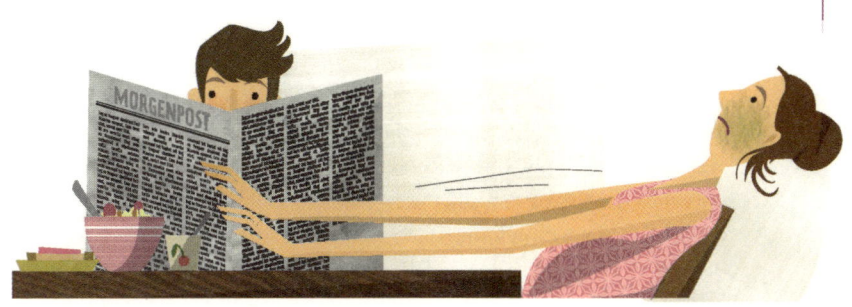

lich normal. Du wirst versucht sein, dir selbst zu gratulieren, weil deine gute Gesundheit und positive Einstellung (oder die Wirksamkeit deiner Gebete) dich vor der Übelkeit bewahrt haben, unter der geringere Sterbliche leiden. Dann gehst du eines Morgens in deinem Nachthemd die Treppe hinunter, um dir etwas Orangensaft aus dem Kühlschrank zu holen. Du öffnest die Tür, und dir kommt der Geruch der Reste vom letzten Abendessen entgegen. Danach findest du dich mit dem Kopf über der Spüle hängend wieder.

Morgendliche Übelkeit trifft nicht alle ihre Opfer mit gleicher Stärke. Ihr Grad kann auf einer stufenlosen Skala angegeben werden. Am unteren Ende befinden sich jene Glücklichen, denen nur kurze Zeit schlecht ist und die dann für den Rest ihrer Schwangerschaft nie wieder Übelkeit verspüren. Am anderen Ende stehen die, die sich so oft übergeben müssen, dass sie im ersten Drittel sogar an Gewicht verlieren. Einige dieser armen Frauen enden sogar im Krankenhaus, wo Ärzte dafür sorgen, dass sie nicht zu viel Flüssigkeit verlieren. Und wisst ihr, wie schwachsinnig ich bin? Ich habe diese Frauen auch noch darum beneidet, dass sie dünn blieben – selbst wenn sie sich dafür regelmäßig übergeben mussten –, während ich jeden Tag dicker wurde. Mit der Zeit begriff ich, dass selbst diese Frauen, denen es während der ersten drei Monate so richtig dreckig ging, am Ende genauso viel zunahmen wie die, die nie einen Bissen übriggelassen hatten. Man sollte sich gut überlegen, wen man um was beneidet.

Gibt es ein Geheimrezept?

Meiner Freundin Mary war während ihrer drei Schwangerschaften ständig so übel, dass sie einfach beschloss, weiterzumachen, als ob nichts wäre. Sie ging ihren täglichen Angelegenheiten nach und unterbrach diese nur, um sich nötigenfalls zu übergeben. Wenn sie etwas außer Haus zu erledigen hatte, musste sie immer vorher wissen, wo sich die nächste Toilette befand, um bei Bedarf sofort darauf zustürzen zu können. Auf den Beifahrersitz legte sie Handtücher für den Fall eines Verkehrsstaus. Ich war immer beeindruckt von ihrer Sachlichkeit, wenn ich sie hochschwanger und in Begleitung ihrer beiden Kinder in den Krabbelgruppen traf. Sie stand jedes Mal ruhig, aber sehr schnell auf, während wir den ersten oder zweiten Vers vom »Buslied« sangen, übergab sich, spülte sich den Mund aus und kam zurück, wenn wir gerade bei den Bremsen waren, die quietsch, quietsch, quietsch machen. Wir alle wussten, wo sie gewesen war und was sie getan hatte, aber sie erwähnte es nie und hätte auch niemals darüber geklagt. Für uns andere, die wir ständig über unsere Wehwehchen jammerten, wurde sie zu einer Art Heldin. In der Mitte der Skala, um wieder darauf zurückzukommen, werden sich die meisten von uns befinden. Wir haben unsere guten Tage und die, an denen wir am liebsten sterben würden. An den schlechten Tagen hilft es auch nicht, wenn wir im Bett bleiben, weil wir uns im Liegen wie im Stehen gleichermaßen schrecklich fühlen. Deshalb stehen wir meistens auf, blicken dem Tag ins Angesicht und zählen die Stunden, bis wir wieder einschlafen und in einen neuen – hoffentlich besseren – Tag starten können. Wir mittelschweren Fälle müssen uns auch nicht unbedingt ständig übergeben. Ich habe in jeder Schwangerschaft nur einige wenige Male gebrochen, aber mich die meiste Zeit etwas krank gefühlt. Während des ersten Drittels musste ich öfter einmal Besprechungen oder Arbeitssessen verlassen, um frische Luft zu schnappen. Ich hatte Angst, sonst entweder in Ohnmacht zu fallen oder mich vor Leuten übergeben zu müssen, die dafür wahrscheinlich kein Verständnis gehabt hätten.

WISSEN

Morgendliche Übelkeit

Die zehn Gebote bei morgendlicher Übelkeit

1. Iss über den ganzen Tag verteilt kleine Mengen an unbedenklichen Nahrungsmitteln.
2. Iss nichts, wenn der Geruch nicht appetitanregend ist.
3. Iss etwas ungefähr um vier Uhr morgens beziehungsweise nach deinem letzten mitternächtlichen/frühmorgendlichen Besuch auf der Toilette.
4. Nimm Vitamine nur nachts ein oder hör mit der Einnahme auf, bis du dich wieder besser fühlst. (Dein Arzt wird dir vielleicht raten, in der Zwischenzeit trotzdem Folsäure-Ergänzungspräparate einzunehmen.)
5. Nimm deine Vitamine nicht zusammen mit Zitrussäften ein.
6. Wenn du auf nichts Appetit hast, versuch es mit einer Schüssel Müsli oder einer süßen Frucht.
7. Wenn dir schon beim Gedanken an Nahrung schlecht wird, versuch, ein Lakritzbonbon zu lutschen (wirkt unter Umständen beruhigend).
8. Probiere, ob die elastischen Armbänder, die in Apotheken gegen Seekrankheit verkauft werden, bei dir helfen.
9. Meide alles Knabbergebäck, außer du hast richtig Appetit darauf (was ich mir nicht vorstellen kann, es sei denn, du bist ein Papagei).
10. Folge deinen Gelüsten. Wenn du richtigen Heißhunger auf ein bestimmtes Nahrungsmittel hast, stehen die Chancen gut, dass es dir nach dem Verzehr besser geht. (Sei allerdings vorsichtig, wenn du wie ich ständig Heißhunger auf Schokolade und Eiscreme hast.)

Ich wünschte, ich könnte dir ein Geheimrezept verraten, mit dem man jede schwangerschaftsbedingte Übelkeit bekämpfen kann, aber leider habe ich keines gefunden. Es folgt jedoch eine Liste mit ein paar guten Tipps der Freundinnen:

Bei den meisten Frauen legt sich die Übelkeit nach den ersten drei Monaten. Es ist einfach ein wunderbares Gefühl, wenn man eines Morgens aufwacht, und Zähne putzt, ohne dadurch einen Brechreiz auszulösen, sich anzieht, ohne zwischendurch den Kopf über die Toilette halten zu müssen, und in die Küche geht und dabei an ein schönes Frühstück denken kann. Auch wenn du es nicht glaubst: An einem Tag fühlst du dich noch elend und kühlst deine Wangen auf den Badezimmerfliesen, und schon am nächsten Tag fühlst du dich so gut wie nie.

Stuhlgang

Wie ich bereits gesagt habe, gibt es keinen Aspekt deines Körpers, der von der Schwangerschaft unbeeinflusst bleibt. Das trifft auch auf deinen Stuhlgang zu. Wenn du Vitaminpräparate einnimmst, wirst du feststellen, dass dein Stuhl die Farbe von rabenschwarzem Reifengummi annimmt. Ich glaube, das hat etwas mit dem Eisen zu tun, das in diesen Präparaten auch enthalten ist, weiß es aber nicht genau. Es ist nur eine weitere Sache in deinem veränderten Leben, die dir komisch vorkommen wird – sogar dein Stuhl ist nicht mehr wiederzuerkennen!

Und als ob du dich nicht schon voll genug fühlen würdest mit dem Baby, der Flüssigkeit, der Plazenta und Gott weiß, was sonst noch alles in diesem Bereich zusammengepfercht ist (den du sonst gerne in einem kurzen Top zur Schau gestellt hast), fügt die Schwangerschaft noch eine weitere Zutat hinzu: Verstopfung. Ja, du wirst feststellen, dass du nicht mehr so regelmäßig auf die Toilette gehen kannst, wie du das vor der Schwangerschaft gewohnt warst. Vielleicht liegt es an dem Eisen in der Vitaminmischung oder an der Erschlaffung des gesamten Verdauungstraktes – jedenfalls kann Verstopfung für schwangere Frauen ein ziemliches Ärgernis sein.

Wie störend der unregelmäßige Stuhlgang für dich ist, hängt von verschiedenen Faktoren ab. Für meine Freundin Andrea zum Beispiel ist die Stimmung des gesamten Tages von einem erfolgreichen Stuhlgang am Morgen abhängig, egal ob sie schwanger ist oder nicht. Verstopfung kann besonders dann unangenehm sein, wenn dir dein immer runder werdender Bauch sowieso schon unbequem wird. Und sie kann der Tropfen sein, der das Fass zum Überlaufen bringt, wenn es dir ohnehin auf die Nerven geht, wie wenig vertraut sich dein Körper in verschiedenster Hinsicht anfühlt. Ich selbst bleibe bei Verstopfung immer ziemlich gelassen, wahrscheinlich weil ich noch von niemandem gehört habe, der explodiert wäre, und weil meine Neurosen in der Regel nicht analer Natur sind. Was reingeht, muss auch irgendwie, egal wie hart und schwarz, wieder herauskommen, ist meine Philosophie. Viele meiner Freundinnen sind jedoch nicht meiner Meinung und waren deshalb bereit, alles zu versuchen, um ihren Darm zur Pünktlichkeit zu erziehen und sich von diesem »beschissenen« Gefühl zu befreien. In herkömmlichen Büchern über Schwangerschaft wird dir geraten, den Anteil an Ballaststoffen in deiner Nahrung zu erhöhen und mehr Wasser zu trinken. Meiner Meinung nach kannst du aber Ballaststoffe und Wasser zu dir nehmen, bis du platzt, ohne dass sich dein Stuhlgang deshalb entscheidend verbessert. Dynamit wäre wahrscheinlich effektiver (wenn auch nicht besonders nahrhaft für das Baby).

Sprich mit deinem Arzt darüber. Es braucht dir nicht peinlich zu sein, dass du eine so unappetitliche Unterhaltung mit ihm führen musst. In den nächsten Monaten werden noch viel unappetitlichere Dinge auf euch zukommen. Frag, ob du Ballaststoffe in Form von Tabletten oder Drinks zu dir nehmen solltest. Wenn gar nichts mehr geht, frag nach einem Mittel, das den Stuhl weicher macht. Ich habe mal eines in einer kleinen Gelatinekapsel genommen, das nach drei oder vier Einnahmetagen die Dinge wirklich in Bewegung gebracht hat (außerdem war es ein Klacks, die Kapsel hinunterzuschlucken, was in diesen von Übelkeit geprägten Tagen von unschätzbarem Wert ist).

Tipp

Achte darauf, dass das Mittel, das du einnimmst, kein Abführmittel ist. Abführmittel können deine Verdauung völlig durcheinanderbringen, du kannst sogar abhängig werden und Krämpfe bekommen, die Wehen ähneln. Außerdem kann dein Baby ein Mittel, das seine Verdauung in Gang setzt, nun wirklich überhaupt nicht brauchen.

Meine Freundin Denise hat mich an einen der unangenehmsten Aspekte der Schwangerschaft erinnert: »Ausscheidung« und öffentliche Toiletten. Manch schwangere Frau muss hart arbeiten, um ihren Stuhlgang zu verrichten. Einige meiner Freundinnen haben sogar erzählt, dass sie so fest drücken mussten, dass ihnen der Schweiß auf der Stirn stand und sie erniedrigende ächzende Geräusche von sich gaben. Das kann in der Zurückgezogenheit des eigenen Heims schon schrecklich genug sein, ist aber noch viel schlimmer, wenn du in der Arbeit bist und dort die Toilette benutzen musst. An einem richtig öffentlichen Ort, zum Beispiel im Kaufhaus oder im Schwimmbad, geht es noch, weil es dir schließlich egal sein kann, was völlig Fremde von dir denken. (Außer vielleicht sie klopfen an die Tür und fragen, ob alles in Ordnung ist, oder noch schlimmer, sie rufen aus der Schlange heraus, die sich vor deiner Tür gebildet hat, ob du den ganzen Tag da drinnen verbringen willst.) Aber die Klatschbase des Büros oder die eigene Sekretärin in der Kabine neben sich zu wissen kann äußerst hemmend sein, so dass du vielleicht lieber eine Fäkalvergiftung in Kauf nimmst, als zu tun, was für deinen Stuhlgang förderlich ist.

Die Schwierigkeiten beim Stuhlgang haben aber auch eine gute Seite: du kannst sie als praktische Übung zur Geburtsvorbereitung betrachten. Das Pressen bei der Geburt fühlt sich nämlich genauso an wie der schwierigste Stuhlgang, den du jemals in deinem Leben hattest. Behalte das im Kopf, und du wirst wissen, was zu tun ist, wenn der Arzt dir sagt, es sei Zeit zum Pressen.

Wahrscheinlich bringt dich diese Beschreibung zur Herbeiführung eines Stuhlgangs vollkommen in Konflikt mit dem Rat, den deine gute und besorgte Mutter nicht müde wird zu wiederholen, seit du keine Windeln mehr trägst: »Drück nicht so fest, sonst bekommst du Hämorrhoiden.« Und stell dir vor, Mutter hat dieses Mal gewusst, wovon sie sprach. Trotzdem kommt es vor, dass man unbemerkt zu fest drückt, und dann kann es unter Umständen zu spät sein – womit wir schon beim nächsten Thema wären:

Hämorrhoiden

Vielleicht bist du ja wie ich mit diesen Werbesendungen aufgewachsen, die eine merkwürdige Wundercreme enthielten, und hast dich gefragt, wo die Leute sie bloß auftragen beziehungsweise warum sie sie überhaupt irgendwo auftragen mussten. Nun, meine kleinen unschuldigen Freundinnen, sie trugen sie um ihren Anus herum auf, und sie waren zu dieser unwürdigen Tat gezwungen, weil sie da hinten kleine erbsengroße Wucherungen hatten, die schmerzten und juckten und sie in den Wahnsinn trieben. Ist es nicht zum Schreien? Man möchte am liebsten überhaupt nicht darüber sprechen, aber als deine Freundin werde ich es trotzdem tun.

Es gibt verschiedene Möglichkeiten, sich Hämorrhoiden zu holen – es ist fast wie bei einem Hindernislauf: du bist erfolgreich über den Zaun gesprungen, aber kannst trotzdem noch in die Schlammpfütze fallen. Erstens bekommst du Hämorrhoiden, wenn du beim

Stuhlgang zu fest drückst. Wir haben bereits darüber gesprochen, deshalb weißt du, dass ich dir deswegen keinen Vorwurf mache. Durch zu starken Druck kann ein Teil des analen Gewebes herausbrechen und einzeln oder in Form von weintraubenartigen Gebilden hervorstehen.

Dann kann man Hämorrhoiden eben auch einfach durch die Schwangerschaft bekommen, unabhängig von der Konsistenz des Stuhlgangs. Das Gewicht des Babys und aller anderen Dinge, die zu seiner Unterstützung in deinem Unterbauch sind, kann so schwer werden, dass es im Analbereich die Blutzirkulation in den Venen und Arterien erschwert. Stell dir ein Auto vor, das über einen Gartenschlauch fährt und die Wasserzufuhr blockiert. Und wenn sich in diesem gut durchbluteten Gebiet das Blut staut, ist eben Weintraubenzeit.

Genau dann, wenn du denkst, dass du allen von der Natur abgefeuerten (Hämorrhoiden-)Kugeln erfolgreich ausgewichen bist, ist es Zeit für die Entbindung! Das war dann mein Untergang. Mir ging es wunderbar, trotz schwarzem Stuhlgang und allem anderen, bis ich mein erstes Baby herauspresste – und zusätzlich auch ein kleines Stück meines Enddarms. Nachdem die PDA abgeklungen war, tat mir alles in dieser Gegend weh, aber da ich einen Dammschnitt und einen kleinen Riss hatte, der genäht werden musste, schrieb ich den Schmerz diesen Dingen zu und stellte in den ersten Tagen keine weiteren Untersuchungen an. Außerdem war ich nicht besonders erpicht darauf, irgendwelche Stiche da unten anzufassen.

Was ist denn das?

Als ich nach Hause kam und mich duschte, seifte ich geistesabwesend meine Pobacken ein und wäre vor Schreck beinahe in Ohnmacht gefallen. Denn in dem weichen Gewebe um meinen Anus herum fühlte ich dieses klumpige, weintraubenartige Gewebe. Ich dachte wirklich, meine Eingeweide wären nach außen gestülpt.

Ich ging sofort ins Bett und heulte. (Zumindest so lange, bis ein bestimmter Neuankömmling anfing, noch lauter zu schreien.) Ich wusste überhaupt nicht, was ich da ertastet hatte, war mir aber sicher, dass kein anderer Mensch so etwas je erlebt hatte und dass ich daran wahrscheinlich sterben (oder zumindest einen künstlichen Darmausgang benötigen) würde. Ich war so am Boden zerstört, dass ich niemandem von meinem Zustand erzählte – meinem Mann nicht (der für solche Sachen sowieso keine Nerven hat), meinen Freundinnen nicht (die mich bemitleiden würden und außerdem wüssten, dass ich entstellt bin) und bestimmt nicht meinem Arzt.

Nachdem er seit der Geburt nichts mehr von mir gehört hatte, rief mein Arzt mich schließlich an, um zu fragen, wie es mir ginge. Bei dieser Gelegenheit platzte ich heraus: »Da wächst etwas aus meinem Po, und es tut noch mehr weh als meine Naht!« Ich war schockiert und gleichzeitig erleichtert, dass er wusste, wovon ich sprach, und mir sogar einige Hilfsmittel zur Linderung geben konnte. Ich konnte es nicht glauben – es gab tatsächlich Cremes, die die Hämorrhoiden zum Abklingen brachten und den Schmerz und die Entzündung verringerten. Mein Arzt verschrieb mir auch Zäpfchen, die wahrscheinlich das Gleiche innerlich bewirken sollten. Ob das funktioniert hätte, weiß ich nicht, sie liegen nämlich seit fünf Jahren ungeöffnet in meinem Arzneischränkchen. Mein Arzt musste verrückt sein, zu glauben, ich würde mir in meinem Zustand irgendetwas da unten hineinschieben.

Meine Freundin Jaye hatte nach der Geburt ihres ersten Kindes ein so schlimmes Hämorrhoidenproblem, dass sie während ihrer zweiten und dritten Schwangerschaft regelmäßig zum Urologen ging. Er gab ihr Kortisonspritzen ... na, ihr wisst schon ... wohin. Während allein der Gedanke an diese Prozedur mich völlig fertig macht, versichert Jaye mir, dass es überhaupt nicht weh tut und ihr eine Erfahrung wie meine Horrordusche erspart hat. (Sie muss jedes Mal lachen, wenn sie von ihren Besuchen beim Urologen erzählt, weil die anderen Patienten im Wartezimmer irgendetwas mit der Prostata zu tun hatten beziehungsweise über siebzig Jahre alt waren. Jeder konnte sich vorstellen, welcher Körperteil bei ihr behandelt wurde, weil schließlich niemand zum Urologen geht, um ihn wegen einer Herzoperation zu befragen.)

WISSEN

Hämorrhoiden

Tipps zur Linderung von Hämorrhoiden (nach vorheriger Absprache mit deinem Arzt natürlich):

- Frag nach einer Creme oder einer Salbe, die die Hämorrhoiden zum Abklingen bringen und die Beschwerden lindern.
- Tränke einen Wattebausch mit Hamamelis und tupfe die Stelle ab, wann immer sich die Gelegenheit bietet – auf jeden Fall immer, wenn du zur Toilette gehst. Dadurch bleibt der Bereich sauber, und außerdem unterstützt es den Heilungsprozess.
- Nimm viele Bäder. Das warme Wasser ist nicht nur entspannend (und die Schwerelosigkeit deines Körpers eine Wohltat), sondern reinigt zudem den betroffenen Bereich und schützt so vor Infektionen. Vielleicht empfiehlt dir auch jemand ein Sitzbad. Damit ist gemeint, dass du dich zwanzig bis dreißig Minuten lang in ein kleines Becken mit so heißem Wasser setzt, wie es für dich gerade noch erträglich ist. Ich persönlich würde dir jedoch raten, diese Zeit lieber für ein Nickerchen zu nutzen. Im Schlaf vergisst du mit Sicherheit sämtliche Hämorrhoiden.
- Besorg dir einen kleinen Schaumgummiring, der etwa wie ein großer, fester Donut aussieht, oder einen aufblasbaren Schwimm- oder Sitzring. Wenn du über zwei

Etagen wohnst, solltest du dir sogar zwei von diesen Ringen kaufen, damit du nicht immer das Baby und deinen Donut rauf und runter tragen musst.

- Besser noch, kauf dir eines dieser runden Babykissen, vielleicht hast du sie schon einmal gesehen: Sie sind mit hellen oder bunten Baumwollstoffen bezogen, und das Baby soll in dem Loch in der Mitte sitzen und von dem umgebenden Kissen gehalten werden. Ich habe zwar noch kein Baby gesehen, das sich in dieser Falle wohl gefühlt hätte, aber für die Muttis sind sie großartig.
- In schweren Fällen kann dich dein Frauenarzt an einen Spezialisten, einen Proktologen, überweisen. Auch Kortisonspritzen sind nicht mehr so erschreckend, wenn der Enddarm bald auszutreten droht.

Wenn alles andere nicht hilft, kann mit einem operativen Eingriff – der auch von der Krankenkasse bezahlt wird – erfolgreich Abhilfe geschaffen werden.

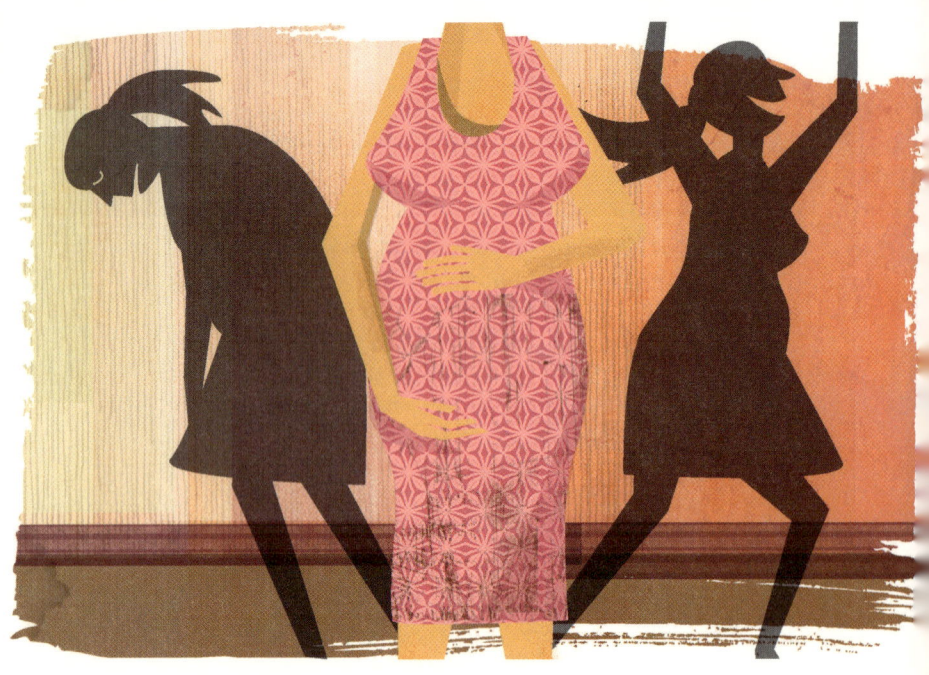

Gefühle, Launen und Ängste

Der Letzte, der merkt, dass er verrückt ist, ist der Verrückte selbst

Das Gefühlsleben vieler schwangerer Frauen ist so unberechenbar, dass deren Männer ständig auf der Hut sind und Freunde ungeduldig und verärgert werden. Ich war bei einer meiner Schwangerschaften so unausstehlich, dass Freunde und Bekannte schließlich auf meine Gefühle keine Rücksicht mehr nahmen und einfach sagten, ich solle den Mund halten, wenn sie genug von mir hatten. Schwangere sind außerdem leicht erregbar und können extrem stur sein. Wollte man sich etwa mit meiner Freundin Janis zum Mittagessen verabreden, mussten alle möglichen Regeln eingehalten werden. Zum Beispiel musste Punkt Viertel nach zwölf Uhr gegessen werden, nicht früher und nicht später, und die Stühle im Restaurant mussten Armlehnen haben, weil sie sonst zur Verdauung des Essens nicht bequem genug saß.

Denke, während du dieses Kapitel liest, immer an folgende Weisheit: Der Letzte, der merkt, dass er verrückt ist, ist der Verrückte selbst. Solltest du also versucht sein, dieses Kapitel auszulassen, weil du es nicht für relevant hältst, dann besinne dich noch einmal. Du bist vielleicht verrückter, als du denkst. Frage andere, und du wirst unter Umständen erstaunt sein, wie du von ihnen eingeschätzt wirst.

91

Das Gefühlsleben während der Schwangerschaft ist in vielem dem prämenstruellen Syndrom vergleichbar. Auf die Frage »Wie lange wird dieses Auf und Ab andauern?«, lässt sich antworten: »Ungefähr vierzig Wochen.« Wie alles andere in der Schwangerschaft variiert das Ausmaß nicht nur von Person zu Person, sondern auch von Tag zu Tag. Das sind gute Nachrichten für die, die wirklich unter ihrem Gefühlsleben zu leiden haben, und weniger gute Nachrichten für alle, die behaupten, sie hätten sich noch nie in ihrem Leben so gut gefühlt.

Hier wieder ein Rat der Freundinnen: Wenn Frauen, die bereits eine Schwangerschaft hinter sich haben, dir erzählen, dass dies die erfüllendste und glücklichste Zeit ihres Lebens war, dann glaube ihnen nicht. Diese Art von Kommentaren wird dir unweigerlich das Gefühl geben, dass etwas mit dir nicht stimmt, weil du nicht ins Schwärmen geraten kannst. Außerdem sind sie falsch. Es gibt eine merkwürdige biologische Kraft, die bei Frauen einen teilweisen Gedächtnisverlust hervorruft, so dass sie die weniger angenehmen Details ihrer Schwangerschaft vergessen und alles in rosigem Glanz sehen. Mit diesem Trick will die Natur jedoch nur sicherstellen, dass Frauen nicht nur einmal schwanger werden. Wenn du dich nämlich an zu viel erinnerst, wirst du das Ganze vielleicht nie mehr wiederholen wollen.

Im Folgenden erfährst du, wie sich das Auf und Ab deines Gefühlslebens konkret auswirken kann. Du wirst wahrscheinlich während deiner Schwangerschaft alle Stadien durchmachen müssen – hoffentlich nicht alle gleichzeitig!

»Ich kann mich nicht mehr konzentrieren!«

Solltest du in ferner Zukunft einmal an Alzheimer erkranken, wirst du wahrscheinlich ähnlich unter deiner Vergesslichkeit und deinem mangelnden logischen Denkvermögen zu leiden haben. Schuld an dieser Gehirnschwäche ist teilweise die Überlastung, der die Schaltungen im Gehirn einer schwangeren Frau ausgesetzt sind: es gibt einfach so viel, woran man denken muss! Du musst entscheiden, zu welchem Arzt du gehen willst, in welchem Krankenhaus du das Kind zur Welt bringen willst, ob du vorher das Geschlecht des Kindes wissen willst oder nicht, ob du genetische Tests machen lassen solltest, wie du es deinem Chef beibringen willst, dass du demnächst in Mutterschutz gehst, wie du es deinem Mann sagen wirst, dass deine Mutter nach der Geburt des Babys für einige Wochen kommt, und so weiter und so weiter. Es ist eigentlich nur natürlich, dass du in einer solchen Situation verwirrt bist und leicht den Überblick verlierst.

Aber damit ist noch nicht alles zur mangelnden Konzentrationsfähigkeit gesagt. Viele schwangere Frauen verhalten sich zudem geistesabwesend und verträumt. Du weißt schon, wovon ich spreche: diese Art von Geistesabwesenheit, mit der du vom Büro nach Hause fährst und deine frisch gereinigte Kleidung auf dem Autodach liegenlässt oder in einer Besprechung sitzt und nachher kein Wort mehr weißt.

Vielleicht unterhältst du dich mit deinem Baby: Ihr schmiedet Pläne, stellt euch das Gesicht des anderen vor, habt Scheu vor dem ersten Treffen. Vielleicht fragst du dich, wie dein Sohn sein wird oder ob dich deine Tochter als Teenager netter behandeln wird, als du deine Mutter behandelt hast. Du fragst dich, ob dein Kind je etwas tun wird, auf das du rundherum stolz sein kannst, oder ob es umgekehrt etwas tun wird, was dich total in Verlegenheit bringt. Diese Träumereien sind für dich von so zentraler Bedeutung, dass dir das Gerede der anderen Leute ziemlich belanglos erscheinen mag. Du würdest sie am liebsten bei den Schultern packen, schütteln und laut schreien: »Wisst ihr denn nicht, dass das Universum sich für immer verändert hat, weil ich ein Baby bekomme?« Vielleicht machst du dir auch Sorgen, wie sich diese mangelnde Konzentrationsfähigkeit nach der

Geburt auswirken wird, wenn du für das Baby sorgen musst. Darüber solltest du dir aber jetzt noch keine Gedanken machen. Du wirst später, wenn das Baby bei dir zu Hause ist, bis zum Ende deiner Tage vor Sorge so außer dir sein, dass deine momentane Geistesabwesenheit nichts dagegen ist.

Genieße es, dass jetzt noch so wenig auf dem Spiel steht. Ist das Baby erst geboren, werden dich viel realistischere Katastrophen beunruhigen: zum Beispiel dass du das Baby irgendwo abstellst und versehentlich ohne es davonfährst.

»Die Windelreklame rührt mich zu Tränen!«

Eine der eher harmlosen Auswirkungen des emotionalen Schleuderkurses während der Schwangerschaft ist, dass du ziemlich sentimental wirst. Fast jede Mutter kann sich daran erinnern, dass sie als Schwangere bei der Fernsehreklame für Windeln oder Babynahrung plötzlich zu weinen anfing. Ich fand die Reklamesendungen für Lebensversicherungen mit den wahnsinnig glücklichen Eltern und ihrem Neugeborenen immer besonders rührend. Eines Nachts, gegen Ende meiner ersten Schwangerschaft, saß ich im zukünftigen Kinderzimmer meines Sohnes, hörte mir eine Kassette mit Wiegenliedern an und heulte wie ein Schlosshund, bis mein Mann kam und sich fragte, ob ich vielleicht professioneller Hilfe bedürfe.

Meine Freundin Maryann, die erst seit kurzem von ihrer Schwangerschaft weiß, erzählt, dass sie häufig von der Zuneigung zu ihren Eltern und ihrem Mann regelrecht überwältigt wird. Sie kann eimerweise Tränen vergießen, nur wenn sie sich vorstellt, einer ihrer Lieben könnte von einem Lastwagen überfahren oder vom Blitz getroffen werden, noch bevor das Baby geboren ist. Es ist, als müsste sie sich damit auseinandersetzen, wie zerbrechlich alles Leben ist und wie verletzbar sie das macht, besonders wenn es um das Leben ihrer Familienmitglieder geht. Eine besondere emotionale Krise kann auftreten, wenn du gerade schwanger bist, während überall in den Medien über eine Katastrophe berichtet wird, in die ein Kleinkind verwickelt ist. Vor Jahren, als »Baby Jessica«, das kleine Mädchen aus Texas, in ein tiefes Loch im Hinterhof fiel, war meine Freundin Amy tagelang völlig durcheinander. Sie hatte solches Mitleid mit den Eltern, dass sie erst wieder essen, schlafen oder telefonieren konnte, als das Baby gerettet war. Nachrichtensendungen über verhungerte Kinder in Ländern der Dritten Welt sind für die Psyche von schwangeren Frauen so aufreibend, dass sie oft reagieren, als hätten sie einen persönlichen Verlust erlitten.

Der amüsante Aspekt dieser Sentimentalität ist die Verwandtschaft, die du plötzlich zu allen Müttern dieser Welt spürst, angefangen von Donna Reed[2] bis hin zu der Mutter, die ihr heulendes Kind in der Spielwarenabteilung anschreit. Die Welt teilt sich plötzlich in zwei Gruppen: in Frauen mit Kindern und in Frauen ohne. Und in deinem gegenwärtigen Zustand wirst du am meisten an der Untergruppe der Frauen interessiert sein, die zur selben Zeit schwanger sind wie du. Wenn du schwanger bist, scheint es dir, als sei die gesamte Bevölkerung im gebärfähigen Alter es ebenfalls. Du kannst dir kein Brot aus dem Supermarktregal holen, ohne auf eine schwangere Frau zu treffen. Ihr beäugt euch gegenseitig mit unverhohlener Neugier, aber mit der Freundlichkeit von Leidensgenossinnen. Du wirst versuchen zu erraten, in welchem Monat deine neue Bekannte ist (und ob sie so gut oder so schlecht aussieht wie du zum entsprechenden Zeitpunkt), und überhaupt keine Hemmungen haben, diese völlig fremde Frau über ihre bisherige Schwangerschaftsgeschichte auszufragen.

---

[2] Amerikanische Schauspielerin, 1921–86; in Deutschland vor allem bekannt, weil sie für kurze Zeit Miss Ellie in der Serie »Dallas« spielte (Anm. d. Übers.).

Solltest du zufällig zur selben Zeit schwanger sein wie irgendeine Berühmtheit, wirst du eine solche Vertrautheit mit ihrer Schwangerschaft entwickeln, dass du schließlich das Gefühl hast, mit ihr verwandt zu sein. Wenn du zum Beispiel gleichzeitig mit Gwen Stefani, Angelina Jolie, Nicole Kidman oder Jennifer Lopez schwanger bist, hegst du für ihre Kinder mütterliche Gefühle, auch wenn du sie gar nicht kennst. Als ich vor Jahren in den Spätnachrichten hörte, dass der Star einer beliebten Fernsehserie in den letzten Monaten seiner Schwangerschaft eine Fehlgeburt erlitten hatte, musste mein Mann sofort wieder aus dem Bett springen und mich ins Krankenhaus fahren, wo ich untersuchen ließ, ob mit dem Baby in meinem Bauch noch alles in Ordnung sei.

Später, nachdem ihr alle eure Babys bekommen habt, wirst du wieder ein Auge auf diese Frauen werfen und prüfen, wie sie es schaffen, ihre alte Figur zurückzugewinnen. Viele Freundinnen waren ziemlich traumatisiert, als Kelly Ripa nach ihrer letzten ziemlich üppigen Schwangerschaft wieder so dünn war. Ich selber gebe zu, dass es mir gut getan hat, wenn in einer der Boulevardzeitschriften ein aus dem Hinterhalt aufgenommenes, wenig schmeichelhaftes Foto einer berühmten Mutter erschien, auf dem sie nach einem siebenstündigen Flug mit ihrem Neugeborenen aus dem Flugzeug steigt.

»Ich will, und zwar sofort!«

Sofortige Wunscherfüllung ist das Ziel fast aller schwangeren Frauen. Dem Uneingeweihten mag es so erscheinen, als ob Schwangere weinerlich in ihrem Zustand schwelgten und ihre Situation schamlos für ihre Zwecke ausnutzten. Das ist jedoch nicht ganz richtig. Bestimmte Empfindungen werden in der Schwangerschaft so heftig, wie man es im nichtschwangeren Zustand nie für möglich gehalten hätte. Und wehe der Person, die dann zwischen dir und deinen Wünschen steht. Zum Beispiel kann es passieren, dass eine nicht-

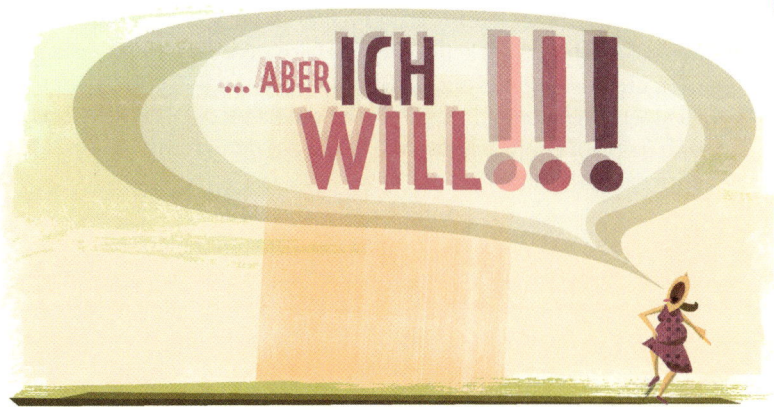

schwangere Frau während einer Autofahrt mit ihrem Mann plötzlich und unerwartet auf die Toilette muss. Sie wird dies ihrem Mann
ruhig mitteilen und ihn bitten, ob er nicht bei der nächsten sauberen Toilette, sollten sie an einer vorbeikommen, anhalten könnte.
Wahrscheinlich wird sie noch hinzufügen, dass sie es auch noch bis
zu ihrem Zielort aushalten könne, sollte sich keine Toilette finden.

Das Szenario ändert sich schlagartig, wenn die Frau schwanger ist.
Ihre Stimme bekommt einen hysterischen Unterton, wenn sie mit
ihrem Bedürfnis herausplatzt. Es klingt von Anfang an so verzweifelt, dass man meinen könnte, ihre Blase sei bis zum Platzen gefüllt.
Ihr Mann sucht daraufhin sofort nach einer geeigneten Haltemög-
lichkeit. Und bevor er sich's recht versieht, ist sie mit ihrer Hand
schon am Türgriff und bereit, sich aus dem fahrenden Auto zu stürzen. Ihr Drang, sich zu erleichtern, ist so stark, dass sie es überall
tun würde – außer vielleicht auf dem Beifahrersitz. (Und das auch
nur deshalb nicht, weil sie dann während der restlichen Fahrt im
Nassen sitzen müsste.) Das Unvermögen des Mannes, die Dringlichkeit der Bitte seiner Frau auch nur annähernd nachvollziehen
zu können, kann zum Ausgangspunkt für einen wunderbaren Streit

der Geschlechter werden. Daher lautet unser Rat an die Männer in dieser Situation: Stell keine Fragen. Halte sofort am Straßenrand an, renn um das Auto herum, hilf ihr beim Aussteigen, und begleite sie zu einem geeigneten Platz hinter einem Baum oder Verkehrsschild. Und pass auf deine Schuhe auf. Denke daran: Extreme Zeiten erfordern extreme Maßnahmen!

Sollte diese Art von Ungeduld im Zusammenhang mit einem dringenden Bedürfnis deinen Mann schon schockieren, dann warte ab, bis er dein schwangeres Ich erlebt, das plötzlich Hunger bekommt und kein Essen in unmittelbarer Reichweite findet. Der Hunger einer schwangeren Frau kann nicht als Appetit bezeichnet werden und ist nicht einfach nur ein gemäßigtes Verlangen nach Nahrung. Er ist so heftig, dass der Mann, sollte das Auto nicht innerhalb von dreißig Sekunden vor einem Lebensmittelgeschäft stehen, eine völlig aufgelöste, heulende Frau neben sich sitzen hat, die verzweifelt das Handschuhfach nach dem Pfefferminzbonbon durchforstet, das sie vor ein paar Monaten noch dort gesehen hatte.

Vielleicht gibt es für diesen plötzlichen Hunger einer Schwangeren sogar eine medizinische Erklärung, wie zum Beispiel das plötzliche Absacken des Blutzuckerspiegels. Ich weiß jedenfalls, dass dich dieses Hungergefühl ängstlich, griesgrämig und verzweifelt macht. Deswegen möchten wir Freundinnen dir den Rat geben, für diese Hungerkrisen vorzusorgen und genügend Vorräte in deinem Auto, im Auto deines Mannes, in deiner Handtasche und im Büro anzulegen. Außerdem solltest du die im Büro deponierten Nahrungsmittel mit der Aufschrift »Nahrung nur für Schwangere – nicht berühren!« kennzeichnen. Denn es wäre äußerst fatal, wenn du nach deinem letzten Snack greifen möchtest und feststellen müsstest, dass die Sekretärin ihn bereits gegessen hat. Nüsse und Körner, Müsliriegel und Bananen sind als Zwischenmahlzeit gut geeignet und werden dich davor bewahren, dass du in heller Aufregung das nächste Fastfood-Lokal ansteuern musst. Auch der Durst kommt bei schwangeren Frauen plötzlich und ist alles beherrschend (aber warte erst einmal, bis du stillst, und du wirst wissen, was es heißt, vor Durst zu sterben). Zusätzlich zu den Nahrungsvorräten solltest du also auch mehrere Flaschen mit Mineralwasser an strategisch günstigen Orten deponieren.

»Ich glaube, ich hasse meinen Mann!«

Fangen wir mal mit der einfachen Prämisse an, dass dein Mann aufgrund der Tatsache, dass er keine Frau ist, keine Ahnung hat, wie du dich momentan fühlst. Er kann sich nicht vorstellen, welche Sorgen du dir machst, kann deine ambivalente Einstellung, deine Unsicherheiten und deinen fast schon toxischen hormonellen Zustand nicht nachvollziehen. Allein das reicht schon aus, um ihn zum »Unzumutbarsten Mann des Jahres« zu qualifizieren. Du kannst uns Freundinnen glauben, auch wenn dein Mann es dir nicht ins Gesicht sagt, denkt er doch, dass du durch die Schwangerschaft irrational, gefühlsduselig und launisch geworden bist – alles Eigenschaften, die Männer an anderen, besonders an ihrer eigenen Frau, hassen. Während meiner Interviews habe ich festgestellt, dass Männer in Anwesenheit ihrer Frauen nur Geschichten von ihren tapferen, Pionierarbeit leistenden Frauen erzählen, die sich selbstlos dem Schmerz stellen und sich opfern, um ihr wertvolles kleines Baby fertig zu stellen. Trifft man diese Männer dann ohne ihre Frauen wieder, übertrumpfen sie sich mit Geschichten über die Schwangerschaftshysterien ihrer Frauen. Gary erinnert sich daran, wie seine Frau sich vor dem Kühlfach im Supermarkt auf den Boden legen musste, weil ihr plötzlich übel wurde, und daran, wie verlegen es ihn gemacht hatte, als die anderen Einkäufer über und um sie herum steigen mussten, um an das Kühlfach zu kommen. Michael beschreibt, welche Unmengen an Nahrung seine Frau vertilgen konnte, so als ob sie ein menschlicher Müllschlucker wäre. Mitleidheischend erzählt er weiter, wie er selbst nie seine Mahlzeiten beenden konnte, weil seine gefräßige Frau auch vor seinem Teller nicht haltmachte. Alle diese Männer verdrehen die Augen und schütteln unisono den Kopf, wenn man auf die beliebteste Frage schwangerer Frauen und die Unmöglichkeit einer vernünftigen Antwort zu sprechen kommt: »Liebst du mich noch, obwohl ich so dick bin?«

Keiner weiß so recht, was er darauf sagen soll. Wird jetzt von ihnen erwartet, dass sie sagen, sie würden ihre Frauen auch in diesem Zustand lieben – womit sie aber implizit zugeben, dass sie ihre Frauen für zu dick halten –, oder ist es gescheiter, mit Nein zu antworten und zu sagen, sie würden nur dünne Frauen (eben wie sie) lieben.

Es gibt kaum etwas Schlimmeres, als den Kopf zu verlieren und gleichzeitig von jemandem auf diese Tatsache hingewiesen zu werden. Bereite dich also auf folgende oder ähnliche Kommentare deines geliebten Mannes vor: »Glaubst du nicht, dass du ein bisschen überreagierst?« oder »Bist das wirklich du oder ist es dein schwangeres Du, das da spricht?« Oder wie findest du das: »Bevor du schwanger warst, hattest du mehr Humor.« Und: »Die Frau meines Chiropraktikers hat ihr Baby ganz ohne Schmerzmittel zur Welt gebracht, und ich finde, du solltest auch keine nehmen.« Beziehungsweise: »Ich weiß, du hast einen Schnupfen, aber brauchst du wirklich dieses Antihistaminikum?« (das der Arzt dir empfohlen hat!)

Am häufigsten beklagen wir Freundinnen uns jedoch darüber, dass unsere Männer diese ganze Sache mit der Schwangerschaft nicht so wahnsinnig wichtig nehmen, wie wir es tun. Sie können stundenlang, ja sogar tagelang an andere Dinge denken, während eine schwangere Frau (besonders wenn es ihre erste Schwangerschaft ist) an nichts anderes mehr denken kann. Es gelingt ihr sogar, den Gasstreik mit ihrem Baby in Zusammenhang zu bringen: Wenn die Gaslieferungen unterbrochen sind, kommt es vielleicht zu einer Energieknappheit, und es wird im Krankenhaus nicht mehr genügend Strom geben, wenn die Wehen einsetzen. Männer dagegen betrachten die

Schwangerschaft tendenziell eher als etwas, was zwar ihre Frauen ein bisschen durcheinanderbringt, aber im Großen und Ganzen bis zur tatsächlichen Geburt des Babys kein wichtiges Ereignis ist.

Einmal rief ich meinen Mann in New York an, wo er geschäftlich unterwegs war, um mich bei ihm zu beschweren, dass er das Baby offensichtlich nicht so sehr wollte, wie ich es tat. Als er mich nach einem Beweis für diese Annahme fragte, antwortete ich ihm, dass er noch nicht eine Minute darüber nachgedacht hätte, welchen Namen das Baby bekommen solle, obwohl ich nun schon im siebten Monat schwanger sei. Ich hatte mir vom ersten Tag der Schwangerschaft an mindestens zweimal täglich Gedanken darüber gemacht und noch öfter, als der Arzt mir sagte, dass ich ein Mädchen erwarten würde. Mein Mann dagegen schien der Ansicht zu sein, dass die Namen vom Krankenhaus vergeben werden.

Es gibt für Männer jedoch eine – auch häufig von ihnen ergriffene – Möglichkeit, die Schwangerschaftserfahrung ihrer Frauen zu teilen, und zwar, indem sie ebenfalls dicker werden. Ziemlich viele meiner Freundinnen erzählen, dass ihre Männer während ihrer Schwangerschaft fünf bis zehn Kilo zugenommen haben. Wer weiß, ob sie essen, weil sie nervlich gestresst sind, oder einfach weil sie ihren Frauen am Futtertrog Gesellschaft leisten wollen. Einige entwickeln sogar dieselben Gelüste wie ihre Frauen. Ich glaube jedoch nicht, dass das etwas mit Mitgefühl zu tun hat. Es ist wohl eher ein Fall von »Wenn du etwas bekommst, dann will ich das auch!« Nach dem Motto: »Wenn du ein Bananensplit isst, dann habe ich auch eins verdient.« Mein Mann ging sogar noch etwas weiter und bekam jede Krankheit, die ich hatte, auch – nur schlimmer. Mit anderen Worten, wenn ich mich mit einer Bronchitis ins Bett gelegt habe, war er sich sicher, eine Lungenentzündung zu haben. Das hatte er sich sehr clever ausgedacht, denn niemand hätte von einem Mann mit Lungenentzündung erwartet, dass er sich um eine pummelige, verrückte Frau kümmert, die ein bisschen hustet.

Was eine schwangere Frau wirklich auf die Palme bringen kann, wenn ihr Mann sie während ihrer Schwangerschaft kaum oder gar nicht unterstützt und nur wenig oder gar kein Verständnis für sie hat, ist der ständig im Hinterkopf nagende Gedanke: »Es ist doch eigentlich seine Schuld. Schließlich hat er mir das angetan.« Er kommt bei der ganzen Sache gut davon, kann nachher ruhig und zufrieden einschlafen, während sich das Leben der Frau für immer verändert hat. Besonders stark wird dieser Vorwurf noch einmal während der Geburt. Es kann einen ziemlich in Rage bringen, wenn man selbst mit stärksten Wehen im Krankenhausbett liegt und dann zusehen muss, wie der eigene Mann sich in der Cafeteria etwas zum Essen holt und anschließend fernsieht. Das Leben ist einfach manchmal ungerecht.

»Ich habe wahnsinnige Angst!«

Angst ist Begleiter aller schwangeren Frauen. Die Freude darüber, dass du ein Baby erwartest, kann blitzschnell in Furcht umschlagen. Zunächst wird allein schon die Aussicht, dass ein Kind in dir wächst, für das du bis ans Ende deiner Tage Verantwortung trägst, Beklemmung auslösen. Unter Umständen ist das der erste Moment, in dem du nach einer Fluchtmöglichkeit suchst. Kurze Zeit später werden deine Ängste konkreter. Du wirst nicht mehr global und undifferenziert ein riesiges Gefühl der Sorge empfinden, sondern kannst einzelne Ängste auflisten, die dich im Allgemeinen in folgender Reihenfolge heimsuchen:

Die Angst vor einer Fehlgeburt

Hast du erst einmal den Schock und die Aufregung darüber, dass du schwanger bist, überwunden, wird es zum wichtigsten Ziel deines Lebens werden, diese Schwangerschaft zu erhalten. Die Angst vor einer Fehlgeburt ist nicht völlig irrational. Die Statistiken belegen, dass etwa jede fünfte diagnostizierte Schwangerschaft durch eine

Fehlgeburt beendet wird, wobei verschiedene Faktoren, wie zum Beispiel das Alter der Mutter, die Wahrscheinlichkeit beeinflussen. Und solltest du oder eine enge Freundin von dir schon eine Fehlgeburt gehabt haben, dann weißt du, dass das mehr ist als nur eine besonders schmerzhafte Menstruationsblutung. Frauen, die sich sehr auf die Geburt ihres Kindes freuen, bereitet der Verlust dieses Kindes, egal wie früh er erfolgt, großen Kummer.

Einige Frauen, besonders die, die ohne große Probleme empfangen haben und deren Schwangerschaft noch nie durch eine Blutung oder eine Fehlgeburt bedroht war, werden keine allzu großen Anstrengungen unternehmen, um ihre Schwangerschaft zu erhalten (außer vielleicht, dass sie ihre Aerobic-Stunde etwas langsamer angehen lassen). Andere dagegen, die wie ich jahrelang versucht haben, schwanger zu werden, oder ihre Schwangerschaft aus irgendeinem Grund für gefährdeter halten, werden in den ersten drei Monaten sehr viel mehr Vorsichtsmaßnahmen treffen. In fast jedem Schwangerschaftsbuch kann man lesen, dass Frauen mit einem geringen Schwangerschaftsrisiko (frag deinen Arzt, wie deine Schwangerschaft einzuordnen ist) absolut keinen Grund haben, ihr normales Fitnessprogramm zu kürzen. Mit meinem Verstand kann ich diese Weisheit, wenn auch widerwillig, akzeptieren. Aber von meinem Gefühl her bin ich völlig dagegen, besonders was die prekären ersten drei Monate betrifft. Ich weiß, dass die meisten Fehlgeburten im ersten Drittel der Schwangerschaft durch eine genetische Missbildung des Embryos hervorgerufen werden. Aber ich kann trotzdem nicht verstehen, warum jemand auch nur das kleinste Risiko auf sich nehmen will, dass unter Umständen doch die neunzigminütige Box-Aerobic-Stunde schuld an der Fehlgeburt sein könnte. Wenn du es dir leichter machen kannst, warum tust du es dann nicht? Vielleicht weil du völlig von der modernen Vorstellung der Superfrau beeinflusst bist, die ein Kind austrägt und trotzdem noch ihre Übungen am Trapez macht? Klar, wir haben alle schon von Frauen gehört, die das getan haben, aber was haben die mit dir und deinem Baby zu tun?

Tipp

Die wichtigste Schwangerschaftsregel lautet: Die Schwangerschaft ist kein Wettbewerb! Tu nur das, was für dein Überleben in den nächsten neun (zehn) Monaten und für die Gesundheit deines Babys nötig ist.

Ich habe ja schon erzählt, wie oft ich leichenblass geworden und ins Badezimmer gelaufen bin, weil ich befürchtete, Blut in meiner Unterwäsche zu finden. Wie bereits erwähnt, hatte ich bei allen vier Schwangerschaften Blutungen, und es war jedes Mal absolut entsetzlich. Ich habe es als göttliche Botschaft verstanden, mich sofort ins Bett zu legen, und bekam wieder Respekt vor der Zerbrechlichkeit allen Lebens. Deshalb wollen wir Freundinnen dir raten, es langsamer angehen zu lassen, wenn du weißt, dass du schwanger bist. Fehlgeburten passieren leider, aber du solltest dich nicht nachher auch noch fragen müssen, ob du etwas zur Rettung der Schwangerschaft hättest tun können (zum Beispiel das Rauchen aufgeben oder mit den Liegestützen aufhören).

Die Angst vor einer Fehlgeburt kann bei vielen Frauen auch einen biologischen Grund haben, nämlich Bauchkrämpfe, die häufig zu Beginn der Schwangerschaft auftreten und die sich anfühlen wie Menstruationskrämpfe. Wenn du sie in den ersten Wochen spürst, wirst du schwören, dass die Schwangerschaft nur ein Traum war, der in den nächsten Minuten durch die Menstruationsblutung beendet wird. Ich habe mir erst um die zehnte Schwangerschaftswoche herum nicht mehr täglich eine Binde eingelegt – aus Angst, diese Krämpfe könnten doch nichts mit der Schwangerschaft zu tun haben. Wenn du Bauchkrämpfe hast, dann entspanne dich – sie bedeuten in den meisten Fällen nichts. Wenn sie jedoch sehr schmerzhaft werden und zusätzlich Blutungen auftreten, dann ignoriere alles, was ich bisher gesagt habe, und rufe deinen Arzt an.

Die Angst um das Baby

Solltest du jetzt manchmal wahnsinnige Angst haben, das Kind könnte nicht ganz gesund auf die Welt kommen, bekommst du schon einmal einen Vorgeschmack auf deine neue Verletzbarkeit. Von nun an bis zu dem Tag, an dem du stirbst (oder dankenswerterweise in Senilität verfällst), wirst du dir um dein Kind Sorgen machen. Wenn dein Baby nicht glücklich und ganz gesund ist, wirst du es auch nicht sein. Hier ist es, noch nicht einmal geboren, und schon hast du Angst und musst dich damit auseinandersetzen, wie du damit fertig wirst, wenn dem Kind etwas zustoßen sollte.

Wir alle wissen, dass Babys mit gesundheitlichen Problemen auf die Welt kommen, genauso wie größere Kinder krank werden, sich die Knochen brechen, einen Blinddarmdurchbruch haben oder, Gott bewahre, ihnen noch schlimmere Dinge zustoßen können. Aber unsere Ängste sind fast immer größer als die Wahrscheinlichkeit, dass tatsächlich etwas passiert. Die meisten Kinder werden mit zehn Fingern und zehn Zehen geboren und überleben sämtliche Kindheitskatastrophen so erfolgreich, dass ihr Wohlergehen am ehesten noch davon bedroht ist, dass wir Eltern ihnen im Teenageralter den Hals umdrehen.

Aber selbst wenn du das alles weißt, kannst du deshalb trotzdem nicht das Tonband in deinem Kopf abstellen, das dir immer wieder vorspielt: Was ist, wenn das Baby nicht ganz gesund zur Welt kommt? Du bist dir nämlich vollkommen sicher, dass du dann keine andere Wahl hast, als selbst zu sterben. Diese intensive Liebe zu dem Baby und die Identifikation mit ihm sind für jede Frau überraschend, die das zum ersten Mal erlebt. Wenn du jedoch die damit verbundene Kraft spürst, weißt du, warum du am liebsten den Zweijährigen ohrfeigen würdest, der deinem Kind Sand in die Augen geworfen hat, oder den Lehrer beschimpfen könntest, der meint, dein Kind sei noch nicht reif für die Schule.

Aber um noch einmal auf die irrationalen Ängste um die Gesundheit des Babys zurückzukommen: Ich glaube, indem wir uns während der Schwangerschaft alle möglichen Katastrophen ausmalen, wollen wir unsere Psyche stärken, damit wir für den Ernstfall gewappnet sind. Wir scheinen zu glauben, dass wir den Schock oder die Trauer verringern können, wenn wir in unserer Vorstellung alles schon mal durchgegangen sind und es uns nicht mehr völlig unvorbereitet trifft. Ich muss dir ja nicht sagen, dass das nichts als Aberglaube ist. Du weißt es selbst, aber manche von uns brauchen das eben.

Viele Frauen entscheiden sich, verschiedene Tests machen zu lassen, um einigen Ängsten vor eventuellen Schädigungen entgegenzuwirken. Bei dem häufig durchgeführten Alpha-Feto-Proteintest wird der Mutter Blut abgenommen und auf Spina bifida untersucht. Außerdem kann ermittelt werden, ob für den Fetus ein erhöhtes Risiko besteht, am Down-Syndrom zu erkranken. Es gibt auch einen neuen Bluttest, bei dem das Down-Syndrom mithilfe der genetischen Konstellation festgestellt werden kann.

Durch die Ultraschalluntersuchungen, die während der Schwangerschaft mehrmals durchgeführt werden, erhältst du die Bestätigung, dass dein Kind ein Herz mit vier Kammern, ein Gehirn und alle Arme und Beine hat, die es haben soll. Wenn das Baby am Tag der Untersuchung (auch Sonographie genannt) besonders schamlos ist, kannst du sogar die Geschlechtsorgane sehen und weißt dann mit ziemlicher Sicherheit, ob es ein Mädchen oder ein Junge wird.

Wenn du fünfunddreißig Jahre oder älter bist, wird wahrscheinlich auch ein genetischer Test gemacht, bei dem entweder eine Gewebeprobe oder etwas Fruchtwasser entnommen wird (die Tests heißen Chorionzottenbiopsie beziehungsweise Amniozentese und werden in einem anderen Kapitel ausführlich besprochen). Bei einem guten Testergebnis kannst du die Möglichkeit ausschließen, dass das Baby an bestimmten Erbkrankheiten leidet.

Wenn du allerdings glaubst, dass damit alle Sorgen aus der Welt geschafft wären, irrst du dich. Sobald du weißt, dass das Baby weder am Tay-Sachs- noch am Down-Syndrom leidet, beschäftigen sich deine Gedanken kreativerweise damit, ob es schielen oder wie Prinz Charles abstehende Ohren haben wird. Sich zu sorgen scheint eine notwendige Übung für schwangere Frauen zu sein, und jede Sorge, die du losgeworden bist, wird durch eine neue ersetzt.

Schuldgefühle sind ein fruchtbarer Boden, auf dem weitere endlose Sorgen wachsen können. Wir sind überzeugt, dass die Wahrheit ans Licht kommt und wir jetzt für alle Sünden während unserer sorglosen Jugendzeit bezahlen müssen. Hast du früher beim Rauchen Lungenzüge gemacht, wird dir jetzt ganz flau bei dem Gedanken, dass der Rauch deine Chromosomen für immer verändert haben und dein Baby mit zwölf Zehen geboren werden könnte. Nicht auszudenken, was passiert, wenn du bei deinen chemischen Experimenten noch ganz andere Dinge geraucht hast. Wenn du nicht dem Rat der Freundinnen vertraust, wirst du jetzt sechsunddreißig oder mehr mit Sorgen angefüllte Wochen vor dir haben. Die Angst vor Vergeltung ist am stärksten bei denen, die bei der Empfängnis high oder betrunken waren. Was für eine Zwickmühle! Du warst locker genug, um die Chance zu ergreifen und schwanger zu werden, und wünschst dir nun während deiner ganzen Schwangerschaft nichts sehnlicher, als dass du in dieser Nacht stocknüchtern gewesen wärst.

So Gott will, wird schließlich ein Baby mit robuster Gesundheit geboren. Trotzdem werden diejenigen von uns, die noch nicht vollständig überwältigt sind von dem ungeheuerlichen Erlebnis, dass ein Baby in voller Größe aus ihrem Inneren herauskommen kann, sich nach dem letzten Pressen (oder dem Griff des Arztes in deinen Kaiserschnitt) einen Moment lang fragen, ob das Baby eher einem Monster oder einem Engel gleicht. Glaub deinen Freundinnen: Wenn du den ersten Schrei des Babys hörst und in sein kleines verknittertes Gesichtchen schaust, wirst du dich fühlen, als ob alle Engel im Himmel dir zulächelten. Bleib dann aber auf dem Teppich, denn jetzt geht es mit den Sorgen erst richtig los. Wenn du dachtest, dass das kleine Baby in deinem Bauch dich völlig in Beschlag genommen hat, dann warte, bis du das Kleine in deinen Armen hältst und völlig abdrehst: Es wird sofort zur wichtigsten Person des Haushalts werden. (Weißt du noch, wie Shirley MacLaine in »Zeit der Zärtlichkeit« um die Babykrippe herumschlich, um zu prüfen, ob das Baby noch atmet? Weil sie sich nicht sicher war, zwickte sie das Baby, das daraufhin schreiend aufwachte.)

Wenn du denkst, dass hier der Dichter um der Tragödie willen übertrieben hat, dann täuschst du dich. Wir Freundinnen waren (vor allem bei unserem ersten Baby) überzeugt, dass wir unsere Neugeborenen nur durch die schiere Kraft unseres Willens am Leben erhielten und sie sofort mit dem Atmen aufhören würden, wenn wir uns nicht ständig auf sie konzentrierten. Wir haben alle kleine Spiegel unter Babys Nase gehalten, um vom angelaufenen Spiegel die Bestätigung zu erhalten, dass die Atmung noch funktioniert. Und diese Babyphone, ohne die keine Mutter mehr auskommen kann? Die meisten von uns haben in den ersten Monaten den Lautstärkeregler bis zum Anschlag hochgedreht, um nicht das Atmen und Gurren unseres Babys, sondern auch das Wachsen seiner Fingernägel zu hören.

Die Angst, hässlich zu werden

Es gibt Frauen, wie zum Beispiel meine Freundin Shirley, die noch nie so schön und glücklich waren wie in der Schwangerschaft. Sie fühlen sich als Frauen erfüllt, strotzen vor Gesundheit und genießen ihre rundlichen, reifen Formen. Ich kann nur wiederholen: »Freut mich wirklich für sie.« Vielleicht habe ich mich einfach von meiner Rolle als Frau und reproduzierendes Wesen entfremdet, aber ich fand die Veränderungen meines Äußeren zeitweise – milde gesagt – störend, manchmal sogar regelrecht erschreckend. Es ist nicht so, dass ich mir schwangere Frauen ansehe und sie unattraktiv finde. Ich finde ganz im Gegenteil andere Schwangere hinreißend. Nur mir selbst fällt es manchmal schwer, meine eigenen schwangeren Dimensionen mit den Klamotten in Größe 38 in meinem Schrank in Einklang zu bringen.

Außerdem habe ich mich oft gefragt, ob mein Mann mich noch sexy findet, beziehungsweise – ebenso wichtig –, ob ich selbst mich noch sexy finde. Die ehrliche Antwort auf beide dieser Fragen ist nein. Ich könnte aber mindestens ebenso viele Freundinnen und Männer aufzählen, die die Schwangerschaftsfülle erotisch finden, wie solche, die das Gegenteil behaupten. (Mehr zu diesem Thema im Kapitel »Sex und Schwangerschaft«.)

Ich weiß, wie langweilig und abgedroschen es ist, unsere Gesellschaft wegen ihres Schlankheitskultes zu verdammen, aber es lässt sich nicht bestreiten, dass eine schwangere Frau in einer solchen Gesellschaft Identitätsprobleme bekommen kann. Sie wird sich fragen, ob sie ihren Rang als Geliebte verliert, weil sie Mutter wird. Was alles noch schlimmer macht, sind die Kleider, die in den meisten Geschäften für Umstandsmode angeboten werden und mit denen man höchstens einen Clown einkleiden oder eine Stewardess passend anziehen könnte.

Jede schwangere Frau betet inbrünstig, dass sie nach der Geburt des Babys wieder ihr früheres Selbst zurückerhält. Aber in dieser Hinsicht sind die Botschaften, die die Gesellschaft aussendet, leider doppeldeutig.

Einerseits denkst du, wenn du Frauen wie Heidi Klum siehst, deren frühere Schönheit schon Minuten nach der Geburt wiederhergestellt ist, dass man genau das auch von dir erwartet. Andererseits ist immer wieder zu hören: »Sie sieht so gut aus ... dafür dass sie vier Kinder hat.« Als gäben Kinder einem das Recht, etwas weniger perfekt zu sein. Ich muss jedoch gestehen, dass ich jedes Kompliment, wie ungeschickt es auch sein mag, dankbar entgegennehme.

Die Angst, wie die eigene Mutter zu werden

Es ist schon unheimlich genug, sich von einem süßen, jungen Ding in eine Mutter zu verwandeln, aber noch unheimlicher ist der Gedanke, dass man werden könnte wie die eigene Mutter. Jede von uns kennt das: Bei einem Blick in den Spiegel bemerken wir plötzlich, dass wir anfangen, unserer Mutter zu ähneln. Ob es nun der Zug um die Mundwinkel oder die beim Lächeln erscheinenden Falten um die Augen sind – wir erkennen etwas in unserem Gesicht, das uns an unsere Mutter erinnert.

Bei schwangeren Frauen kann diese Entdeckung zu einer ausgewachsenen Panikattacke führen. Wirst du jetzt auch so herrisch, überkritisch, starrsinnig und ängstlich, wie du deine Mutter immer eingeschätzt hast? Du bist dir ganz sicher, dass die Mutter, die du kennst, niemals etwas Verrücktes oder Spontanes getan hat, niemals Sex in einem Whirlpool hatte und niemals von einer Affäre mit Johnny Depp geträumt hat. (Sollte sie es doch getan haben, willst du kein Wort davon hören.) Die Angst davor, sich von Holly Golightly in June Cleaver zu verwandeln, ist einfach zu groß – man möchte lieber gar nicht darüber nachdenken.

Während jedoch die Liebe zu deinem Baby in dir immer größer wird, wirst du auch immer besser verstehen können, wie sehr deine Mutter dich geliebt haben muss. Du wirst verstehen, warum sie nicht anders kann, als sich in dein Leben einzumischen, und hyperwachsam ist, wenn es um dein Wohlergehen geht. Warte, bis das Baby zwei, drei Jahre alt ist und du dich selbst schreien hörst: »Geh von da oben runter, du brichst dir ja noch das Genick!« Genauso hat deine Mutter immer geschrien. Mir jedenfalls ging ein Licht auf, als ich mich dabei erwischte, wie ich auf ein Taschentuch spuckte, um das Gesicht meiner Tochter abzuwischen, bevor sie zu einer Geburtstagsparty ging.

Die Angst, zur Mutter deines Mannes zu werden
Diese Verwandlung ist nicht so wörtlich zu verstehen, wie ich es oben bei der Verwandlung in deine eigene Mutter beschrieben habe. Ich spreche nicht von der Angst, dass du zum Ebenbild deiner Schwiegermutter werden könntest. Ich spreche vielmehr davon, dass du von der Geliebten und Freundin deines Mannes zu seiner asexuellen Betreuerin wirst. Weil wir so entschlossen sind, das Bemuttern zu erlernen, noch bevor uns das Baby in den Schoß fällt, kann es passieren, dass wir uns mehr und mehr verhalten wie die Mütter, mit denen wir aufgewachsen sind – oder noch schlimmer, wie die Mütter unserer Männer. Du weißt, dass es so weit ist, wenn du deinem Mann rätst, seine Jacke mitzunehmen, damit er sich nicht erkältet, oder wenn du für ihn die Zahnarzttermine ausmachst. Diese Veränderung geht meist nicht einseitig von dir aus, sondern erfolgt in Kooperation mit deinem Mann. Denn wer mag es nicht, wenn ihn jemand bemuttert? Zwar sagen die meisten Männer, dass ihre Mutter sie verrückt macht, mögen es aber trotzdem, wenn sie hingebungsvoll für sie sorgt. Du weißt, was ich meine: Sie wollen Heiligabend das gleiche Essen, das auch schon ihre Mutter zubereitet hat, wollen, dass die Hemden im Schrank wie bei Muttern mit den Knöpfen nach links hängen und dass man ihnen ein Bett auf der Couch baut, wenn sie krank sind, so wie Du-weißt-schon-Wer es immer gemacht hat.

Tipp
Männer ermutigen dich zu diesem Bemuttern nicht nur, weil sie selbst manchmal gerne Baby sein möchten, sondern auch deshalb, weil sie ebenfalls vor der bevorstehenden Elternschaft Bammel haben.

111

Und das einzige Vorbild für eine Mutter, das sie kennen, ist ihre eigene. Es ist erstaunlich, wie viele Männer sich jetzt, wo das Baby unterwegs ist, Gedanken darüber machen, ob ihre Frau ordentlich und organisiert genug ist.

Noch schlimmer wird es allerdings, wenn du nicht mit den verklärten Maßstäben der Mutterschaft Schritt halten musst, die dein Mann die letzten zwanzig Jahre über gehegt und gepflegt hat, sondern mit seiner ersten Frau verglichen wirst. Dagegen musst du wirklich einschreiten. Mir ist es völlig egal (und dir sollte es genauso egal sein), ob seine erste Frau die Weihnachtskarten schon Mitte November losgeschickt hat und ob sie Apfelstrudel backen konnte oder nicht – sie ist kein Vorbild für mich. Wenn sie es wäre, würde ihr Name noch an der Tür stehen. Oder?

Die Angst, etwas falsch zu machen

Unser allgegenwärtiger Wunsch, perfekt zu sein, und der biologische Imperativ, alles in unserer Macht Stehende zu tun, um das ungeborene Kind vor den oben beschriebenen Missgeschicken zu bewahren, haben dazu geführt, dass bestimmte Regeln für das richtige Verhalten schwangerer Frauen aufgestellt wurden. Sollten diese Regeln individuell für dich zwischen dir und einem Arzt ausgehandelt worden sein, kann ich dies nur begrüßen. Leider führen jedoch unsere Unerfahrenheit und Unsicherheit dazu, dass wir eine Litanei von Regeln übernehmen, die nicht nur unnötig und lästig sind, sondern garantiert jedem von uns ein Gefühl von Unzulänglichkeit geben.

Sollten deine eigene Selbstdisziplin und deine Schuldgefühle nicht ausreichen, damit du auf dem Pfad zur perfekten Schwangerschaft bleibst, wirst du bald merken, dass die Welt voller verantwortlicher Menschen ist, die meinen, deine Leistung beurteilen zu müssen. Wir Freundinnen haben diese ach so hilfreichen Leute »Schwangerschaftshüter« getauft, oder SH, in der Kurzform. Nur etwas hasse ich mehr als Schwangerschaftshüter – und das ist ein männlicher Schwangerschaftshüter (warum sollte jemand ohne Gebärmutter oder zumindest ohne Facharztzeugnis in dieser Welt für sich das Recht beanspruchen, einer schwangeren Frau vorzuschreiben, wie sie ihr Leben zu führen hat?).

Die Schwangerschaftshüter kommen aus derselben Schule wie diese völlig Fremden, die sich bei einer zufälligen Begegnung im Supermarkt erlauben, deinen Bauch zu tätscheln. Man kann sich darauf verlassen, dass sie immer allen möglichen Quatsch auf Lager haben. Sie wissen von Frauen zu berichten, die fünfzig Stunden lang in den Wehen lagen und dann einen Notkaiserschnitt benötigten, weil sich die Nabelschnur um den Hals des Kindes gelegt hatte oder dergleichen Horrorgeschichten. Natürlich haben sie auch eine Erklärung für diese Krise parat, bei der unweigerlich ein Teil der Schuld bei der Mutter liegt: Entweder hat sie auf dem Rücken geschlafen, wo sie sich doch besser auf die linke Seite hätte legen sollen, oder nach Meinung der SH die PDA zu früh genommen, oder ähnlichen Unsinn.

Es löst in den Schwangerschaftshütern ein Gefühl absoluter Befriedigung aus, wenn sie arglosen schwangeren Frauen erzählen können, dass sie ihre Mikrowelle zum Sondermüll bringen sollen, in ihrer Matratze giftiges Formaldehyd verborgen ist, Erdnussbutter beim Baby Krebs hervorrufen kann und Diätlimonade ungefähr so schädlich ist wie ein Schuss Heroin. Je gestresster die werdende Mutter wird, desto erfüllter fühlen sich die SH. Man könnte schwören, dass sie perfekte Wehen und Geburten und makellose Kinder gehabt haben müssen, um nun alles Recht dieser Welt zu haben, dich auf deine Fehler hinzuweisen. Leider ist nichts davon wahr. Es ist wie bei dem Kinderpsychologen, der neben uns wohnte, als ich klein war. Er gab in seinem Arbeitszimmer am Telefon Tipps zur Kindererziehung, während seine Zwillinge die Wohnzimmervorhänge in Brand setzten.

Eine meiner Freundinnen erinnert sich an einen Friseurbesuch, bei dem sie sich den Haaransatz neu färben lassen wollte und eine völlig Fremde mit besorgter Miene auf sie zukam und fragte: »Wissen Sie denn nicht, dass Sie in Ihrem Zustand keine Chemikalien auf die Haare tun dürfen?« Meine Freundin, deren halber Kopf bereits mit Färbemittel versehen und in Alufolie eingewickelt war, wurde innerlich sofort panisch. Sie beendete das Färben und verließ den Salon den Tränen nahe, weil sie befürchtete, ihrem geliebten Baby unwissentlich Schaden zugefügt zu haben. Die Sache mit dem Haare färben solltest du mit deinem Arzt besprechen und dann deine eigene Entscheidung treffen.

Ich kann dazu nur sagen, dass die Babys in meinem Bauch meine Haarfärbeaktionen aushalten mussten und keine ersichtlichen Schäden davongetragen haben. Außerdem vertrete ich folgende Theorie: Wenn ich während meiner Schwangerschaften meine Haare nicht gefärbt hätte und mein natürlicher braungrauer Farbton zum Vorschein gekommen wäre, hätte ich meinen Kindern zwar den indirekten Kontakt mit Chemikalien erspart, aber sie hätten wahrscheinlich ohne Vater aufwachsen müssen, weil der mich nach den ersten herausgewachsenen Zentimetern meines »wahren Ichs« verlassen hätte. Sie wären dann zwar dem Risiko einer körperlichen Schädigung entgangen, wahrscheinlich aber psychosozialen Schädigungen durch ihre verrückt gewordene Mutter ausgesetzt gewesen.

Ein weiterer beliebter Treff der Schwangerschaftshüter sind Flughäfen. Sie versammeln sich dort in der Nähe der Sicherheitskontrollen und weisen dich darauf hin, dass du dein Baby nuklear verseuchst, solltest du durch die Röntgenkontrolle gehen. Gegen diese Bedenken habe ich absolut nichts einzuwenden, allerdings aus persönlichen Gründen und nicht weil ich einen Beweis dafür gefunden hätte, dass diese Art der Strahlung für ein ungeborenes Baby tatsächlich schädlich ist. Ich habe bei diesen Sicherheits-Checks immer ein ziemliches Theater gemacht, so dass ich schließlich nicht durchgehen musste und per Hand von einer Sicherheitsbeamtin überprüft wurde. Nicht dass mir dieses Abtatschen besonders gefallen hätte, aber ich wurde meist vorgezogen und musste mich nicht mehr in die Schlange der Wartenden einreihen. Für jemanden, der chronisch zu spät zu seinem Flug kommt, können das die entscheidenden zehn Minuten sein.

Die Angst, eine schlechte Mutter zu sein

Diese Angst kann zwei Gründe haben: Entweder war deine Mutter eine außergewöhnlich liebevolle, geduldige und selbstlose Mutter und dir ist klar, dass du niemals so gut werden kannst wie sie. Oder deine Mutter war selbstsüchtig, nachlässig und reserviert, und du befürchtest, dass du genetisch vorbelastet bist und auch so wirst wie sie. Wie so oft beim Thema Schwangerschaft scheint es kaum einen Mittelweg zu geben. Wir Freundinnen können beim besten Willen nicht vorhersehen, wie du als Mutter sein wirst (allerdings haben wir alles Vertrauen der Welt in deine mütterlichen Instinkte). Wir alle haben jedoch festgestellt, dass die Schwangerschaft die richtige Zeit ist, um ungeregelte Angelegenheiten mit der eigenen Mutter in Ordnung zu bringen, um sie mit dem Auge einer Erwachsenen anzusehen und sie als Frau zu erkennen, die dieselben Bedürfnisse, Unsicherheiten und Hoffnungen hatte, die du jetzt hast. Du wirst

TIPP

Bauch zu dick?

Da wir gerade beim Thema Fliegen sind: du solltest dich immer bei der jeweiligen Fluggesellschaft erkundigen, bis zu welchem Monat du noch mitfliegen darfst und ab wann du »zu schwanger« bist. Du weißt ja, wie sich Stewardessen bei einer Geburt an Bord anstellen. (Und zu allem Überfluss müsstest du deinem Kind auch noch den Namen des Flughafens geben.)

deiner Mutter vielleicht in vielem ähneln, aber du bist nicht deine Mutter. Du hast die Gelegenheit, deine Kindheit zu beurteilen und die Dinge auszuwählen, die du deinem Kind mitgeben beziehungsweise ihm ersparen willst. Mutter zu sein lernt man erst durch die Praxis. Du hast neun (zehn) Monate, um dich etwas darauf vorzubereiten, aber wirst erst richtig verstehen, was es bedeutet, wenn du das Kind aus dem Krankenhaus mit nach Hause genommen hast. Es wird ein Liebesverhältnis werden, aber ob es Liebe auf den ersten Blick ist oder sich erst nach und nach entwickelt, ist von Mutter zu Mutter unterschiedlich. Und wie gut du als Mutter warst, wirst du erst wissen, wenn dein Kind dir spannende und gebildete Briefe von seinem Job als UNO-Friedenssoldat schreibt oder dir Postkarten von seinem Abenteurerleben schickt. Du musst einfach im Voraus lieben und das Beste hoffen – und kommst dabei möglicherweise nach und nach zu der unangenehmen Erkenntnis, dass diese unbeschreibliche Liebe, die du für dein Baby empfindest, ähnlich der ist, die deine Mutter für dich empfunden hat.

Die Angst vor den Wehen und der Geburt

Die größte Angst habe ich für den Schluss aufgehoben. Für eine schwangere Frau, die ihr erstes Kind zur Welt bringt, ist dies die Quelle aller Ängste. Zunächst ist die Angst vor den Wehen und der Geburt einfach nur die Angst vor Schmerzen. Du hast keinen Zweifel, dass es weh tun wird. Auch wenn du nur rudimentäre Kenntnisse von Anatomie hast, kannst du dir vorstellen, dass nicht so einfach eine Wassermelone durch die Gänge deiner Vagina passen wird, wo bisher höchstens ein supergroßer Tampon oder ein gut gebauter Penis Platz finden musste. Aber du hast keine Ahnung, wie weh es tun wird. Mehr als das Enthaaren der Bikinizone? Mehr als ein gebrochenes Bein? Mehr als eine Wurzelbehandlung beim Zahnarzt?

Wenn du dir (seit dem Tag, an dem du anderen von deiner Schwangerschaft erzählst) die Geburtsgeschichte jeder Frau, die dir jemals begegnet ist, angehört hast, wirst du zusätzlich noch befürchten, du könntest dich wie ein Feigling anstellen. Du hast Angst, dass du nicht fest genug pressen kannst, um das Baby herauszubekommen; Angst, dass beim Pressen nicht das Baby, sondern dein Stuhl herauskommt; Angst, dass du bewusstlos wirst oder weinen musst, wenn sie dir eine intravenöse Spritze geben oder dass du aus welchem Grund auch immer bewusstlos wirst oder weinen muss; Angst, dass die PDA schmerzhafter ist als die Wehen; Angst, dass der Anästhesist sein Ziel verfehlt und du für den Rest deines Lebens gelähmt bist. Wir wollen jetzt nicht die Wehen und die Geburt in allen Einzelheiten durchsprechen (dem ist später ein ganzes Kapitel gewidmet), sondern darüber diskutieren, was unserer Meinung nach der eigentliche Grund für die Angst vor den Wehen und der Geburt ist.

Schrecklich wird die ganze Sache vor allem dadurch, dass du in einer so verletzbaren Position bist. Du liegst mit gespreizten Beinen und voller Schmerzen da, und das Wesen, das mit aller Gewalt herauskommen will, ängstigt dich. Und niemand unternimmt etwas, um dich zu retten! Man kann sich vorstellen, was es für ein Gefühl sein muss, ins Krankenhaus zu wanken mit der vagen Vorstellung, die Herausforderung seines Lebens bestehen zu müssen, und dabei nur so jämmerliche Hilfsmittel wie die Atemtechnik nach Lamaze, Entspannungsmusik und einen ungeschickten Mann dabei zu haben. Du wagst es gar nicht, an Alternativen zu denken, weil die Schwangerschaftshüter dieser Welt (besonders die Besserwisser in deinem Geburtsvorbereitungskurs) dir gesagt haben, dass du etwas falsch machst, wenn du von diesen Vorschriften abweichst. Ihnen möchte ich entgegenhalten, dass dies der größte Mist ist, den man verzapfen kann! Das einzige Ziel von Wehen und Geburt sind eine gesunde Mutter und ein gesundes Baby, und es ist völlig unwichtig, wie dieses Ziel erreicht wird.

Und hier ist die Wahrheit: Die PDA ist eine großartige Erfindung. Mit einem Kaiserschnitt kann Leben gerettet und unnötiges Leiden verhindert werden. Es gibt keine zweitklassige Geburt. Die Bereitschaft, zu leiden oder sich und das Baby (besonders bei Müdigkeit oder Panik) in Gefahr zu bringen, hat nichts mit Heldentum zu tun, sondern ist nur ein Zeichen dafür, dass du nicht mehr richtig urteilen kannst. Du hast die Wahl und kannst dich entweder auf ein Nagel- oder auf ein Federbett legen, um dein Kind zur Welt zu bringen. Ganz egal, wie du dich entscheidest, weder dein Arzt noch die Hebamme noch das Baby werden eine bessere Meinung von dir haben, weil du das Leiden gewählt hast – und fälschlicherweise dachtest, das sei besser für dein Kind. Du kannst uns glauben: dein Mann wird dich mindestens achtundvierzig Stunden lang für eine Göttin halten, weil du all das auf dich genommen hast, um sein Kind zu gebären – und zwar unabhängig davon, ob du Schmerzmittel genommen hast oder nicht.

Denke daran: Diejenigen von uns, die sich einen kleinen Schuss aus der Peridural-Spritze genehmigt haben, können meistens nach der Geburt an der Feier in ihrem Zimmer teilnehmen und einen Schluck Sekt trinken, während die vorsintflutlicher Eingestellten geplatzte Äderchen auf den Backen haben und fest schlafen. Ein letzter Rat zu Angst und Sorgen: du musst lernen, damit umzugehen, denn die Sorgen werden so schnell kein Ende nehmen. Auch wenn du jetzt

TIPP

Achtung Gedankenfalle!

Es gibt nach der Geburt keine Auszeichnung für die, die sich am besten angestellt hat! Sie wird nicht über den Lautsprecher ausgerufen. Und die Mütter, die ihr Kind ohne Schmerzmittel, ohne Schreie und ohne Sauerei auf dem Geburtsbett zur Welt gebracht haben, erhalten keine Medaille. Erstens gäbe es ohnehin nur wenige Siegerinnen, und zweitens würden sie von den restlichen Müttern mit Hämorrhoidenkissen beworfen werden.

nach neun (zehn) Monaten der Aufregung dein Kind froh und glücklich in den Armen hältst – du bist erst in der Aufwärmphase für alle möglichen ernsthaften Sorgen. Du wirst dich fragen: »Bekommt es genug zu essen?« Oder: »Isst es zu viel und wird zu dick?« Später wirst du dich beunruhigen, ob dein Kind von allen anderen aus der Mutter-Kind-Gruppe als letztes sauber sein oder ob es Freunde finden wird. Wenn es schließlich noch älter ist und viele Freunde gefunden hat (und ordentlich auf den Topf geht), wirst du dich fragen, ob diese Freunde einen guten Einfluss auf dein Kind haben – oder ob sie Drogen nehmen oder kriminell sind. Dazu kommt schließlich die erbärmliche Angst, die alle Eltern haben, wenn ihre Kinder den Führerschein bekommen und auf die Straßen losgelassen werden. Jetzt kannst du dir vielleicht vorstellen, warum deine eigenen Eltern die meiste Zeit über so besorgt geschaut haben. Aber ich schweife vom Thema ab ...

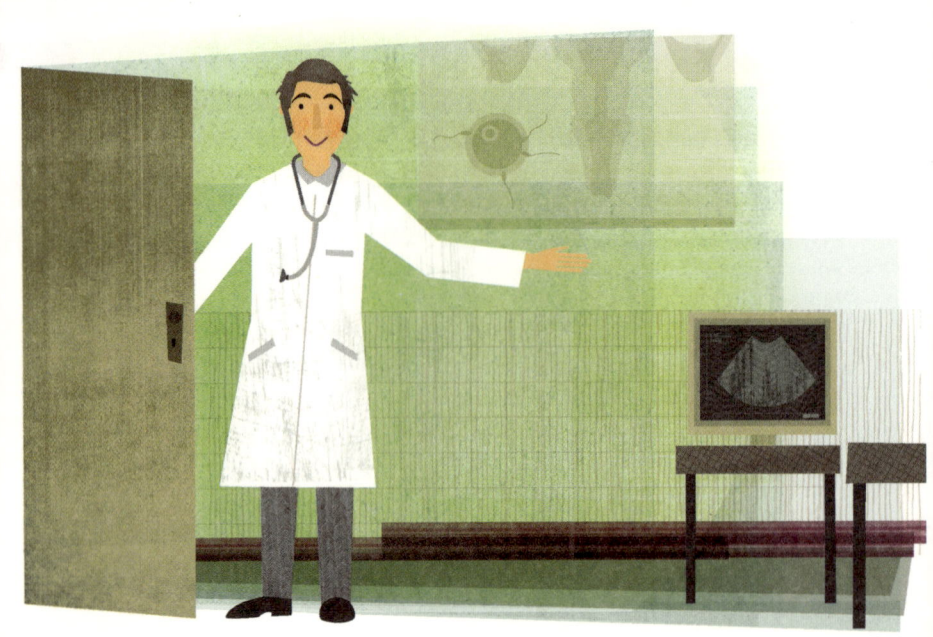

Du und dein Arzt

Der wichtigste Mann in deinem neuen Leben

Der Frauenarzt (Fachbezeichnung: Gynäkologe) ist die Person, die dich während der Schwangerschaft, der Geburt und im Wochenbett begleitet – also eine ziemlich wichtige Person. Im Folgenden sind einige Kriterien aufgelistet, die dir die Entscheidung erleichtern sollen, den richtigen Arzt zu finden.

Arzt oder Hebamme?

Nirgendwo steht geschrieben, dass dir ein Arzt bei der Geburt zur Seite stehen muss. Es gibt viele ausgebildete Hebammen, die auch ins Haus der Gebärenden kommen und dort der Frau bei der Geburt beistehen. Da Hebammen fast ausschließlich weiblich sind, ist der Freundinnen-Faktor von Anfang an gegeben, und es wird dir leichter fallen, bestimmte Fragen zu stellen, zum Beispiel solche nach deinen Blähungen. Bei Ärzten (die bei Erstellung dieses Buches immer noch überwiegend männlich waren) würdest du wahrscheinlich mehr Hemmungen haben. Außerdem sagt man, dass Hebammen im Gegensatz zu einem völlig überlasteten Frauenarzt weniger schnell dazu bereit sind, eine Geburt durch Oxytozin oder auch durch einen Kaiserschnitt zu beschleunigen.

Meine Freundin Kathy hatte sich zu einer Hausgeburt mit Hebamme entschlossen, und die Hebamme tat wirklich alles, um regelmäßige Kontraktionen herbeizuführen – von der Zubereitung von Kräutertees bis hin zu Spaziergängen ums Haus. Die körperliche und die psychische Betreuung waren wirklich hervorragend. Leider musste Kathy feststellen, dass ihre Wehen länger dauerten, schmerzhafter und beängstigender waren, als sie es sich vorher vorgestellt hatte. Sie fand sich schließlich auf dem winzigen Rücksitz ihres Sportwagens wieder und wurde schnell ins Krankenhaus gefahren, wo sie ihren Sohn zur Welt brachte. Die größte Enttäuschung für sie war, dass die Ärzte ihr kein Schmerzmittel mehr gaben, weil sie so lange gewartet hatte und es sowieso schon Zeit zum Pressen war.

Drei Dinge habe ich aus Kathys Geschichte gelernt. Erstens, du kannst gar nicht früh genug ins Krankenhaus gehen, auch wenn du dann vierundzwanzig Stunden lang die Gänge in der Entbindungsstation auf und ab laufen musst. Zweitens solltest du hebammenbegleitete Haus- und Wassergeburten lieber erst beim zweiten, dritten oder vierten Baby ausprobieren. Du kannst die Entscheidung, wie und wo du entbinden willst, doch erst treffen, wenn du in etwa weißt, was dich erwartet. Wir Freundinnen garantieren dir, dass du überrascht sein wirst. Vielleicht auf angenehme, vielleicht aber auch auf weniger angenehme Weise, auf jeden Fall wirst du überrascht sein, selbst nachdem du dieses Buch gelesen hast. Und drittens; wähle nie einen Ort für die Geburt, an dem keine Schmerzmittel oder, Gott bewahre, keine richtigen Ärzte in greifbarer Nähe sind.

Jetzt sagst du dir noch, dass du es ohne PDA schaffen willst, aber warte bis zur ersten Wehe. Keine meiner Freundinnen hat sie abgelehnt, nachdem man es ihr angeboten hatte. Okay, mit einer Ausnahme. Jillian hat keine Schmerzmittel genommen, aber wahrscheinlich wäre auch sie über eine PDA erleichtert gewesen, hätte nicht ihr Mann ihr teuren Schmuck versprochen, wenn sie es ohne schafft. (Ich stelle mir gerade vor, wie sie mit diamantbesetzten Manschettenknöpfen neben ihm steht, während er sich sterilisieren lässt.) Auch für Corki gab es keine Schmerzmittel, weil ihr Baby mit einem Herzfehler zur Welt kam und es ihm eventuell geschadet hätte, ebenso nicht für Amy, deren Wehen so schnell kamen, dass der Arzt nicht genügend Zeit hatte, ihr eine Periduralanästhesie zu geben, oder damit alles nur verlangsamt hätte. Aber sowohl Corki als auch Amy beteuern, dass sie für diese medizinische Intervention dankbar gewesen wären.

Noch eine letzte Bemerkung zu Hausgeburten: Eine Geburt ist eine ziemlich blutige Angelegenheit. Warum um alles in der Welt willst du dafür deine wunderschönen Laken opfern, ganz zu schweigen von deiner Matratze? Wenn dir die Vorstellung, in ein Krankenhaus zu gehen, überhaupt nicht gefällt, kannst du dir ja auch ein Vier-Sterne-Hotel aussuchen. Essen und Zimmer-Service sind bestimmt besser als im Krankenhaus. (Ob es allerdings den Gästen, die nebenan wohnen, so gut gefällt ...)

Wie du den richtigen Frauenarzt findest

Hast du bemerkt, wie schnell wir für dich entschieden haben, dass du dein Baby besser im Krankenhaus in unmittelbarer Nähe eines Arztes zur Welt bringst? Wir entschuldigen uns, wenn wir deiner Meinung nach zu viel als selbstverständlich vorausgesetzt haben, aber Freundinnen tun das nun mal. Wenn du mehr statistische oder analytische Informationen erwartet hast, hättest du eines von den unzähligen anderen Büchern über Schwangerschaft lesen müssen. Unser Job ist es, dir Insider-Informationen zu geben. Und unser einstimmiges Urteil lautet, dass du für die erste Runde auf diesem Geburtskarussell lieber in ein traditionelles Krankenhaus zu einem Halbgott, genannt Arzt, gehen solltest.

Du weißt ja, wir stammen aus ganz normalen Kreisen und verehren Ärzte, als ob sie die Helden und Heldinnen wären, die wir früher immer im Fernsehen gesehen haben. Arztserien gibt es massenhaft. Die armen, unschuldigen Hebammen haben noch nie eine eigene Fernsehserie bekommen – im Gegenteil, früher wurden sie sogar als Hexen verurteilt.

Wie also findest du dieses perfekte Wesen? Es gibt zwei Möglichkeiten: du kannst entweder bei dem Frauenarzt bleiben, bei dem du schon immer warst, der bei dir schon jahrelang Abstriche macht und dich wegen deiner Pilzinfektionen behandelt hat. Oder du denkst dir, dass du jetzt ganz andere Bedürfnisse hast und dein Frauenarzt nicht unbedingt der richtige ist, um dich auch durch die Schwangerschaft zu begleiten, und suchst dir einen neuen Arzt.

Du solltest nicht den Fehler machen und automatisch davon ausgehen, dass der Frauenarzt, bei dem du schon seit zehn Jahren bist, auch der richtige für deine Schwangerschaft ist. Bei der Wahl des Arztes, der dich durch diese Zeit begleiten soll, gelten andere Kriterien als für den, der bisher deine Abstriche machte. Es gibt gute Gründe, die Wahl des Arztes nochmals gründlich zu überdenken.

Zunächst solltest du deine Freundinnen fragen, ob sie mit ihrem Arzt zufrieden sind beziehungsweise was sie über andere Ärzte in deiner Umgebung gehört haben. Über Frauenärzte wird ziemlich viel geredet, und einige Namen tauchen in Gesprächen immer wieder auf. Ich habe meinen gefunden, als ich beim Friseur neben der Freundin einer Freundin saß. Sie hatte vier Kinder und fing richtig an zu strahlen, als sie von ihrem Arzt erzählte. Als dann eine andere Freundin genauso strahlend und ehrfürchtig von ihm sprach, wusste ich, dass ich den richtigen Mann gefunden hatte. Und bin immer noch seine zufriedene Klientin.

Es ist außerdem wichtig, dass du dich ernsthaft mit deiner Psyche auseinandersetzt, damit du weißt, welche Art von Patientin du sein wirst. Wenn du viele Fragen genau durchsprechen möchtest, brauchst du einen Arzt, der sich viel Zeit für dich nimmt. Wenn du eher ängstlich bist, musst du dir einen verständigen, beschützenden Arzt suchen. Und die von euch, die eine möglichst »natürliche« Schwangerschaft haben wollen, sind gut mit einem Arzt beraten, der nicht nur ihre Lebenseinstellung bejaht, sondern auch etwas von gesunder Ernährung, Umweltverschmutzung und der alternativen Behandlung von Erkältungen (mit heißer Zitrone und Wadenwickeln) versteht.

Du kannst dir einen Arzt suchen, der auch gleichzeitig Belegbetten auf einer Entbindungsstation hat und dich nicht nur während der Schwangerschaft begleitet, sondern auch bei der Geburt. Sollte dein Frauenarzt keine Belegbetten haben, wirst du im Krankenhaus bei einem anderen Arzt entbinden, den du möglicherweise vorher gar nicht kennengelernt hast. Für diesen Fall solltest du die Möglichkeit nutzen, dich auf einem Infoabend eingehend über verschiedene Kliniken zu informieren. Wenn du bestimmte Vorstellungen hast über den Einsatz von Schmerzmitteln und wie deine Entbindung verlaufen soll, kannst du das vorher schriftlich fixieren und mit der Entbindungsstation vereinbaren. Falls dich jemand bei der Geburt begleitet, ist es eine gute Idee, diese Punkte auch mit deiner Begleitperson zu besprechen, so dass sie sich eventuell für dich starkmachen kann zu einem Zeitpunkt, wo es dir selbst vielleicht nicht mehr möglich ist, weil du nur noch presst, presst, presst.

Tipp
Solltest du das Gefühl haben, dass du mit deinen Wünschen bei dem Entbindungspersonal auf taube Ohren stößt, sieh dir lieber noch einige andere Kliniken an, bevor du dich endgültig für eine entscheidest.

Besonders wichtig ist es, dass du dich mit deinem Arzt oder der Klinik darüber verständigst, wie die Geburt verlaufen soll. Solltest du deine persönlichen Gründe dafür haben, dass du unter allen Umständen per Kaiserschnitt entbinden willst, solltest du das mit deinem Arzt beim ersten Kontakt besprechen, und ihr solltet euch darüber einig sein. Du solltest mit ihm auch besprechen, welche Einstellung du zur Schmerzlinderung hast – nicht nur, ob du eine willst, sondern auch welche, wann und wie viel. Als bei meiner ersten Ultraschalluntersuchung ziemlich deutlich zu sehen war, dass ich einen Jungen bekommen würde, fragte ich meine Freundinnen, die bereits Söhne hatten, was sie von einer Beschneidung halten und welche Erfahrungen sie damit gemacht haben. Bei einer Beschneidung wird ein Teil der Vorhaut am Penis des Kindes entfernt. Allerdings ist dieser Eingriff heutzutage nicht mehr so üblich – außer in jüdischen Familien, die ein Fest daraus machen. Früher ließ man es häufig aus hygienischen Gründen machen, heute nur noch auf Wunsch der Eltern oder aus medizinischer Notwendigkeit, wenn die Vorhaut zu eng sein sollte. Falls du eine Beschneidung bei deinem Sohn vornehmen lassen möchtest, so kann das ein Kinderarzt oder Urologe ein paar Tage nach der Geburt direkt in der Klinik tun.

Sollte dein Mann mitreden?

Keine meiner Freundinnen hat, glaube ich, ihren Mann mitreden lassen, wenn es darum ging, zu welchem Frauenarzt sie für ihre Routineuntersuchungen gehen sollte – außer Kelly, die mit einem Frauenarzt verheiratet ist. Viele von uns kennen ihren Frauenarzt schon länger als ihren Mann und hätten umgekehrt ihren Arzt auch nicht gefragt, was er von ihrem Mann oder Freund hält.

Wenn du jedoch die Person suchst, die dich durch diese Schwangerschaft begleiten soll, meinen wir Freundinnen, dass du auch deinen Mann an der Entscheidung beteiligen solltest. Er wird jedenfalls sehr viel mehr mit der Schwangerschaft und der Geburt zu tun haben als mit deinen Abstrichen. Und aus vielen Gründen kann es entscheidend sein, dass dein Mann sich mit dem gewählten Arzt oder der Klinik genauso wohl fühlt wie du. Erstens liegt es in den Händen dieses Arztes, wie euer Kind in die Welt eintreten wird. Zweitens wird dein Mann dir die meiste, wenn nicht die ganze Zeit während der Wehen zur Seite stehen, und es wäre bestimmt nicht verkehrt, wenn er denjenigen, der seinen Arm bis zum Ellbogen in dir hat, auch mögen würde. Und drittens sollte auch er keine Hemmungen haben und den Arzt anrufen können, wenn er Fragen zur Schwangerschaft hat oder ihm ganz im Vertrauen sein Leid bezüglich deiner Schwangerschaftslaunen klagen möchte. Ich habe alle verdächtigen oder alarmierenden Symptome, die während meiner Schwangerschaft auftraten, mit tränenfeuchten Augen meinem Mann berichtet, und er hat dann für mich den Arzt angerufen. Bei jedem Symptom geriet ich so in Panik, dass ich für ein Telefongespräch gar nicht die richtigen Worte gefunden hätte. Es war daher besser, dass mein Mann anrief und meine Lage schilderte. Auch bei den Wehen sind es häufig die Männer, die dem Arzt Bericht erstatten. Entweder sind die Frauen so mit den Kontraktionen beschäftigt, dass sie keine Unterhaltung mehr führen können (wenn eine Frau bei einer Wehe keinen vollständigen Satz mehr sagen kann, ist dies ein zuverlässiges Zeichen dafür, dass sie schon produktive Wehen hat), oder sie wissen nicht genau, ob sie überhaupt schon welche haben. In einer solchen Situation wird ein guter Mann einspringen und dich daran erinnern, dass du das Recht hast, deinen Arzt jederzeit anzurufen – auch wenn es noch nicht brandeilig ist.

Wir wollen dich ja nicht beunruhigen, aber dein Mann beobachtet aus der Vogelperspektive, wie das Kind aus deinem Inneren herauskommt (sei es durch deine Vagina oder per Kaiserschnitt), und es könnte sein, dass er dann jemanden zur Unterstützung braucht. Außerdem darf man nicht vergessen, dass dein Mann dich sehr liebt und nicht will, dass dir etwas zustößt. Oder, um es auf den Punkt zu bringen, er will nicht, dass du bei der Geburt stirbst und ihn mit diesem Baby, das er noch nicht einmal gesehen hat, alleine lässt. Er will einen Arzt haben, der ihm garantieren kann, dass du diese Tortur lebend und gesund überstehst. Letztendlich sind aber deine Bedürfnisse ausschlaggebend, und die endgültige Entscheidung sollte bei dir liegen.

Arzt oder Ärztin?

Solltest du dir einen Arzt oder lieber eine Ärztin suchen? Muss ich überhaupt noch erwähnen, dass wir Freundinnen im Hinblick auf technisches Können absolut keinen Unterschied zwischen Männern und Frauen sehen? Selbstverständlich wird jeder Frauenarzt, der dir empfohlen worden ist (und seine Facharztprüfung abgelegt hat), kompetent sein und für dich und dein Baby während der Schwangerschaft sorgen können. Die Entscheidung, ob du lieber zu einem Mann oder zu einer Frau gehst, ist eine rein emotionale Frage. Damit will ich jedoch nicht sagen, dass es nicht eine entscheidende Frage ist. Wir Freundinnen sind uns einig, dass für eine erfolgreiche Geburt dein emotionales Wohlergehen und deine Geborgenheit ebenso entscheidend sind wie die medizinische Versorgung.

Bei dieser Frage solltest du alle Höflichkeit ablegen und dir ehrlich eingestehen, wer dir Respekt und Vertrauen einflößt und wer dir umgekehrt Respekt und Vertrauen entgegenbringt. Am besten wägst du ganz für dich deine Präferenzen ab und lässt dich nicht von einer Mutter beeinflussen, für die nur Männer gute Ärzte sind, und auch nicht von einer Schwester, die behauptet, sie hätte noch nie einen Mann getroffen, der sie als halbwegs intelligentes Wesen behandelt hätte. Bist du der Typ, der einen männlichen Arzt bevorzugt, weil er väterlich auf dich wirkt und körperlich in der Lage zu sein scheint, dich zu beschützen? Oder bevorzugst du eine Ärztin, weil sie voraussichtlich mehr Mitgefühl mit dir haben wird? Oder wie

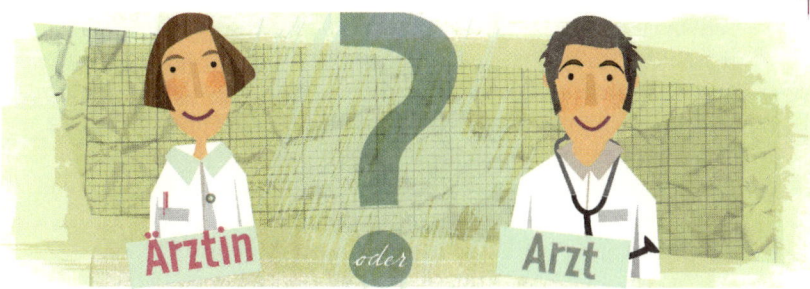

eine Freundin meinte: »Würdest du einen Automechaniker nehmen, der noch nie Auto gefahren ist?« Eine weitere Rolle spielt natürlich die Sexualität. Viele meiner Freundinnen, zum Beispiel Mindy und Maryann, waren sehr froh darüber, Ärztinnen gewählt zu haben, weil sie sich während der Untersuchungen und der Geburt weniger gehemmt fühlten und auch ihre gefühlsmäßigen Bedenken besser äußern konnten. Diese Freundinnen erwähnten auch die nicht unwichtige Tatsache, dass ihre Männer mit der Wahl einer Ärztin für eine so intime Beziehung besser zurechtkamen. Außerdem kann eine Frau, die in der Gegenwart von Männern immer attraktiv sein will, ganz schön unter Druck geraten. Viele von uns haben diese Lektion schon früh im Leben gelernt, in der Schwangerschaft gibt es aber Situationen, wo man sich speziell in der Gegenwart eines männlichen Arztes nicht besonders attraktiv fühlt. Das kann dir zusätzliches Kopfzerbrechen bereiten, das du jetzt überhaupt nicht brauchen kannst.

Andererseits könntest du auch meiner Philosophie anhängen und dir so oft wie möglich harmlose Freuden gönnen, denn die Schwangerschaft kann eine lange Durststrecke sein. Drei meiner Kinder wurden von einem Arzt zur Welt gebracht, und ich habe es einfach genossen, mit ihm zu flirten und mich vor meinen monatlichen Besuchen bei ihm ein bisschen zurechtzumachen. Dieser Arzt sah allerdings auch umwerfend gut aus, und ich war nicht die einzige

Schwangere in der Stadt, die sich lächerlich gemacht hat. Besonders in den letzten Monaten ist dein Arzt unter Umständen der einzige Mann, der sich noch dafür interessiert, wie es dir geht. Nicht wenige Ehemänner und Freunde sind bis zu dieser Zeit bereits auf der Strecke geblieben. Denk dran, neun (zehn) Monate Schwangerschaft – das sind mindestens zwölf Besuche in der Arztpraxis und während der Wehen noch mal einige Stunden intensivsten Kontakts zwischen dir und deinem Arzt. Du solltest also sorgfältig wählen.

Einzel- oder Gemeinschaftspraxis?

Kinder auf die Welt zu bringen wird gut bezahlt und ist sicher das schönste medizinische Fachgebiet, aber auch ein kräftezehrendes. Einmal abgesehen von geplanten Kaiserschnitten oder eingeleiteten Geburten lassen sich Entbindungen nicht genau vorhersagen, sind oft anstrengend, und sie erfordern scheinbar immer einen nächtlichen Anruf beim Arzt. Besonders aus diesem Grund schließen sich zwei oder mehr Ärzte häufig zu einer Gemeinschaftspraxis zusammen, können so die Anzahl der schlaflosen Nächte untereinander aufteilen und wenigstens ein- oder zweimal im Jahr Urlaub nehmen.

In einer Gemeinschaftspraxis mit Belegbetten in einer Klinik wirst du unter Umständen bei jeder monatlichen Untersuchung von einem anderen Arzt untersucht. Dadurch ist gewährleistet, dass du allen zumindest einmal die Hand geschüttelt hast, bevor ihr zusammen das Baby auf die Welt bringt. Wenn du deine Wehen bekommst und den Arzt anrufst, wird derjenige im Krankenhaus erscheinen, der gerade zu dieser Zeit Bereitschaftsdienst hat. Du hast dann nicht nur die Überraschung, ob es ein Mädchen oder ein Junge wird, sondern zusätzlich noch den kleinen Nervenkitzel, wer bei der Geburt dabei sein wird. Bei meiner ersten Schwangerschaft war ich in einer Gemeinschaftspraxis. Mein bevorzugter Arzt war der dienstälteste der Praxis und stand niemals aus seinem warmen Bett auf, um zu einer

Geburt zu laufen. Diese Aufgabe überließ er den jüngeren, die sich ihre Sporen erst noch verdienen mussten. Da bei mir ein Termin für einen Kaiserschnitt ausgemacht war, bei dem normalerweise zwei Ärzte anwesend sind, hatte ich das Glück, dass mein Lieblingsarzt mir zusammen mit einer Kollegin aus der Praxis zur Verfügung stand. Die beiden waren gerade frisch verliebt, und es war ausgesprochen nett, ihnen bei der Arbeit zuzusehen. Sie arbeiteten völlig professionell, warfen sich aber zwischendurch über meinen blutenden Bauch hinweg schmachtende Blicke zu.

Meine nächsten drei Kinder wurden von einem Arzt entbunden, der in seiner Praxis alleine arbeitete. Ungefähr zwischen meiner zweiten und dritten Schwangerschaft nahm er noch eine Hebamme in seine Praxis auf, die einen Teil der Routineuntersuchungen für ihn übernahm, die Geburten machte aber weiterhin er. Sollte es doch einmal vorkommen, dass er für eine Geburt nicht zur Verfügung stand, hatte er eine Abmachung mit einem anderen Arzt, der für ihn einsprang. Für mich war es ein wahrer Segen, dass ich wenigstens in dieser Hinsicht wusste, was ich zu erwarten hatte.

Alle Patientinnen dieses Arztes stellen zwei Fragen, nachdem sie von ihrer Schwangerschaft erfahren haben: »Wann soll es kommen?« und »Sind Sie zu diesem Termin da?« Eine meiner Freundinnen hatte solche Angst, die Frau des Arztes könnte gerade dann auf dem gemeinsamen Familienurlaub bestehen, wenn sie ihren Geburtstermin hatte, dass sie dem Arzt und seiner Familie kurzerhand das feudale (und vom Krankenhaus nicht allzu weit entfernte) Strandhaus ihrer Eltern anbot, nur damit er immer in ihrer Nähe blieb. Wir wollen jetzt nicht über das persönliche Opfer spekulieren, das ein Arzt in einer Einzelpraxis auf sich nehmen muss, du willst ja nicht, dass er dich heiratet, sondern nur, dass er dein Kind zur Welt bringt. Aber die Entscheidung zwischen einem Arzt in einer Gemeinschaftspraxis und einem alleine arbeitenden ist schon von Bedeutung. Es läuft alles in etwa darauf hinaus: In einer Gemeinschaftspraxis weißt du

131

erst, wenn der Moment gekommen ist, welcher Arzt für dich da sein wird. Auf der anderen Seite kann ein Arzt in einer Einzelpraxis mit Belegbetten gerade Darmgrippe haben, während du deine Wehen bekommst (oder, schlimmer noch, mit seiner Familie im Skiurlaub in den Bergen sein), und du musst die Hand eines völlig Fremden an deinen Muttermund lassen. In einer Gemeinschaftspraxis hast du diese Hand wenigstens schon einmal geschüttelt.

Fordere deinen Arzt!

Ärzte können bisweilen so wichtig, so beschäftigt oder einschüchternd erscheinen, dass du sie lieber nicht mit deinen Fragen oder Bedenken belästigen möchtest. Du willst den Arzt vielleicht etwas für dich sehr Wichtiges fragen, hast aber Angst, du könntest seine Zeit verschwenden oder, noch schlimmer, dir blöde dabei vorkommen. Dies gilt für alle Krankheiten, angefangen von chronischen Herzproblemen bis hin zu Fußverformungen, ist bei Schwangerschaften aber besonders problematisch.

Die Beziehung einer schwangeren Frau zu ihrem Arzt ist insofern komplizierter, als die Schwangere in den meisten Fällen nicht krank ist. Ihr allgemeiner Gesundheitszustand sowie Wachstum und Entwicklung des Embryos werden überwacht, aber sie ist medizinisch eigentlich nicht behandlungsbedürftig. Das einzige Heilmittel für ihren Zustand ist die Geburt, und diesen spannenden Moment können beide, Arzt und Schwangere, nur geduldig abwarten. Für ihren guten allgemeinen Gesundheitszustand sorgt meist die Schwangere selbst, und da sie grundsätzlich gesund ist, kommt sie sich dumm vor, von ihrem Arzt emotionale Unterstützung oder Bestätigung zu fordern. Nach weitverbreiteter Meinung haben Ärzte die Aufgabe, Leben zu retten, und wir wollen sie von dieser Mission nicht ablenken, wenn wir nicht in Lebensgefahr schweben.

Meine Freundin Whitney saß einmal fast zwanzig Stunden bei einer anderen Freundin, um ihr bei ihrer Fehlgeburt beizustehen. Die Freundin hatte diese Tortur schon einmal durchmachen müssen und wollte ihren Arzt nicht belästigen, weil sie wusste, was körperlich mit ihr passieren würde. Sie brauchte vor allem Trost (ein gutes Schmerzmittel wäre wahrscheinlich auch keine schlechte Idee gewesen) und zögerte, die wertvolle Zeit ihres Arztes unnötig in Anspruch zu nehmen.

Ich bin sicher, auch ihr Arzt hätte das für einen großen Fehler gehalten! Alle guten Frauenärzte wissen, dass eine schwangere Frau emotionale Unterstützung braucht, und sollte dein Arzt es nicht wissen, kannst du ihn wie eine heiße Kartoffel fallen lassen. Ich war einmal bei einem Frauenarzt, der mich wegen Unfruchtbarkeit behandelte (und jetzt habe ich vier Kinder, unglaublich!). Eines Tages kam er in das Untersuchungszimmer und fragte: »Wie geht es Ihnen heute?« Ich fing an zu weinen und sagte, dass ich ziemlich frustriert sei. Er machte eine Kehrtwendung, ging zur Tür und sagte über die Schulter: »Ich schicke Ihnen meine Sprechstundenhilfe.« Ich bin nicht nur nicht mehr zu ihm hingegangen, sondern habe ihm auch einen ziemlich deutlichen Brief geschrieben. Außerdem habe ich diesen Arzt mit größtem Vergnügen bei allen meinen Freundinnen schlechtgemacht. Die Hölle kennt kein Erbarmen ...

Ich wäre schon sehr zufrieden, wenn ich dich mit diesem Buch dazu ermutigen könnte, so viel wie möglich von der Beziehung zu deinem Arzt zu profitieren (schließlich bekommt er ja Geld dafür). Glaub mir, es dauert eine Weile, bis man über eine enttäuschende Schwangerschaft hinweggekommen ist. Wenn du dich schlecht vorbereitet fühlst, Angst hast oder dir in irgendeiner Weise vernachlässigt vorkommst, wirst du noch in zwanzig Jahren darüber sprechen. Eine Freundin erzählt heute noch, wie unzulänglich sie sich während der Wehen fühlte. Meiner Meinung nach wäre es die Aufgabe des Arztes gewesen, ihr Selbstvertrauen zu stärken. Für Frauen, die eine möglichst »natürliche« Geburt erleben wollten, kann es sehr belastend sein, wenn sie per Kaiserschnitt entbinden müssen – es sei denn, der Arzt kann sie überzeugen, und es ist eine gemeinsame Entscheidung, dass ein Kaiserschnitt in dieser Situation das Beste ist. Deshalb fordere deinen Arzt, ruf ihn an oder besuche ihn in seiner Praxis, wann immer du das Bedürfnis dazu hast. Ich kann dir bestätigen, dass du nicht neurotischer oder unsicherer bist als wir alle. Und wenn dein Anruf im Moment nicht angenommen werden kann, hinterlasse eine Nachricht. Wirst du bis 18 Uhr nicht zurückgerufen, ruf morgens gleich wieder an oder geh in die Praxis. Lass dich nicht abwimmeln!

Du hast dich in deinen Arzt verliebt?

Die Kombination aus Abhängigkeit und Bewunderung, die du gegenüber deinem Arzt empfindest, kann dazu führen, dass du glaubst, dich in ihn verliebt zu haben. Vielleicht ist das eine Form des Syndroms, das bei Geiselnahmen zu beobachten ist und als Identifikation mit dem Entführer bezeichnet wird – Party Hearst zum Beispiel verliebte sich in ihren Entführer aus der SLA (Symbionese Libration Army). Dieses Phänomen wird damit erklärt, dass Menschen, die einer Situation völlig hilflos ausgeliefert sind, sich mit demjenigen identifizieren und eine Beziehung beginnen, der sie in diese Lage gebracht hat, weil er die Macht über Leben und Tod hat. Da könnte doch was dran sein, wenn man an die Beziehung zwischen Frauenarzt und schwangerer Frau denkt, besonders wenn sie ihr erstes Kind bekommt.

Ein weiterer Grund für deine Liebesgefühle könnte sein, dass du für jede Art von Aufmerksamkeit dankbar bist und dein Frauenarzt dir diese wenigstens einmal im Monat schenkt. (So einzigartig und besonders deine Schwangerschaft ist, sie verliert langsam an Faszination, und außer dir und deiner Mutter wird sie schließlich kaum noch jemand so wahnsinnig spannend finden. Leider steht dem das

Bedürfnis nach Aufmerksamkeit gegenüber, das bei Schwangeren ungefähr so tief ist wie der Grand Canyon.) Ich sag es nicht gerne, aber du solltest dich immer wieder einmal daran erinnern: du hast die Schwangerschaft nicht erfunden, und manchmal muss man die Leute für ihre Aufmerksamkeit eben bezahlen. Deine Freunde haben ihr eigenes Leben und verlieren dabei von Zeit zu Zeit dein wichtiges Projekt aus den Augen. Selbst dein Mann hat es irgendwann satt, bei jeder Bewegung des Babys deinen Bauch streicheln zu müssen – jedenfalls war das bei meinem so. Dein Arzt wird jedoch bis zum bitteren Ende eifrig um dich bemüht sein, vorausgesetzt, du hast ihn nach den in diesem Buch geschilderten Kriterien ausgewählt. Außerdem wird er oder sie am Schluss der Einzige sein, der dich nicht mit der Frage nervt: »Haben Sie denn Ihr Baby immer noch nicht?«

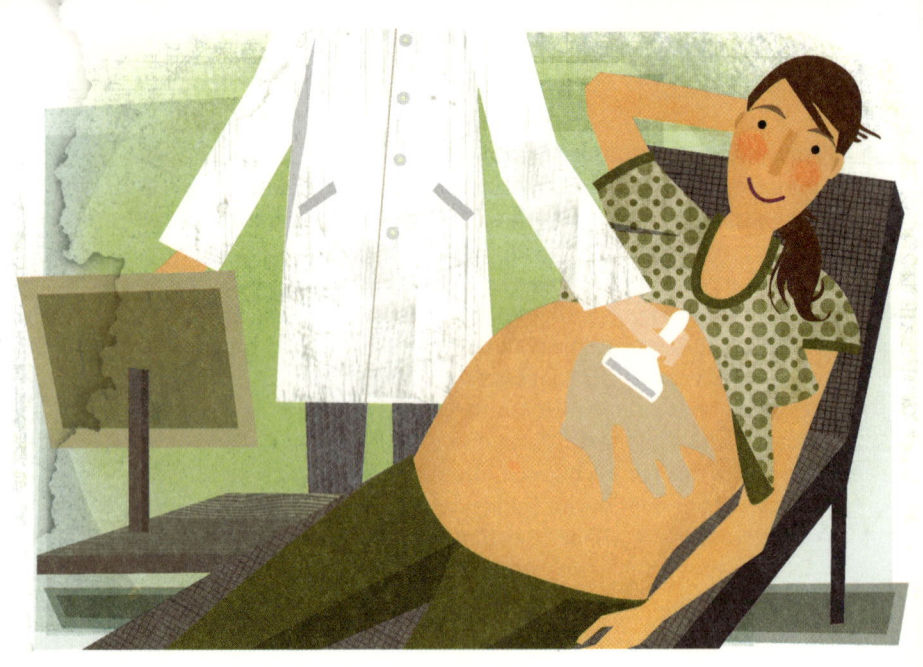

Untersuchungen und Tests

Wenn der Hase stirbt, bist du schwanger

Es gab eine Zeit, da wurde bei einer Schwangeren routinemäßig nur ein Test durchgeführt, und der endete mit einem toten Hasen. Es ist wahr – wenn man feststellen wollte, ob eine Frau schwanger ist, verabreichte man früher einem Hasen etwas Blut der Frau. Starb er daraufhin, galt die Frau als schwanger. (Gott sei Dank ist dies heute in der freien Welt nicht mehr die bevorzugte Methode der Ärzte.) Schwangerschaftstests sind nicht mehr die einzigen Untersuchungen, die bei einer Schwangeren durchgeführt werden. Abhängig von Alter und anderen Faktoren gibt es verschiedene medizinische Untersuchungen, die dir während der nächsten Monate empfohlen werden oder die obligatorisch sind.

Willkommen im 21. Jahrhundert, liebe Freundin: Heute ist es möglich, dich schon vor einer Schwangerschaft auf mögliche Schwangerschaftsprobleme zu untersuchen. Wenn du bisher schon Ovulationstests, also Tests zur Vorhersage des Eisprungs, benutzt hast, dann bist du mit solchen Urinuntersuchungen bereits vertraut. Wenn du eine Hormonbehandlung hinter dir hast, kennst du regelmäßige Ultraschalluntersuchungen und Bluttests. In unserer Gesellschaft herrscht ein ziemlicher Körperkult, und wir sind wahrhaft besessen von unseren Körperfunktionen und unserer Biologie. Und eine Schwangerschaft ist höchst laborfreundlich. Viele Tests kann

137

man sogar schon zu Hause durchführen; aber oft lässt man sie trotzdem noch vom Arzt machen, einfach um sicherzugehen. Je nach deinem Alter und weiteren Faktoren, nicht zuletzt deiner Krankenversicherung, wird dir in den nächsten Monaten eine Vielzahl medizinischer Maßnahmen empfohlen.

Kein Anspruch auf Vollständigkeit

Auch hier will ich wieder betonen, dass dies kein medizinisches Fachbuch ist. Ich will dir nur einen Überblick über die Grundlagen der Schwangerschaft geben. Du kannst dieses Kapitel als Einführungskurs in eine fremde Sprache betrachten. Du lernst, wie man fragt, wo die Toilette ist, und wie man sein Essen bestellt, so dass du nicht völlig verlassen und hilflos dastehst. Wenn du die Begriffe kennst, weißt du, wie du die richtigen Informationen von deinem Arzt bekommst.

Die folgende Liste ist keinesfalls vollständig. Es sind nur die Tests und Untersuchungen aufgeführt, die wir Freundinnen am häufigsten mitgemacht haben. Bei den normalen Vorsorgeuntersuchungen, die in den ersten Monaten etwa alle vier Wochen durchgeführt werden und zum Ende etwa alle vierzehn Tage, manchmal auch noch häufiger, werden routinemäßig bestimmte Untersuchungen, wie Blutdruck oder Urin, vorgenommen. Andere Untersuchungen werden in bestimmten Abständen gemacht, z. B. Ultraschalluntersuchungen. Außerdem können weitere Untersuchungen durchgeführt werden, um mögliche Komplikationen früh zu entdecken. Das kann im Einzelfall sinnvoll sein. Am besten lässt du dich von deinem Arzt genau beraten. Es können also durchaus mehr oder weniger von all diesen Tests gemacht werden, und das muss nicht automatisch ein Grund zur Sorge sein. Manchmal ist es aufgrund besonderer Anzeichen empfehlenswert, eine bestimmte zusätzliche Untersuchung durchzuführen, aber wenn alles glattläuft, ist vieles normalerweise nicht notwendig.

Der Schwangerschaftstest

Es gibt grundsätzlich zwei Arten von Schwangerschaftstests: Für den einen wird Urin benötigt, für den anderen Blut. Bei beiden werden die Hormone nachgewiesen, die anzeigen, dass du ein kleines Wesen in deinem Bauch hast. Es macht sich schon bemerkbar, indem es bestimmte chemische Stoffe absondert, auf die dein Körper reagiert. Die Urintests sind heute bei einem positiven Ergebnis zu nahezu hundert Prozent zuverlässig, so dass der Arzt wahrscheinlich einen ähnlichen benutzt wie du selber zu Hause. Gelegentlich wird ein Bluttest vorgenommen, um die Schwangerschaft zu bestätigen, vor allem wenn der Arzt mehr über deinen Hormonspiegel wissen möchte. Denn damit die Schwangerschaft bestehen bleibt, muss sich ein ganz bestimmter Hormoncocktail zusammenmixen.

Sie wollen dein Blut

Üblicherweise wird anhand von Bluttests zu Beginn der Schwangerschaft eine ganze Menge verschiedener Dinge überprüft, die wichtige Informationen über deine Gesundheit und die deines Babys liefern. Dazu wird dein Oberarm abgebunden und eine dünne Nadel in eine vielversprechende Vene geschoben. Das piekt, klar, und manchmal tritt auch ein leichter Schwindel auf. Das hat schon manche meiner Freundinnen erschreckt. Senk einfach deinen Kopf und atme tief durch, dann geht es vorüber. Danach bekommst du ein Pflaster, das du den ganzen Tag herzeigen kannst. Normalerweise wird nur einmal gepiekt und dann mehrere Röhrchen mit deinem Blut gefüllt. Das Blut kommt anschließend ins Labor. Also keine Panik.

Denk daran: Alles, was festgestellt wird, kann zuverlässig behandelt werden; du musst vielleicht nur ein wenig enger mit dem Arzt zusammenarbeiten, um deine Gesundheit und die deines kleinen Babys zu schützen.

Vaginalkulturen

Bei der ersten Untersuchung beim Arzt wird außer den Bluttests auch eine vaginale Untersuchung durchgeführt. Dabei wird ein Abstrich aus dem Gebärmutterhals entnommen und auf Chlamydien untersucht. Eine Chlamydieninfektion könnte den Verlauf der Schwangerschaft ungünstig beeinflussen. Du kennst das Prozedere: gynäkologischer Stuhl, Spekulum und mit einem großen Wattestäbchen etwas Sekret vom Muttermund abwischen. Auch andere Infektionen können bei der Untersuchung der Probe im Labor festgestellt werden. Wenn du in den folgenden Tagen nichts vom Arzt hörst, ist wohl alles in Ordnung.

Bei dieser Gelegenheit wird der Arzt auch einen Blick auf den Muttermund werfen, die kleine Verbindung zwischen Vaginalkanal und Gebärmutter. (Nur wenige von uns kennen sich da unten richtig aus!) Ein gutes Zeichen ist es, wenn der Muttermund fest geschlos-

WISSEN

Bluttest

Dein Blut wird auf Folgendes untersucht:

1. Welches deine Blutgruppe ist (kennst du sie?). Außerdem wird festgestellt, ob du Rhesus-positiv oder -negativ bist. Bist du negativ und dein Baby positiv, muss die Schwangerschaft besonders betreut werden, damit das Baby keine Anämie bekommt. Dein Arzt wird dir das, wenn du es wirklich wissen willst, genau erklären.
2. Ob du an Eisenmangel leidest.
3. Ob Geschlechtskrankheiten bestehen.
4. Ob du Röteln gehabt hast.
5. Ob du an Hepatitis B, einem Lebervirus, leidest.
6. Ob eine HIV-Infektion besteht (der Test ist freiwillig).

sen ist und eine rosige Farbe hat. Denn die zeigt an, dass er gut durchblutet wird. Eine vaginale Untersuchung wird vermutlich bei jeder weiteren Vorsorgeuntersuchung stattfinden, damit der Arzt feststellen kann, ob der Muttermund weiterhin geschlossen bleibt und wie die Schwangerschaft voranschreitet.

Urintests

Mit einem Becher und der Aufforderung, diesen auf der Toilette zu füllen, wirst du jetzt wohl bei jedem Arztbesuch begrüßt. Mach dir nichts draus. Allmählich wirst du jede Hemmung verlieren, mit dem Urinbecher in der Praxis herumzulaufen. (Denk daran, dass wir dir vorher schon gesagt haben, dass man nicht mehr so gut zielen kann, wenn die Schamlippen anschwellen. Vielleicht willst du den Urinstrahl erst ein oder zwei Sekunden beobachten, dann anhalten und den Becher unterhalten.) Eine Sprechstundenhilfe wird dann einen Papierstreifen in den Urin tauchen, und du gehst ins Untersuchungszimmer, ohne dir weitere Gedanken zu machen. Wahrscheinlich ist alles in Ordnung, wenn nicht, würdest du es sofort erfahren.

Bei dem Test wird der Eiweiß- und Zuckergehalt im Urin kontrolliert. Ein wenig Zucker im Urin ist völlig normal, zu viel kann aber auf Diabetes hinweisen. (Später kann ein genauerer Test feststellen, ob das Risiko einer Schwangerschaftsvergiftung besteht.) Eiweiß im Urin kann eine Harnwegsinfektion anzeigen (die vermutlich keine Überraschung ist, weil du schon Beschwerden verspürt hast) oder Nierenprobleme. In der Spätschwangerschaft kann sie ein Zeichen von Bluthochdruck sein, der zu einer Präeklampsie führen kann. (Sprich auch darüber mit deinem Arzt. Ich erinnere mich nur daran, dass meine Freundin Jamie daran litt. Bei ihr waren Hände, Füße und Gesicht so angeschwollen, als hätte sie zu viel Salz gegessen und sich lauter Wasser angesammelt. Nach einem kurzen Klinikaufenthalt wurde sie durch Kaiserschnitt entbunden; dem Baby ging es prima und der Mutter nach zwei Tagen Ruhe auch.) Denk daran, meine Liebe, alle diese Unannehmlichkeiten können behandelt werden, und dir und deinem Baby wird es höchstwahrscheinlich prima gehen.

Blutdruckmessung

Die Blutdruckmessung ist ein nettes kleines Ritual, das bei jedem Arztbesuch wiederholt wird. Du solltest dabei vor allem aufhören zu sprechen, damit die Sprechstundenhilfe in aller Ruhe zählen kann. Ansonsten kannst du dich ganz entspannt hinsetzen, weil es nicht weh tut und deine Haut nicht beeinträchtigt wird. Die Messung wird durchgeführt, weil bei schwangeren Frauen ein erhöhtes Risiko zu Bluthochdruck besteht (wen wundert das, unter diesen Umständen?), und wie wir alle wissen, kann Bluthochdruck zu einer Präeklampsie führen.

Ultraschalluntersuchung/Sonographie

Die Sonographie wird umgangssprachlich als Ultraschall bezeichnet. Sonogramm nennt man das Bild, das mithilfe der Sonographie erstellt wurde. Alles klar? Wenn du meine Freundinnen und mich fragst, dann ist diese wunderbare Untersuchung eine Art Fenster zum Paradies. Da zeigten sie mir schon ganz früh in meiner Schwangerschaft etwas und sagten, das sei mein Baby. Zwar sah es aus wie eine dicke Bohne mit Herzschlag – doch nun wusste ich, dass ich tatsächlich Mutter werden würde. Bis dahin hatte ich öfter gedacht, alles sei ein Traum oder irgendwie eine Verwechslung. Ich weinte hemmungslos vor Glück.

Bei einer vaginalen Ultraschalluntersuchung wird eine dildoähnliche Sonde in deine Scheide eingeführt. Dazu wird ein Gleitmittel aufgetragen. Die Untersuchung kann aber auch von außen auf der

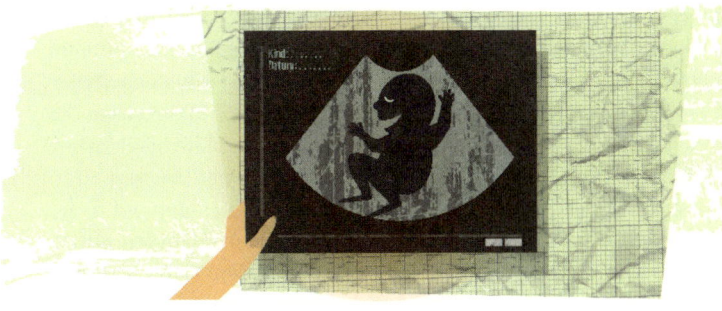

Bauchdecke vorgenommen werden. Dann wird die Sonde über den Bauch geführt (auch dabei wird Gleitmittel aufgetragen, im Untersuchungszimmer ist es außerdem bestimmt auch warm). Der Schallkopf sendet Ultraschallwellen aus, und diese werden vom Gewebe reflektiert. Aus den reflektierten Schallwellen kann ein Bild dargestellt werden, das wir deutlich erkennen können. Damit der Arzt einen Blick aus verschiedenen Winkeln bekommt, bewegt er den Schallkopf ein wenig hin und her. Auf dem Bauch ist das kein Problem, in dir drin ist es aber ein bisschen unangenehm. Doch keine Sorge, du schaust bestimmt gebannt auf das Bild auf dem Monitor. Außerdem ist das eine gute Gelegenheit, die Lamaze-Atemtechnik zu üben, von der jeder so schwärmt.

Damit in der frühen Schwangerschaft auf dem Ultraschall auch etwas zu erkennen ist, musst du viel Wasser trinken – und ich meine viel. Nur so erhält der Schallkopf ein gutes Echo, vor allem bei einer Untersuchung durch die Bauchdecke. Bei einer vaginalen ist das mit dem Wasser nicht so wichtig; am besten fragst du vorher, welche Form der Untersuchung durchgeführt wird. Der Arzt oder die Arzthelferin wird dir sagen, ob du mit einer vollen Blase kommen sollst.

Die Ultraschalltechnik ist heute so genau, dass die meisten erfahrenen Ärzte nicht nur die Herzkammern zählen und die Wirbelsäule in

143

Augenschein nehmen können, sondern auch eine Nacken- und Oberschenkelmessung vornehmen, um eine mögliche genetische Abweichung festzustellen. Und vielleicht zeigt euch dein Baby auch schon seine intimsten Stellen. Aber zieh keine falschen Schlüsse, wenn du meinst, einen Penis zu sehen; auch bei so winzigen Mädchen könnte das untrainierte Auge meinen, sie hätten einen Penis. Wenn du das Geschlecht deines Kindes nicht wissen willst, sag es deinem Arzt, damit er es dir nicht verrät. Sag es ihm vor jeder Untersuchung aufs Neue; der Arzt meiner Freundin Garbo sprach ab dem siebten Monat nur noch von »ihm«. Da war es klar, dass sie einen Jungen bekam. Es sind diese Bagatellen, die wir Mütter mitkriegen und verstehen.

Diese Untersuchung bietet auch die sicherste Methode, festzustellen, ob Zwillinge oder noch mehr Kinder im Bauch sind. Es gab schon Fälle, bei denen nach einer künstlichen Befruchtung zwei Eizellen in die Gebärmutter eingepflanzt wurden und sich dann beide nochmals teilten. Die Frau bekam so zweimal eineiige Zwillinge! So etwas kann durch Ultraschall erkannt werden, weil die Plazenta und die Fruchtsäcke ziemlich genau untersucht werden können. Selbst wer meint: »Wir wollen uns überraschen lassen«, braucht in der Regel einen Monat oder auch mehr, um sich an den Gedanken zu gewöhnen, nach einer Schwangerschaft gleich eine ganze Familie zu bekommen. Zudem gilt die Regel: Ärzte hassen Überraschungen, sie wollen es von Anfang an genau wissen.

Hingerissen ist eine werdende Mutter in der Regel, wenn sie sehen kann, wie sich ihr Baby bewegt, oder noch entzückender, wie es am Daumen lutscht wie ein echtes Baby. Diese Aufnahmen und manchmal auch Videos wirst du wochenlang deinen Freunden und Angehörigen zeigen. Wahrscheinlich hast du noch Monate nach der Geburt ein kleines Polaroidfoto an der Kühlschranktür kleben.

Glukose-Toleranz-Test

Auch wenn du normalerweise nicht unter Diabetes leidest, kannst du in der Schwangerschaft kurzzeitig zuckerkrank werden. Dies wird Schwangerschaftsdiabetes genannt, kommt häufig vor und verschwindet meistens nach der Geburt des Babys wieder. Wenn du beim Essen vorsichtig bist und dich so verhältst, wie dein Arzt es dir geraten hat, wird es dir und dem Baby gut gehen. Der Test, mit dem festgestellt wird, ob du unter Schwangerschaftsdiabetes leidest, wird Glukose-Toleranz-Test genannt. Das ist ein Zuckerbelastungstest. Von außen wird eine bestimmte Menge Zucker zugeführt und dann überprüft, wie gut der Körper sie verarbeiten kann. Drei Tage vor dem Test sollst du dich ganz normal ernähren, zwölf Stunden vor dem Test darfst du dann aber nichts essen, musst also nüchtern bleiben und darfst nur ungesüßten Tee und Wasser trinken. Zu Beginn der Untersuchung wird in der Praxis dein Blutzuckerspiegel gemessen, dann bekommst du eine Testlösung zu trinken. Sie enthält 75 Gramm Glukose, aufgelöst in 300 Milliliter Wasser. Zwei Stunden später wird der Blutzuckerspiegel erneut gemessen. In der Zwischenzeit kannst du in die Stadt gehen, du sollst dich auf jeden Fall normal bewegen, aber keine anstrengende körperliche Tätigkeit ausführen und dich aber auch nicht ins Bett legen. Danach werden die Werte wieder bestimmt.

Alpha-Feto-Proteintest

Mit dem Alpha-Feto-Proteintest, der AFP-Bestimmung, wird festgestellt, ob bei dir ein erhöhtes Risiko besteht, dass dein Baby mit einer Behinderung geboren wird, wie Down-Syndrom oder Spina bifida. Für den Test ist wieder einmal eine Blutabnahme erforderlich, und zwar in der 16. bis 18. Schwangerschaftswoche. In deinem Blut findet sich das vom Baby gebildete Alpha-Feto-Protein. Bei einem erhöhten Wert ergibt sich ein Verdacht auf einen offenen Rücken, bei einem niedrigen Wert auf eine Chromosomenstörung. Ein Verdacht wird durch weitergehende Untersuchungsmethoden abgeklärt, meist wird dann zu einer Amniozentese geraten, selbst wenn die Schwangere noch keine fünfunddreißig Jahre alt ist und kein erhöhtes Risiko für genetische Krankheiten besteht. Doch keine Sorge! Diese Ergebnisse sind nur Hinweise, dass ein Problem bestehen könnte – sie sind keineswegs das letzte Wort. Bei meiner Freundin Mindy ergab der Bluttest einen niedrigen AFP-Wert – wir gerieten schon alle in Panik. Doch bei einer Amniozentese wurde der Verdacht widerlegt, und Mindy bekam fristgerecht ein gesundes Mädchen. Behalte das gut im Kopf, denn wir alle sind sehr empfänglich für irrationale Ängste hinsichtlich unserer Babys – noch bevor wir sie überhaupt im Arm gehalten haben –, und fast immer geht doch alles gut aus.

Fruchtwasseruntersuchung

Mithilfe der Fruchtwasseruntersuchung oder, wie dein Arzt sagen wird, Amniozentese wird untersucht, ob das Baby an genetisch bedingten Erkrankungen leidet. Sie wird normalerweise gegen Ende des vierten Monats durchgeführt, und es dauert mindestens zwei Wochen, bis du die Ergebnisse erhältst. Im Allgemeinen wird sie gemacht, wenn der Verdacht besteht, dass das Kind am Down-Syndrom erkrankt sein könnte, aber darüber hinaus können mit dieser

Untersuchung auch noch verschiedene andere Krankheiten festgestellt werden. Nach einer Fruchtwasseruntersuchung wirst du mit fast absoluter Sicherheit wissen, ob du einen Jungen oder ein Mädchen bekommst – vielleicht der netteste Nebeneffekt an der Sache.

Eine Amniozentese ist nicht nur eine teure Untersuchung, sie birgt auch das Risiko einer Gefährdung der Schwangerschaft – mit anderen Worten einer Fehlgeburt. Daher wird sie nicht aus Neugier durchgeführt, sondern wirklich nur bei Frauen, bei denen ein höheres Risiko und damit der begründete Verdacht besteht, dass das Baby an einer genetisch bedingten Krankheit leiden könnte. Ein höheres Risiko tragen Frauen, die bei der Geburt fünfunddreißig Jahre oder älter sind, beziehungsweise Frauen, in deren Familie bereits Erbkrankheiten aufgetreten sind. Wenn du mit einer Amniozentese nur das Geschlecht des Babys bestimmen lassen willst, bist du neugieriger, als es für dich und das Baby gut ist.

Bei dieser Untersuchung, die in der 14. bis 16. Woche durchgeführt werden kann, durchsticht der Arzt mit einer Nadel die Bauchwand und die Gebärmutterwand und saugt etwas Fruchtwasser ab, das in ein Labor eingesendet wird, wo zehn bis vierzehn Tage lang Kulturen angelegt werden. Du kannst dir wahrscheinlich vorstellen, wie lang die Nadel sein muss, damit sie ihr Ziel erreicht, und du liegst mit deiner Vorstellung völlig richtig. Wenn du jetzt in Ohnmacht gefallen bist, kannst du dich wieder beruhigen. Sobald du wieder zu dir kommst, geben wir dir Rat und Ermutigung, wie du auch das überstehst. Wir versprechen dir, dass die Fruchtwasseruntersuchung nicht so schlimm ist, wie es sich anhören mag.

Fast jede Schwangere ist erst einmal entsetzt, wenn man ihr rät, eine Amniozentese machen zu lassen. Ich weiß, wovon ich spreche, denn als ich bei meiner ersten Schwangerschaft auf dem Untersuchungstisch lag und mein Bauch bereits desinfiziert und fertig drapiert war, habe ich gekniffen. Ich stand heulend wieder auf, zog mich an und ging unverrichteter Dinge nach Hause. Ob ich dir damit empfehlen will, dass auch du dich von deiner Angst leiten lässt und verhinderst, die Informationen zu bekommen, die dein Arzt für nötig hält? Ganz bestimmt nicht.

Tipp
Ich kann nicht genügend betonen: Lass dich nie wegen Ängsten davon abhalten, die Informationen zu bekommen, die du zur Erhaltung deiner Gesundheit und der deines Babys brauchst. Wir schaffen das gemeinsam!

Es gibt drei Gründe für diese große Angst vor einer Amniozentese. Erstens glauben wir, dass es wahnsinnig schmerzhaft sein wird. Zweitens müssen die Ärzte uns darauf hinweisen, dass bei einer Amniozentese die geringe Wahrscheinlichkeit besteht, die Fehlgeburt eines gesunden Fetus auszulösen. Und am schlimmsten ist drittens, dass wir uns, sollte bei der Untersuchung herauskommen, dass das Baby eine genetisch bedingte Krankheit hat, entscheiden müssen, ob die Schwangerschaft beendet werden soll.

Dies ist eine der schwierigsten Entscheidungen, vor die ein Paar gestellt werden kann, und die Aussicht, unter Umständen eine solche Entscheidung treffen zu müssen, ist zermürbend. Wenn du jedoch von vornherein absolut gegen Abtreibung bist, dann hat es auch wenig Sinn, eine Amniozentese zu machen – es sei denn, du glaubst, dass vorgewarnt auch vorbereitet heißt. Nachdem ich dich genügend erschreckt habe, will ich dich schnell wieder damit beruhigen, dass das Baby mit höchster Wahrscheinlichkeit völlig gesund sein wird, besonders wenn du noch unter vierzig bist. Selbst für über Vierzigjährige stehen die Chancen überwältigend gut. Mein Vater jedenfalls sagte, als ich mir während meiner vierten Schwangerschaft mit neununddreißig Jahren Sorgen machte: »Wäre es ein Pferderennen, ich würde jeden Tag der Woche auf dich setzen.« Die Amniozentese wird dich also aller Wahrscheinlichkeit nach von einigen deiner

Phantomsorgen, die du dir um das Baby machst, befreien. Ich würde dir ja gerne sagen, dass du bei einem positiven Untersuchungsergebnis die restliche Zeit der Schwangerschaft völlig sorglos verbringen wirst, aber leider ist es nicht so. Wenn du das Down-Syndrom und andere nachweisbare genetische Schäden aus deiner Sorgenliste streichen konntest, wirst du sie sicher durch andere Sorgen ersetzen, zum Beispiel, dass das Kind eine Hasenscharte oder Geburtsmale haben könnte – gewöhn dich also am besten an die Sorgen. Nur zur Erinnerung, eine Schwangerschaft ist der Beginn vieler Ängste und Sorgen, die dich bis zum Ende deines Lebens begleiten werden.

Ob es weh tut? Die Antwort ist: Ja, ein bisschen. (An dieser Stelle sei erwähnt, dass ich, nachdem ich einige Geburten hinter mir habe, mir ein Grinsen nicht verkneifen kann, wenn ich von Schmerz spreche. Das ist also für euch »Jungfrauen«. Nach einer Geburt wird das Wort Schmerz eine ganz andere Bedeutung haben.) Eine geeignete Einstichstelle wird durch Ultraschallkontrolle bestimmt, und dann wird eine dünne Nadel eingeführt. Eine örtliche Betäubung ist in der Regel nicht nötig. Und nachdem die Haut erst einmal durchstochen ist, solltest du nichts mehr spüren, weil du in deinem Inneren keine Nerven hast.

Nach der Amniozentese wirst du dich wahrscheinlich genauso fühlen wie vorher, außer dass du erleichtert und von den emotionalen Torturen ziemlich mitgenommen bist. Wir Freundinnen empfehlen dir ebenso wie dein Arzt, sofort nach Hause zu gehen und dich ins Bett zu legen. Wahrscheinlich ist es auch für die Gesundheit des Babys gut, aber in erster Linie ist es gut für dich. Jede Frau, die so etwas durchmachen musste, verdient einen Tag im Bett oder vor dem Fernseher. Gönn es dir, es gibt nur wenige Tage während der Schwangerschaft, wo alle übereinstimmend der Meinung sind, dass du es dir gut gehen lassen sollst.

Chorionzottenbiopsie

Diese Untersuchung habe ich statt einer Amniozentese bei meinen jüngeren Kindern machen lassen. Bei meiner ersten Schwangerschaft (da war ich 34) bin ich – erinnerst du dich – vor der Amniozentese weggelaufen, aber der Arzt meinte, dass wegen meines Alters ein Risiko von 1 zu 200 für ein genetisches Problem bestehen würde.

Mit einer Chorionzottenbiopsie (CVS) können dieselben genetischen Schädigungen ermittelt werden wie bei einer Amniozentese (mit Ausnahme von Spina bifida) und auch das Geschlecht des Babys festgestellt werden. Einer der Gründe, warum ich mich für diese Untersuchung entschieden habe, ist, dass sie schon in der elften oder zwölften Schwangerschaftswoche durchgeführt wird und die Ergebnisse vierundzwanzig Stunden später vorliegen. Der größte Nachteil der Amniozentese ist nämlich, dass du bereits im fünften Monat schwanger bist, wenn du die Ergebnisse zurückbekommst. Zu diesem Zeitpunkt hast du die Schwangerschaft schon halb überstanden und kannst fühlen, wie das Baby dich tritt. Die Entscheidung, die Schwangerschaft zu beenden, ist dann besonders schrecklich. Bei einer CVS erhältst du das Ergebnis mehrere Wochen, bevor man überhaupt sehen kann, dass du schwanger bist. Welche Entscheidung du auch immer triffst, du kannst sie dann treffen, ohne auf Zustimmung oder Ablehnung von Familie und Freunden hören zu müssen.

Eine Chorionzottenbiopsie ist immer mit einem Ultraschall verbunden. Da die Untersuchung zu einem frühen Zeitpunkt deiner Schwangerschaft durchgeführt wird, musst du vorher viel Wasser trinken. Es wird dann geprüft, ob die Blase zu voll und bei der Erstellung des Bildes im Wege ist (natürlich fühlst du dich wieder wie ein Wasserballon). Ist sie zu voll, musst du etwas Urin ausscheiden. Nachdem das Alter des Fetus ermittelt und festgestellt wurde, ob das Baby gesund und munter ist, wird mit der Chorionzottenbiopsie begonnen. Du musst deine Beine wie bei einem Abstrich auf die

Stützen legen, und der Arzt reinigt mit einem riesigen Wattestäbchen, das er vorher in ein Desinfektionsmittel getaucht hat, deinen Vaginalkanal und den Muttermund. Das ist meistens der unangenehmste Teil, da es sich anfühlt, als würde dein Inneres mit einem Frottiertuch gereinigt. Wenn alles peinlichst sauber ist, werden über Ultraschall mit einem externen »Mikrofon« das Baby und seine Chorionzotten ausfindig gemacht. Die Chorionzotten sind kleine Auswüchse aus dem die Plazenta umhüllenden Chorion. Der Arzt wird dann ein ganz dünnes Plastikröhrchen durch die winzige Öffnung des Muttermunds in die Gebärmutter einführen, wobei das Ultraschallbild ihm den Weg zeigt. Wenn auf dem Monitor zu sehen ist, dass der Arzt bei dem Chorion angelangt ist, wird eine Nadel durch das Plastikröhrchen geschoben und mit dieser ein winziger Teil des Chorion abgenommen. Bei mir war das alles völlig schmerzlos und nicht einmal besonders nervenaufreibend, weil es so spannend ist, das Baby auf dem Ultraschallbild zu sehen, dass du alles andere um dich herum vergisst.

Die Chorionzotten (sie sind Bestandteile der Anlage des Mutterkuchens) können auch mit einer Nadel durch die Bauchdecke entnommen werden. Wenn du zu Beginn der Schwangerschaft Blutungen hattest, wartet der Arzt vielleicht lieber ab, bis eine Amniozentese vorgenommen werden kann, weil bei einer Chorionzottenbiopsie ein höheres Blutungsrisiko besteht. Nach einer Chorionzottenbiopsie hast du einige Stunden lang ein Druckgefühl im Bauch. Am besten bleibst du noch etwas in der Klinik. In den Tagen danach solltest du beim Frauenarzt eine Kontrolluntersuchung vornehmen lassen und dich insgesamt zwei bis drei Tage körperlich schonen. Zur Beruhigung: 96 Prozent der Frauen, die eine Amniozentese oder eine Chorionzottenbiospie machen lassen, bekommen ein gesundes Baby.

Kardiotokographie

Bei diesem Test, auch CTG-Wehenschreibung genannt, werden die Herztöne des Babys elektronisch überwacht, während es in deinem riesigen Bauch sorglos vor sich hin schwimmt. Wenn diese Untersuchung gemacht wird, wird dein Bauch nämlich schon ziemlich riesig sein, denn die Herztöne werden nur bei einem reifen oder schon überfälligen Baby überprüft, um zu sehen, ob es sich in deinem Bauch noch wohl fühlt.

Die Untersuchung wird meist von einer Hebamme oder der Sprechstundenhilfe durchgeführt, weil der Arzt sich nur selten neben dich setzen und zusehen wird, wie die Herztöne des Babys bis zu einer Stunde lang auf endlosen Papierrollen aufgezeichnet werden – auch wenn du selbst davon total gefesselt bist. Die Hebamme oder Sprechstundenhilfe bindet einen Gurt um deinen Bauch und legt den im Gurt angebrachten Schallkopf so nah wie möglich am Herzschlag des Kindes an. Dann verlässt sie den Raum und lässt dich völlig alleine. (Eine gute Vorbereitung auf das, was viele Frauen während der Wehen erleben.) Mit dieser Untersuchung will man sehen, ob der Herzschlag richtig auf die Bewegungen des Babys und auf mögliche Kontraktionen der Gebärmutter reagiert. Wenn du dich deinem Geburtstermin näherst oder ihn schon überschritten hast, wollen die Ärzte prüfen, ob das Baby seine Ankunft zu lange hinauszögert und eventuell ermutigt werden muss, herauszukommen.

Mir ging es häufig so, dass das Baby während der Untersuchung einschlief und ich einen Fruchtsaft zu trinken bekam, um es durch den Zuckerstoß zu aktivieren, oder man mir in den Bauch drückte, um den kleinen Schatz auf diese Weise aufzuwecken. Ich will mich aber nicht beschweren, denn ein faules Kind ist ein sanftes Kind, und wenn man vier Kinder hat, schätzt man das sehr.

Das Wiegen

Okay, du glaubst also, dass das Wiegen keine besondere medizinische Untersuchung ist. Trotzdem findet es bei jedem Besuch in der Arztpraxis statt und gilt als Hilfsmittel, um deine und die Gesundheit des Babys zu überwachen. Deshalb bleibt dieser Abschnitt genau hier in diesem Kapitel des Buches. Wenn während deiner Schwangerschaft keine wirkliche Krise auftritt, kann das monatliche Wiegen für dich zur schlimmsten Untersuchung werden. Ich jedenfalls habe diesen Teil meiner ansonsten ganz reizenden Arztbesuche immer gehasst, weil ich meiner Meinung nach jedes Mal zu viel wog. Wenn ich zwischen zwei Besuchen nur ein Pfund zugenommen hatte, war ich stolz und überglücklich. Hatte ich jedoch sechs Pfund zugenommen, fühlte ich mich, als hätte ich keine Selbstdisziplin und als könnte ich mit meinen Gelüsten einfach nicht richtig umgehen. Nach den ersten zwei oder drei Schwangerschaften habe ich dann etwas bemerkt, was mir auch meine Freundinnen bestätigten: Bei jeder Schwangerschaft nimmt man in etwa gleich viel zu, und zwar fast unabhängig davon, wie aktiv man ist und welche Essgewohnheiten man hat. Sicher, bei der ersten Schwangerschaft freuen sich viele von uns so darüber, endlich mal nach Herzenslust essen zu können, dass sie es damit übertreiben; doch die Gewichtszunahme bei einer zweiten und dritten Schwangerschaft scheint in unserer DNS kodiert zu sein. Mit anderen Worten: Ob es deinem Körpertypus entspricht, schon dick zu werden, wenn du nur dreimal am Tag ein Stück Käse isst, oder du dich ausschließlich von Eiweiß-Shakes und Nudeln ernährst und doch nur fünf Kilo zunimmst, es wird wahrscheinlich in jeder weiteren Schwangerschaft so bleiben.

Wenn du dich grundsätzlich nicht nur von Sahnetorte ernährst, weniger als einen Laib Brot am Tag isst und dich bemühst, deinen Nährstoffbedarf und den deines Babys zu stillen, leistest du hervorragende Arbeit. Ich sage das immer wieder, aber es ist wichtig, es nochmals festzustellen: Es gibt keinen Preis für die perfekte

Schwangerschaft und Geburt, also hör auf, dich wie im Wettkampf zu fühlen. Und wenn es ein Problem gibt, kannst du sicher sein, dass es dir dein Arzt mitteilen wird. Ganz unter uns, liebe Freundin, ich habe bei jedem Baby 35 Pfund zugenommen. Und weil ich bei den Angaben zum Gewicht vor der Schwangerschaft gemogelt habe, sah das alles nicht so dramatisch aus: »In neun Monaten drauf, in neun Monaten runter«, sage ich immer.

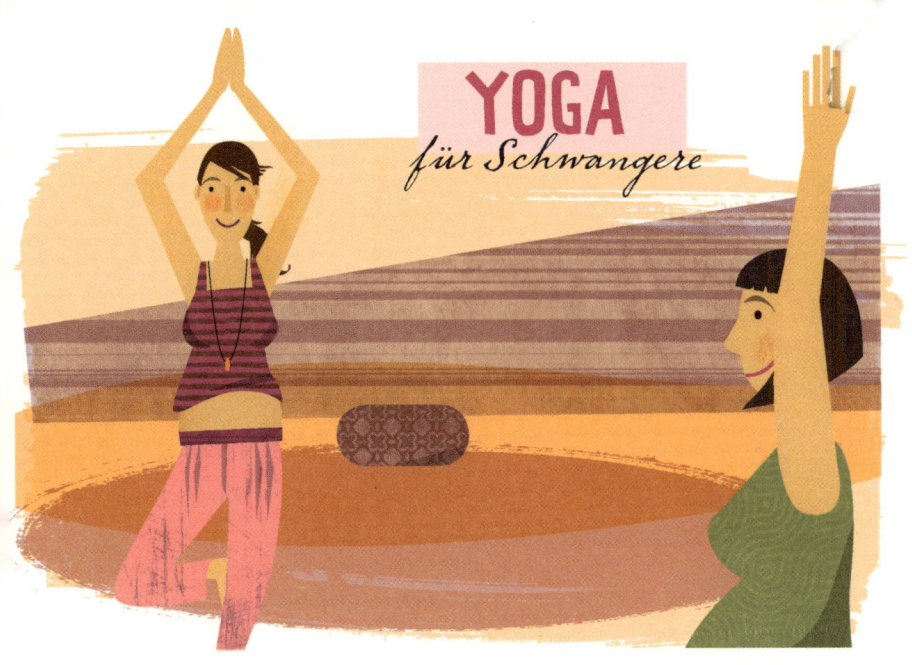

YOGA
für Schwangere

Fitness und
Schwangerschaft

Sport in der Schwanger-schaft: Ja oder nein?

Für mich war die Schwangerschaft immer eine gute Ausrede, kein Fitnessprogramm mehr durchziehen zu müssen. Aus diesem Grund wird dieses Kapitel noch subjektiver sein als alle anderen. Es werden Übungen vorgestellt, von denen du nicht einmal zu träumen wagen würdest, denn ich werde mich über die derzeit moderne Ansicht hinwegsetzen, dass eine Frau schwanger sein und trotzdem einen Marathon laufen kann. Versteh mich nicht falsch: Ich bin nicht gegen Sport und Fitness, ganz im Gegenteil. Wenn ich nicht schwanger bin, gehe ich joggen, hebe Gewichte und mache auch sonst alles mit, was in meiner Nachbarschaft gerade in ist, von Box-Aerobics bis hin zum Spinning. Aber ich glaube strikt an die Maxime: Wenn man etwas gut machen möchte, braucht man dafür so viel Zeit und Aufmerksamkeit wie möglich. Mit anderen Worten, wenn ein gesundes Baby in dir heranwachsen soll, ohne dass du dabei selbst Schaden nimmst, brauchst du dazu alle dir zur Verfügung stehende Aufmerksamkeit. Wenn du nebenher noch arbeitest, weitere Kinder großziehst und all die anderen Dinge des alltäglichen Lebens erledigst, wird das schon Ablenkung genug sein (besonders wenn du zusätzliche fünfzehn Kilo mit dir herumschleppen musst). Solltest du doch etwas freie Zeit haben, wie meine Freundin Shannon, die als Schauspielerin nicht mehr arbeiten konnte, als man ihr die Schwangerschaft ansah, dann verbring sie damit, deine Socken zu stricken, Fotos ins Album einzukleben oder deinen iPod zu entrümpeln. Ich garantiere dir, dass du nach der Geburt des Babys für solche Dinge absolut keine Zeit mehr haben wirst.

Fitnessstudio ade

Wir Freundinnen sind der Meinung, dass es sich nicht lohnt, während der Schwangerschaft weiter ins Fitnessstudio zu gehen. Ich fühle geradezu, wie diese Thesen Kontroversen hervorrufen werden. Ärzte, Fitness-Gurus und Frauen, die sich während der Schwangerschaft erfolgreich fit gehalten haben, werden mit zum Kampf erhobenen Wasserflaschen auf mich losgehen. Ich bin jedoch so überzeugt von dem, was ich gesagt habe, dass ich mich ihnen stellen werde. Es ist mir klar, dass ziemlich viele von euch mir jetzt am liebsten jedes weitere Wort verbieten würden, besonders die, die erst seit kurzem schwanger sind. Das ist in Ordnung, aber lies das Kapitel trotzdem, wenn auch nur aus dem Grund, dass du nachher alles nach Herzenslust kritisieren und kein gutes Haar mehr an mir lassen kannst. Aber unter Umständen siehst du die Dinge am Ende doch so wie ich.

Punkt 1 – Du wirst zu müde sein.
Wenn die zermürbende Müdigkeit zu Beginn der Schwangerschaft dich bereits erwischt hat, erübrigt sich zu diesem Punkt jeder weitere Kommentar. Du bist wahrscheinlich schon auf der Bettkante gesessen, um deine Schuhe zuzubinden, und zwei Stunden später wieder aufgewacht. Du hast dich schon damit abgefunden, deine Lieblingsserie bis zum Ende des Jahres zu verpassen, und dich damit getröstet, dass sie im Sommer wiederholt wird. Du hast dich bereits zum Gespött gemacht, weil du während einer Besprechung eingeschlafen und so plötzlich und unsanft wieder aufgewacht bist, dass du beinahe vom Stuhl gefallen wärst.

So wie wir alle während unserer ersten Schwangerschaften, sagst du dir jetzt, dass du wieder zu den Aerobic-Stunden gehen wirst, sobald die ersten drei Monate vorbei sind. Wie wir alle wirst du ein schlechtes Gewissen haben, weil du so ein Schwächling bist und es nicht schaffst, schwanger zu sein und trotzdem dein Fitnessprogramm durchzuziehen. Du bist dir sicher, dass andere Frauen – die, die ihre Schwangerschaft besser bewältigen – bereits bei Anbruch der Morgendämmerung aufstehen, statt sich der Übelkeit hinzugeben, fünf Kilometer joggen und danach Vollkornbrot zum Frühstück essen.

WISSEN

Fitnessstudio

Warum es sich nicht lohnt, während der Schwangerschaft die Mitgliedsgebühr für ein Fitnessstudio weiterzubezahlen:

1. Du wirst zu müde sein.
2. Du wirst keine gute Figur machen.
3. Du wirst sowieso dicker.
4. Fitnessübungen sind keine Vorbereitung auf die Wehen und die Geburt.
5. Du könntest die Schwangerschaft gefährden.
6. Und wenn etwas schiefgeht, wirst du dich ein Leben lang fragen, ob vielleicht doch deine Fitnessübungen daran schuld waren.
7. Dein Gewicht wird so oder so Achterbahn fahren. Du wirst neun Monate lang zunehmen und dann neun Monate lang abnehmen – ganz egal, was du machst. (Das Abnehmen kann auch ein paar Monate länger dauern.)
8. Wenn wir uns während der Schwangerschaft zu Fitnessübungen zwingen, spiegelt das nur unsere Unfähigkeit wider, uns hinzugeben und der Natur ihren Lauf zu lassen.

Wenn das so ist, dann lass dir gesagt sein: Sogar die ganz sportlichen Mädchen, die mit schlanken, muskulösen Beinen und riesigem Lungenvolumen geboren wurden, werden während der Schwangerschaft dick und wabbelig. Wenn nicht, gehören sie entweder einer mikroskopisch kleinen Minderheit an oder gönnen sich und dem Baby nicht die nötige Nahrung und Ruhe. Außerdem: Wer will schon mit einer Mami kuscheln, die scharfkantig und knochig ist?

Hier ist ein völlig neues Konzept für die heutige Zeit: Wenn dein Körper müde ist, höre auf ihn und ruhe dich aus. Ich verurteile niemanden, der im nichtschwangeren Zustand süchtig nach Sport ist, aber wenn ich diesen Zustand bei einer schwangeren Frau beobachte, läuten bei mir alle Alarmglocken. Denk darüber nach: Man erwartet von dir, dass du aus einem kleinen Ei, das schon immer in deinem Körper war, und etwas Sperma, das dein Mann spontan beigesteuert hat, ein vollständiges menschliches Wesen erschaffst – einen Menschen mit Armen, Beinen, Herz, Lunge, Augenlidern und den großen Ohren von Onkel Harry. Wenn du denkst, dass man dabei nicht müde sein darf, bist du ziemlich verbohrt und ein Typ, mit dem ich normalerweise nicht viel Zeit verplempere. Wir Freundinnen wollen dir empfehlen, dass du während der Schwangerschaft so viel schläfst wie möglich. In diesen Genuss wirst du mehrere Jahre lang nicht mehr kommen.

Punkt 2 – Du wirst keine gute Figur machen.
Irgendwann nach ungefähr drei Monaten hast du wieder neue Energie, und zwar nicht nur genauso viel wie früher, sondern sogar noch mehr. Für mich ist das das Super-Frauen-Trimester. Dir ist wahrscheinlich nicht mehr übel. Dein Interesse an Sex ist wieder erwacht (wenigstens ein wenig, den Berichten der Freundinnen zufolge). Und du denkst daran, dein Fitnessprogramm wieder aufzunehmen.

Du kramst in den Schubladen nach deinen staubigen alten Gymnastikhosen und -anzügen und schlüpfst probeweise hinein. Beim Verlassen des Schlafzimmers kommst du zufällig am Spiegel vorbei und musst zweimal hingucken. »Wer ist denn dieses völlig aus dem Leim gegangene Etwas?« Dann merkst du, dass das du bist, und rennst panisch zum Bett, um dich schnell hinzulegen, bevor du in Ohnmacht fällst.

Und hier ist die ungeschminkte Wahrheit: Jeder weiß, dass hautenge Gymnastikkleidung in der Hauptsache deinen Körper zeigen soll. Die Hersteller mögen behaupten, dass dehnbares Lycra wegen seiner aerodynamischen Eigenschaften der ideale Stoff für sportliche Betätigungen ist, und vielleicht haben sie ja recht. Aber da die meisten von uns seit der Schulzeit keine Sprints mehr gelaufen sind, ist die Aerodynamik nicht ganz so entscheidend. Wir tragen dieses hautenge, dehnbare Zeug, weil wir glauben, dass wir damit gut aussehen. Ganz anders wirken die schnittigen kleinen Outfits allerdings, wenn sie mit schwangeren Brüsten, schwangeren Bäuchen, schwangeren Oberschenkeln und schwangeren Knien ausgefüllt sind – von den schwangeren Armen ganz zu schweigen. Wenn du mir nicht glaubst, dann leih dir ein Video mit einem Gymnastikprogramm für Schwangere aus. Ich will nicht gehässig sein, aber die Frauen in diesen Videos sehen aus wie Presswürste. Und dabei handelt es sich um Frauen, die sich freiwillig für Aufnahmen in kleinen gestreiften Anzügen zur Verfügung gestellt haben. Wir anderen dagegen, die, die sich am liebsten in völliger Dunkelheit anziehen würden, damit sie sich möglichst nicht sehen müssen, würden lieber eine Geburt ohne PDA überstehen, als im Lycra-Anzug von anderen gesehen zu werden. Es gibt natürlich auch hartgesottene Schwangere, die über der Gymnastikkleidung ein T-Shirt ihres Mannes tragen und damit einiges kaschieren. Ich dagegen verlege mich lieber aufs Schmollen und höre mit meinem Fitnessprogramm ganz auf.

Punkt 3 – Du wirst sowieso dicker.
Ich weiß nicht, wie es bei dir ist, aber ich bin bei meinem Fitnessprogramm ständig bemüht, die letzten fünf Pfund wieder loszuwerden, beziehungsweise die Abmessungen meines Pos möglichst klein zu

halten. Man kann mir viel von Endorphinen, wiedergewonnener Energie und kardiovaskulärer Fitness erzählen, ich bleibe dabei: Könnten wir alle von Süßigkeiten und Marlboro lights leben und trotzdem wie Kate Moss aussehen, müssten die Fitnessstudios dieses Landes über Nacht zumachen und würden durch noch mehr Cola und Aschenbecher ersetzt.

Schwanger zu sein bedeutet auch, zu akzeptieren, dass dein Körper eine babyproduzierende Maschine ist. Er muss sich ausdehnen, damit das Baby wachsen kann. Und er muss dem biologischen Imperativ gehorchen, der die Art vor dem Verhungern schützt, und mit dem Anlegen von Fettpolstern dafür sorgen, dass das Baby auch dann nicht verhungert, wenn der Vater fürs Abendessen einmal kein Wildschwein erlegen konnte. Das ist das Gegenteil dessen, was Fitness-Fanatiker erreichen möchten. Du machst es deinem Körper nur schwerer, wenn du deinem Verlangen nach fettreduzierenden Aktivitäten folgst. Warum nimmst du die harte Arbeit auf dich, wenn du zumindest ein Jahr lang sowieso nicht wie Kate aussehen wirst.

Ich habe festgestellt, dass in diesen Videos für Schwangere viel mit leichten Gewichten gearbeitet wird, um die Arme und den Oberkörper in Form zu halten. Da ich noch keine Schwangere mit richtig muskulösen Armen gesehen habe, nehme ich an, diese kleinen Pseudoübungen sollen den Muskeltonus aufrechterhalten, damit man nach der Geburt schneller in Form kommt. Ich bin kein Physiologe, aber ich könnte mir vorstellen, dass deine Arme nach der Geburt nicht muskulöser sein werden, weil du jetzt jeden Tag zwanzig Mal ein Gewicht von je einem halben Kilo (oder zwei Suppendosen) hochstemmst. Wenn der Muskeltonus einer Schwangeren schon durch das Stemmen von zwei Suppendosen aufrechterhalten wird, warum lässt der Kerl im Fitnessstudio mich dann im nichtschwangeren Zustand mit zwei acht Kilo schweren Hanteln kämpfen? Er wird sicher nicht pro Kilo bezahlt.

Punkt 4 – Fitnessübungen sind keine Vorbereitung.
Im Trend liegt folgende Logik: Durch Fitnessübungen werden Kraft
und Durchhaltevermögen trainiert. Beides ist für die Wehen und die
Geburt erforderlich. Also müssen Fitnessübungen für Wehen und
Geburt gut sein. Klingt doch vernünftig, oder? Wir müssen dir aber
leider sagen, dass es so nicht funktioniert. Wehen sind eine Abfolge
von (scheinbar endlosen) unwillkürlichen Muskelkontraktionen, deren Ziel die Öffnung des Muttermundes (des Eingangs in die Gebärmutter) auf einen Durchmesser von ungefähr zehn Zentimetern ist.
Durch diese Öffnung presst die Mutter das Baby heraus.

Du kannst von jetzt an bis nächsten Donnerstag Sit-ups machen
– deine Gebärmutter wird dadurch in keiner Weise gekräftigt. Sie
liegt nämlich geschützt hinter allen Muskeln, die durch Sit-ups beansprucht werden, bleibt außer bei ab und zu auftretenden Braxton-
Hicks-Kontraktionen die ganze Zeit über in ihrer angestammten Position und kümmert sich um ihre eigenen Angelegenheiten. Solltest
du eine Übung kennen, mit der der Muttermund trainiert werden
kann, dass er sich bei der Geburt schnell und auf Befehl öffnet, dann
lass es mich bitte wissen.

Du kannst auch noch so viele leichte Gewichte stemmen und drücken, du wirst deshalb beim Pressen nicht effizienter sein. Die einzige Übung, mit der du dich auf das Herauspressen eines Babys aus der
Gebärmutter vorbereiten kannst, sind viele harte Stuhlgänge, weil
das ungefähr den Vorgängen beim Pressen entspricht.

Viele meiner Freundinnen haben mir von ihren Wehen und der Geburt erzählt. Dabei habe ich mit großem Interesse festgestellt, dass
es überhaupt keinen Zusammenhang zwischen einer leichten Geburt und dem Fitnessprogramm der Schwangeren gibt. Eine meiner Freundinnen hat bis zu dem Tag, an dem sie von ihrer Schwangerschaft erfuhr, geraucht und bis zu dem Tag, an dem die Wehen
begannen, alles Mögliche gegessen. Ihre Wehen dauerten nur drei

oder vier Stunden, und innerhalb von Minuten hatte sie das Baby herausgepresst. Eine andere Freundin war während der Collegezeit ein Leichtathletikstar und ist seitdem immer sportlich geblieben. Nach vierzig Stunden Wehen hatte sich ihr Muttermund gerade einmal vier Zentimeter geöffnet. Für mein nichtmedizinisches Auge sieht es beinahe so aus, als sei es für das Baby einfacher, herauszukommen, wenn die Muskeln der Mutter schlaff und weniger trainiert sind. Die Sache hat etwas Tragisches, denn viele Freundinnen, die hart an sich arbeiten, um körperlich fit und aktiv zu bleiben, haben problematische Geburten, während andere sich über ihre brillante Leistung bei der Geburt wundern, die für ihre Fitness nie mehr getan haben, als regelmäßig stramm zum Kühlschrank zu gehen, und denen man deshalb Angst eingejagt hatte mit dem Argument, sie seien für Wehen und Geburt nicht richtig gewappnet. Hier zeigt sich wieder einmal die fundamentale Ungerechtigkeit des Lebens.

Punkt 5 – Du könntest die Schwangerschaft gefährden.
Jetzt spreche ich nur für mich. Vielleicht bin ich ja die einzige Frau auf diesem Planeten, die das erlebt hat. Wenn ja, musst du mich eben

TIPP

Ächz und Stöhn

Es kann für dich und die Schwangerschaft schädlich sein, wenn du konsequent Übungen machst, die dich auf eine Weise zum Drücken und Ächzen bringen, die man gemeinhin mit dem Pressen verbindet. Das Anhalten des Atems oder Ächzen beim Auftrainieren eines bestimmten Muskels wird Valsalva-Versuch genannt. Die meisten Ärzte sind sich darüber einig, dass das weder für dich noch für das Baby gut ist, denn es erhöht auf unnatürliche Weise den Blutdruck und verlangsamt für kurze Zeit die Sauerstoffzufuhr zum Fetus.

einen Moment lang ertragen und kannst dann alles vergessen, was ich gesagt habe. Ganz am Anfang von zwei meiner vier Schwangerschaften habe ich versucht, mein traditionelles Fitnessprogramm mit Laufen und Gewichtheben weiterzumachen. Und zweimal wurde die Sache dadurch beendet, dass an der Stelle, an der Plazenta und Gebärmutter verbunden sind, kleine Risse aufgetreten waren. Offenbar war durch das Gewichtheben der Druck auf die Gebärmutter zu groß geworden. Zweimal legte ich mich weinend und zutiefst erschrocken ins Bett und beruhigte mich erst wieder, als die Blutungen nach ein oder zwei Tagen aufhörten. Wie sehr ich meine Babys in Gefahr gebracht hatte, weiß nur der Himmel. Ich war zu schockiert, um diese Frage meinem Arzt zu stellen – oder genauer gesagt, ich hatte zu viel Angst vor seiner Antwort. Ich weiß jedoch, dass mein Arzt einige Ultraschalluntersuchungen gemacht hat, um den Heilungsprozess zu überwachen, und sehr erleichtert war, als sich an der entsprechenden Stelle kein Blut mehr ansammelte – er muss also auch etwas besorgt gewesen sein.

Man könnte einwenden, dass ich mein Fitnessprogramm zu energisch durchgeführt habe und es, statt es ganz zu beenden, einfach hätte abwandeln sollen. Wie man derzeit allgemein hört, kann eine schwangere Frau ihren Fitnessplan weiterführen, sollte aber nicht mit neuen oder schwierigeren Programmen beginnen. Um ganz ehrlich zu sein, ich wüsste nicht, wie man maßvoll trainieren kann. Entweder habe ich das Ziel, mehr Kraft zu bekommen beziehungsweise in Form zu bleiben, oder ich kann das Ganze genauso gut bleiben lassen. Da so viel auf dem Spiel stand, wollte ich nicht spekulieren, wie viel zu viel sein könnte. Und da ab irgendeinem Punkt ein leichtes Training die reine Zeitverschwendung ist, habe ich gleich ganz damit aufgehört.

Punkt 6 – Waren doch die Fitnessübungen schuld?
Wenn wir schwanger sind, tun wir alles, um auf diese Schwangerschaft aufzupassen. Wir investieren so viel körperliche und emotio-

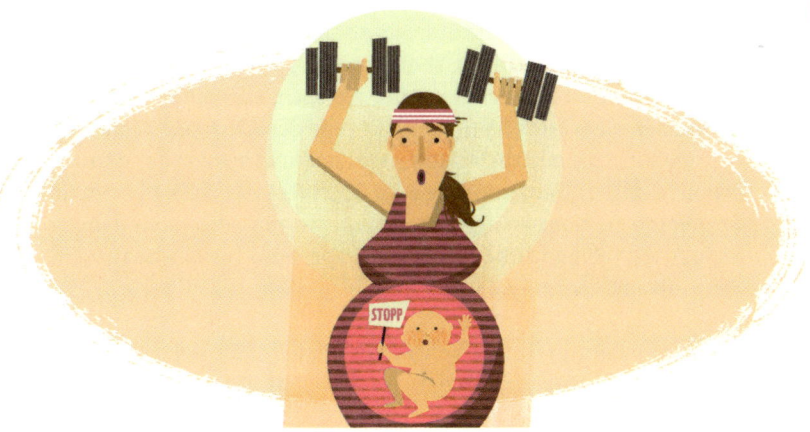

nale Hingabe, weil wir das Baby lieben, obwohl es noch nicht größer als eine Sojabohne ist. Leider aber enden nicht alle Schwangerschaften mit der Geburt eines gesunden Babys. Die größte Bedrohung für eine erfolgreiche Schwangerschaft ist die Fehlgeburt, die häufiger vorkommt, als du vielleicht denkst. Schätzungen zufolge werden ungefähr zehn Prozent aller bekannten Schwangerschaften dadurch beendet, und der Prozentsatz steigt noch, wenn die Mutter bereits älter oder noch sehr jung ist. Die meisten Fehlgeburten erfolgen in den ersten drei Monaten, ungefähr die Hälfte nach weitverbreiteter Ansicht deshalb, weil der Fetus in irgendeiner Weise geschädigt ist. Deshalb bekommt eine Frau auch nach einer Fehlgeburt häufig folgenden, wenig tröstlichen Kommentar zu hören: »Mach dir nicht zu viele Gedanken. Auf diese Weise sortiert die Natur die nicht lebensfähigen Babys aus.«

Weit verbreitet ist auch die Ansicht, dass eine Fehlgeburt nicht durch Fitnessübungen, Stress, Geschlechtsverkehr oder einen Sprung vom Stuhl ausgelöst werden kann. Wahrscheinlich ist deshalb die Szene, in der Scarlett ihr Kind verliert, nachdem Rhett sie die Treppe hinuntergeworfen hat, biologisch nicht ganz korrekt. Selbstverständlich ist es richtig, dass bei einer Siebzehnjährigen, bei der die Periode ausbleibt, alles Springen, Duschen und Beten nicht hilft, um die Schwangerschaft zu beenden. Aber vielleicht stimmt es nicht ganz für Frauen, die wie ich Blutungen während der Schwangerschaft hatten oder durch eine Fruchtbarkeitsbehandlung schwanger wurden. Wenn häufiges Fitnesstraining oder Geschlechtsverkehr in keinerlei Beziehung zu einer Fehlgeburt stehen, warum verordnen dann so viele Ärzte »völlige Ruhe in der Beckengegend« (keinen Sex), wenn die Schwangerschaft gefährdet ist?

Für mich bleibt die große Frage, wie man wissen soll, wann und wodurch eine Schwangerschaft gefährdet ist. Du kannst es ja erst wissen, wenn etwas schiefgegangen ist, wie zum Beispiel bei mir, als ich nach dem Gewichtheben Blutungen bekam. Was, wenn ich das Baby verloren hätte? Mein Arzt hätte mir schwören können, dass zwischen dem Heben der Eisenplatten und dem Verlust des Babys überhaupt kein Zusammenhang besteht, ich hätte ihm doch nicht voll und ganz geglaubt, sondern mich ständig gefragt, ob ein bisschen mehr Ruhe und Achtung auf die Schwangerschaft nicht besser gewesen wären. Ich finde, dass in der Schwangerschaft leicht Schuldgefühle entstehen. Ich würde mich als Schwangere auch nicht in die Nähe einer eingeschalteten Mikrowelle begeben (ich weiß, wenn man an meine Haarfärbereien denkt, ist das inkonsequent), denn es könnte ja sein, dass alle wissenschaftlichen Beweise falsch und Mikrowellen doch gefährlich sind. In diesem Sinne mache ich lieber auch keine Fitnessübungen. Neun (zehn) Monate und ein paar Wochen Erholungszeit ohne anstrengendes Fitnessprogramm sind eigentlich gar nicht so lang und können dir helfen, ein gutes Gewissen zu bewahren. Vielleicht ist es ja auch eine wohlverdiente Pause.

Punkt 7 – Dein Gewicht wird Achterbahn fahren.
Vielleicht hasst du mich jetzt, weil ich das sage, vielleicht bist du aber auch dankbar und erleichtert. Meistens lässt sich die Reaktion in zwei Kategorien einteilen: Die, die erst seit kurzem schwanger

sind, hören es überhaupt nicht gerne, dass es so lange dauern soll, bis sie ihr altes Selbst wiedererlangt haben. Was ich sage, bedeutet ja, dass du eineinhalb Jahre lang mit deiner nicht perfekten Figur Geduld haben musst. Die, die gerade entbunden haben, sind dankbar und erleichtert, weil sie nicht die Einzigen sind, die auch vier Monate nach der Geburt noch nicht wieder in ihre Lieblingsklamotten passen. (Erzähl mir jetzt bitte nicht von deiner Freundin, die schon beim Verlassen des Krankenhauses ihre Jeans wieder tragen konnte. Ich weiß, dass es Wunder gibt, aber wir Sterblichen sollten lieber nicht damit rechnen. Wenn du gar nicht darüber hinwegkommst, kannst du ja über mögliche heimliche Essstörungen spekulieren.)

Wenn das Baby mit durchschnittlicher Größe geboren wird, wirst du während und nach der Geburt ungefähr fünf bis sechs Kilo verlieren. Hast du wie meine Freundin Monique Pech und speicherst viel Wasser, nimmst du innerhalb von vierundzwanzig Stunden wieder zwei Kilo an Gewicht durch Wassereinlagerungen zu. Wenn du in der folgenden Woche ungefähr zwei bis drei Kilo durch häufige Toilettenbesuche und Schwitzen abgenommen hast, bleiben immer noch fünf bis sieben Kilo, die du vor der Schwangerschaft nicht hattest. Es kann aber auch sein, dass du wie meine Freundin Lisa zwanzig ungewohnte Kilos mehr hast, die deine zarten Knochen polstern.

Für das zusätzliche Gewicht gibt es eine biologische Erklärung: du isst mehr. Die große Frage ist jedoch, warum du in der Schwangerschaft und Stillzeit so viel hungriger bist. Eine Antwort könnte sein, dass du die zusätzlichen Fettpölsterchen brauchst, um das Baby in dir und nach der Geburt zu nähren. Außerdem brauchst du nach der Entbindung eine Zeitlang zusätzliche Nahrung, damit dein Körper nach Schwangerschaft und Geburt wieder seine gewohnte Kraft zurückerhält – auch das ist kein Kinderspiel. Ich habe allerdings den Verdacht, dass wir mit unserem Schlankheitswahn gar nicht in der Lage sind, die höhere Weisheit zu verstehen, die unser Zu- und Abnehmen bestimmt. Als mein viertes Kind sechs Wochen alt war, habe ich ein Experiment gestartet und hart trainiert, um mein Gewicht wieder zu verlieren. Normalerweise hatte ich immer vier bis sechs Monate nach der Geburt verstreichen lassen, aber nachdem ich fast sieben Jahre lang ohne große Unterbrechung schwanger gewesen war und gestillt hatte, wollte ich das Baby diesmal schnell entwöhnen und setzte alles daran, wieder so zu werden wie früher. Ich trainierte wie eine Verrückte.

Ich habe mich wirklich nicht geschont. Mindestens sechzig, meistens jedoch neunzig Minuten täglich rannte ich, fuhr Fahrrad und stellte mich auf den Stepper – und das fünf Tage in der Woche. Ich hob Gewichte mit einem Trainer, der mich die Übungen so oft wiederholen ließ, bis ich Sterne sah oder kleinlaut anfing zu wimmern. Und tatsächlich habe ich ziemlich schnell abgenommen, aber meine alte Figur hatte ich – und das ist wahr! – trotzdem erst wieder, als das Baby neun Monate alt war.

Im Vergleich dazu möchte ich Amy erwähnen, die ganz mit dem Baby und den Geschäftsreisen ihres Mannes beschäftigt war und erst wieder mit ihrem Fitnessprogramm anfing, als das Baby ungefähr ein Jahr alt war. Trotzdem hatte auch sie neun Monate nach der Geburt wieder ihre alte Figur. Scheinbar passiert um diese Zeit herum etwas Magisches, und der Körper gibt das ganze Fett ab, das sich unter den Armen, zwischen den Beinen und um die Taille herum versteckt hatte. Wenn du weniger isst als während der Schwangerschaft und Stillzeit, wirst du dein Gewicht wieder verlieren – außer wenn du nach neun Monaten noch stillst. Wahrscheinlich hast du schon oft gehört, dass durch das Stillen viele Kalorien verbrannt werden. Das ist zwar richtig, gleichzeitig aber bewahrt dein Körper zusätzlich vier bis fünf Kilos als Reserve für den ordnungsgemäßen Betrieb der Milchfabrik auf. Wahrscheinlich sind allein deine Brüste zwei Kilo schwerer als vorher. Solange du stillst, darfst du nicht erwarten, sofort wieder so schlank zu sein wie früher.

Mit Fitnessübungen kannst du auch absolut nichts zur Rückbildung deiner gedehnten Bänder und Beckenknochen tun. Damit das Baby zwischen deinen Hüften hindurchkommt, müssen sich nämlich die Beckenknochen weiten, und deshalb wirst du auch dann noch nicht in deine alten Hosen passen, wenn du schon längst wieder dein altes Gewicht hast. Auch das ist eine Frage der Zeit: Ungefähr nach neun bis zwölf Monaten werden deine Knochen wieder ihre alte Position eingenommen haben.

Es wäre sicher hilfreich, wenn Frauen (und ihre Ärzte) nicht an den traditionellen sechs Wochen festhalten würden, die angeblich zur Erholung von Schwangerschaft und Geburt nötig sind. Das ist absoluter Quatsch. Man tut den Frauen wirklich keinen guten Dienst, wenn man sie glauben macht, etwas würde nicht stimmen, weil sie eineinhalb Monate nach Erschaffung und Geburt eines menschlichen Wesens noch nicht wieder ihr altes Selbst zurückgefunden haben. Du wirst dich nicht so fühlen wie vorher, und du wirst auch nicht so aussehen wie vorher – das nur in Kürze. Du bist so lange ein »kleines bisschen schwanger«, solange dein Baby deine Milch trinkt und noch nicht alt genug ist, um etwas anderes zu sich zu nehmen. Andernfalls wärst du vielleicht versucht, gleich wieder loszuziehen und erneut schwanger zu werden. Du musst einfach begreifen, dass es nicht dein Fehler ist, sondern in der Natur der Sache liegt, dass du fünf Monate nach der Geburt des Babys immer noch deine Schwangerschaftshosen trägst.

Punkt 8 –»GIB AUF, DOROTHY!«
Stell dich drauf ein: Ich steige jetzt aufs Rednerpult, weil das Folgende die grundlegende Philosophie des ganzen Buches ist. Die wichtigste Lektion, die du im Leben und speziell in der Schwangerschaft lernen kannst, lautet: Sei nett zu dir selbst. Du musst wirklich begreifen, dass dein Körper nicht nur ein Vehikel ist, um dich zu amüsieren, für dich zu werben oder Raubbau an dir zu treiben. Er ist dazu gemacht, ein Baby auszutragen. Die Natur hat klugerweise

den Autopiloten eingeschaltet, weil sie weiß, dass es im Schlamassel enden würde, wenn sie es uns allein machen ließe. Du hast lediglich die Aufgabe, dich angemessen zu verhalten und dich der Sache hinzugeben. Für den Rest sorgt die Natur. Auch wenn du dich auf den Kopf stellst, du kannst nicht bestimmen, ob du ein Mädchen oder einen Jungen haben wirst (außer du bist Anhängerin der Sperma-Spin-Theorie), du kannst nicht bestimmen, wann das Baby geboren wird (außer die Wehen werden eingeleitet), und du hast absolut keine Kontrolle über die Vorgänge in deinem Körper. Und wenn du genau darüber nachdenkst, warum solltest du auch? Du hast keine Ahnung, wie Babys gemacht werden. Wenn man zur Fertigstellung von Babys ein Examen brauchte, wäre die Menschheit schon vor Millionen von Jahren ausgestorben.

Meiner Beobachtung zufolge machen viele meiner Freundinnen während der Schwangerschaft mit ihrem Fitnessprogramm weiter, weil sie verzweifelt versuchen, die Kontrolle über ihr Leben zurückzubekommen, die ihnen mehr und mehr zu entgleiten scheint. Ihr Körper nimmt immer seltsamere Formen an, ihre Gefühle scheinen außer Kontrolle zu sein, und sie haben Angst vor der Geburt und davor, Mutter zu werden. Keiner macht dir Vorwürfe, weil du die Dinge wieder in den Griff bekommen willst, indem du so tust, als sei alles ganz normal. Ich kann mich daran erinnern, wie sich manche in den Siebzigern bei ihren LSD-Experimenten vornahmen, einfach ganz normal zu bleiben, um so zu verhindern, in irgendeinen Trip abzugleiten. Das hat damals nicht funktioniert, und es funktioniert heute nicht. Selbst wenn du dir jeden Tag Action-Videos anschaust, wird dir das nicht dabei helfen, das Kommando über den Körper zurückzuerobern. Du kannst bis zum Ende deiner Schwangerschaft mit Jane Fonda oder Kathy Smith Aerobics machen, aber du machst dir nur was vor, wenn du dadurch die Garantie für eine »perfektere« Schwangerschaft zu haben glaubst. Wenn du trotzdem mit deinen Fitnessübungen weitermachst (und dieses Buch ignorierst), weil du es gerne tust und dich dabei gut fühlst, dann leg dich ins Zeug – aber mit Maßen.

Ausnahmen von meiner Tirade

Aha. Nachdem ich nun meine Grundsätze zu Fitnessübungen dargelegt habe, will ich einen Rückzieher machen und einige Punkte davon ausnehmen. Erstens: Bestimmte gemäßigte Übungen können dir zwei Vorteile bringen, die ich in meinem bisherigen Vortrag noch nicht erwähnt habe: Entspannung und Dehnbarkeit. Vielleicht tanzt du gerne, schwimmst gerne (und hast genügend Mut, einen Badeanzug anzuziehen), machst gern Yoga oder (meine Lieblingsbeschäftigung) gehst gerne spazieren. Durch diese Aktivitäten erhält dein Blut mehr Sauerstoff, und dein Kreislauf kommt in Schwung, ohne dass du überhitzt bist oder völlig aus der Puste gerätst. Da, wie bereits gesagt, die Schwangerschaft zeitweise sehr stressig sein kann, ist eine körperliche Aktivität unter Umständen hilfreich, um den Kopf wieder freizubekommen. Da außerdem in dieser Zeit die Anforderungen an deinen Körper hoch sind, können alle möglichen Wehwehchen auftauchen. Meine Freundin Patti, die keine große Lust auf Schwangerschaftsübungen hatte, ging bei ihrer dritten Schwangerschaft zu einem Krankengymnasten, der mit ihr spezielle Übungen zur Linderung ihrer Ischiasbeschwerden machte (der Ischiasnerv, der entlang der Wirbelsäule und weiter an der Rückseite der Beine verläuft, kann sich während der Schwangerschaft entzünden). Sie hat trotz allem beachtlich zugenommen (zum Schluss achtzehn Kilo), hatte aber weniger Rückenprobleme. Wenn du mit deinem Fitnessprogramm weitermachen möchtest, kann ich dir nur raten, dich dabei so viel wie möglich im Freien zu bewegen. Erstens hängen im Freien nicht so viele Spiegel, und zweitens musst du nicht die Gymnastikraumgerüche einatmen (wo doch jeder weiß, welchen verheerenden Schaden faulige Gerüche bei einer mit Übelkeit kämpfenden Schwangeren anrichten).

Viele schwangere Frauen gehen gerne schwimmen. Ungefähr nach der Hälfte der Schwangerschaft wirst du die Schwerelosigkeit im Wasser besonders schätzen. Für viele Freundinnen war es eine enor-

171

me Erleichterung, einmal eine Verschnaufpause machen zu können und nicht mehr das ganze Gewicht mit sich herumschleppen zu müssen. Auch ich fand diese Schwerelosigkeit toll, genoss sie aber lieber in meiner eigenen Badewanne als im städtischen Schwimmbad.

Spazieren gehen ist auch deshalb sehr gut, weil der Kreislauf angekurbelt wird und man dabei gut denken kann. Besonders wirkungsvoll ist das Herumlaufen während der Wehen: Das Baby wird dabei gegen den Muttermund gedrückt, was für dessen Öffnung förderlich sein kann. Aber mehr davon später.

Übungen für den Beckenboden

Spezielle Übungen sollen den Bereich stärken, der gemeinhin als Beckenboden bezeichnet wird. Ich habe zwar keine Ahnung, wo mein Beckenboden ist, weiß aber, dass die verschiedenen Übungen dir helfen können, nach der Schwangerschaft eine bessere Kontrolle über deine Blase und mehr Freude an der Sexualität zu haben. Der Beckenboden wird bei der Geburt stark beansprucht und ausgedehnt und sollte deshalb danach gekräftigt werden.

Eines der letzten Geheimnisse, das die Schwangerschaft noch umgibt, ist die Dehnung und Lockerung der Vagina und aller sie umgebenden Gewebe. Weil die Konsequenz dieser Abnutzung, die man als Inkontinenz und Erschlaffung der Vaginalmuskeln bezeichnet, den Frauen sehr peinlich ist, wird darüber kaum gesprochen. Eine Frau, die bereits ein oder zwei Kinder zur Welt gebracht hat, wird unter Umständen feststellen, dass sich beim Niesen oder Springen ihre Blase unfreiwillig etwas entleert und dass Jogging eine wahre Herausforderung für die Blase ist. Durch die Erschlaffung der Vaginalmuskeln wird es schwieriger, einen Orgasmus zu erreichen, weil die Muskeln den Penis des Partners nicht mehr mit der früheren

Stärke im »Griff« haben. Ich glaube, es ist klar, warum die meisten Mütter nicht über ihren Beckenboden sprechen. Wer will schon zugeben, dass er sich manchmal in die Hose macht und statt eines normalen jetzt einen supergroßen Tampon braucht – und sogar der beim Niesen wieder rauskommt. Der feminine Nimbus wird hier ganz schön ramponiert.

Ich kann förmlich hören, wie du aufstöhnst und deinem Unglauben Luft machst. Aber wenn deine Freundinnen es dir nicht sagen, wie willst du das Problem dann verhindern beziehungsweise wieder auskurieren? Dass das, was ich sage, wahr ist, kannst du schon an der Bereitwilligkeit erkennen, mit der die meisten Frauenärzte bei der Reparatur des Dammschnittes ein paar Stiche mehr machen, um die Dinge da unten wieder etwas zu straffen. Sie wollen ganz bestimmt nicht deine Vagina zunähen! Und so kannst du die Übungen lernen: Setz dich mit gespreizten Beinen auf die Toilette und halte beim Wasserlassen mehrere Male inne. Die Muskeln, die du zum Stoppen des Urinstrahls benötigst, sind genau die Muskeln, die bei den Übungen trainiert werden sollen. Beim Erlernen dieses Fitnessprogramms für den Beckenboden, solltest du bei jedem Toilettenbesuch zur Übung ein paar Mal innehalten. Wenn du mit diesem Gefühl vertraut bist, kannst du zur nächsten Übung übergehen.

Wir Freundinnen wissen aufgrund unserer reichhaltigen Erfahrungen, dass das »Innehalten« allein noch nicht ausreicht, um die Vaginalmuskeln in entscheidendem Maße zu stärken. Was du brauchst, ist Kraft und Ausdauer. Deshalb ist die nächste Übung, die du beherrschen solltest, das Anspannen und Halten. Versuche Folgendes: Wenn du das nächste Mal mit dem Auto an einer roten Ampel warten musst, probiere, ob du deine Vaginalmuskeln so lange zusammenziehen kannst, bis es wieder grün wird. Auch beim Fernsehen kannst du einen ganzen Werbespot lang deine Muskeln anspannen. Aber vergiss nicht, dabei zu atmen.

Du machst das Anspannen und Halten richtig, wenn es dir dabei leicht unheimlich und etwas unbequem wird. Ehrlich, Amy, Shannon und ich haben übereinstimmend festgestellt, dass man innerlich leicht nervös wird, wenn man diese Übung korrekt macht. Vielleicht wird es dir sogar schwindelig. Es ist wie ein Orgasmus ohne O.

Gegen Ende der Schwangerschaft sind die Übungen schwieriger auszuführen. Das liegt daran, dass das Gewebe in und um die Vagina herum anschwillt, weil das Gewicht des Babys stärker nach unten drückt. Mach einfach weiter mit den Übungen, auch wenn du denkst, dass sie völlig nutzlos und uneffektiv sind. Fang nach der Geburt des Babys wieder damit an und bleib dein Leben lang im Training. Du wirst mir noch dankbar sein, weil ich dir davon erzählt habe, und nicht nur du, sondern auch dein Mann (oder andere zukünftige Sexualpartner).

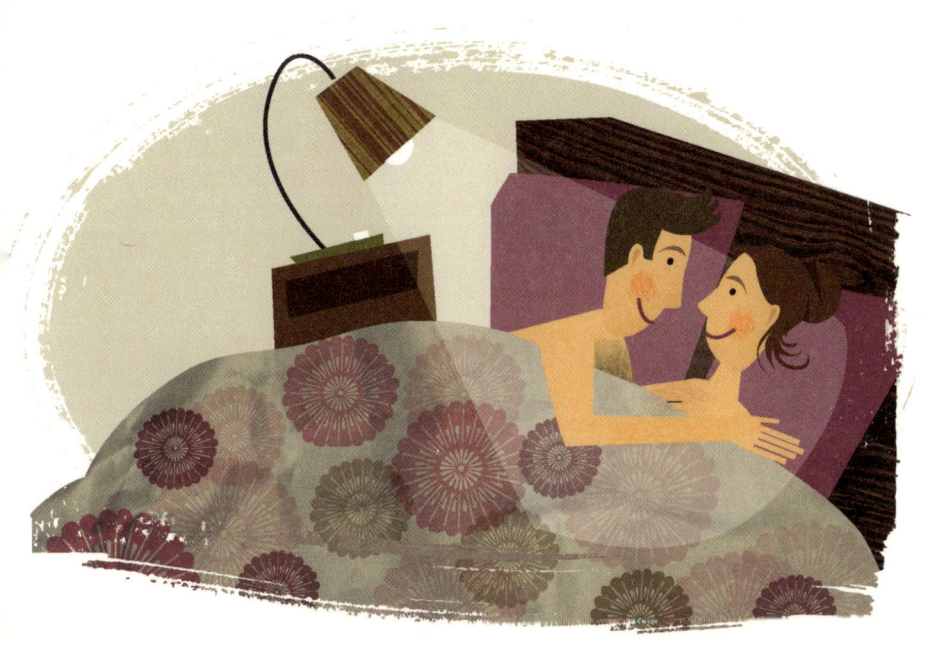

Sex und
Schwangerschaft

Lustlos oder lüstern?

Wenn du dieses Buch liest, bist du wahrscheinlich bereits schwanger und kannst dir selbstgefällig sagen, dass du dieses Kapitel getrost überblättern kannst. Denn schließlich wärst du nicht in dieser Situation, wenn du keine Ahnung von Sex hättest. (Andererseits könnte man einwenden, dass du vielleicht auch nicht in dieser Situation wärst, wenn du etwas mehr über Sex gewusst hättest!) Solltest du diese Art von Selbstgefälligkeit verspüren, wird sie nur kurze Zeit andauern, denn die meisten Frauen stellen in den ersten Wochen der Schwangerschaft fest, dass Sex in der Schwangerschaft und normaler Sex zwei sehr unterschiedliche Dinge sind.

Wir sind uns einig, dass unsere Sexualität unter normalen Umständen unseren Körper und unseren Geist umfasst. Wirklich guter Sex ist eigentlich sogar stärker emotional als körperlich, jedenfalls für uns Freundinnen. Es ist natürlich keine große Neuigkeit für dich, wenn ich dir erzähle, dass der Körper einer schwangeren Frau sich radikal verändert und dass dies wiederum entsprechende emotionale Veränderungen mit sich bringt. Diese Veränderungen werden ganz bestimmt deine Einstellung zum Sex ebenso beeinflussen wie die deines Mannes. Und weil dazu nicht jeder dieselbe Einstellung hat, lassen sich zwei Kategorien bilden: die, die während der Schwangerschaft mehr Spaß daran haben als sonst, und die, denen die Sexualität während der Schwangerschaft weniger Spaß macht als sonst. Es kommt vor, dass du und dein Partner nicht zur selben Zeit in derselben Kategorie sind.

Schon rein körperlich verändern wir uns enorm. Wenn es dir ergeht wie mir, wirst du am Ende deiner Schwangerschaft die Ausmaße einer Comicfigur haben. »Dick« ist das Schlüsselwort: dicke Brüste, dicker Bauch und – wie bei den meisten Freundinnen auch – dicker Po, dicke Arme, dicke Oberschenkel und sogar ein dickes Gesicht. Eine der größten sexuellen Herausforderungen besteht daher darin, herauszufinden, wie man all die Hügel und Täler des schwangeren Körpers überwindet, um an die Hauptader zu kommen. Wie du dich körperlich und emotional in diesem immer dicker werdenden Körper fühlst, wird sich entscheidend auf deine Sexualität auswirken. Und solltest du das jetzt für nicht so bedeutsam halten, dann warte, bis du von den Reaktionen der Männer gehört hast, mit denen ich gesprochen habe. Einige werden von einem fruchtbaren Körper erregt, einige aber eher abgeschreckt. (Wahrscheinlich kannst du dir schon ganz gut vorstellen, welche Reaktion dein verehrter Mann zeigen wird.)

»Hormon« ist ein weiteres sehr wichtiges Wort. Die Progesteron-Vergiftung, von der wir im Kapitel »Morgendliche Übelkeit« bereits gesprochen haben, hat auch eine emotionale Komponente. Du musst nicht nur mit dem emotionalen Durcheinander fertig werden, das durch den Übergang vom nichtschwangeren in den schwangeren Zustand entsteht, auch deine Libido spielt völlig verrückt. In der einen Minute fühlst du dich noch lustvoll und sexy, im nächsten Moment aber findest du dich völlig unansehnlich und hast keine Lust mehr. Zeitweise hast du so wenig Interesse an Sex, dass du jeden, der sich dir nähert, umbringen könntest. Wenn du nicht mit deutlichen Signalen deine Stimmungsveränderung zu erkennen gibst – zum Beispiel durch eine Veränderung der Gesichtsfarbe –, wird dein Partner nicht immer genau wissen, was ihn erwartet. Mein armer Mann hat schließlich jeden Augenkontakt mit mir vermieden und mich erst wieder angeschaut, wenn er sicher wusste, dass ich guter Stimmung war und ihn an Leib und Leben nicht gefährden würde.

Nicht genug damit, dass du dich an deine eigene veränderte körperliche und emotionale Einstellung zur Sexualität gewöhnen musst, die Sache wird zusätzlich noch dadurch erschwert, dass du auch die emotionale Einstellung deines Mannes berücksichtigen musst.

»Und Baby macht drei«

Selbst wenn man dir die Schwangerschaft noch gar nicht ansieht, liegt jetzt nicht mehr nur ihr zwei im Bett. Du und dein Mann, ihr seid euch beide sehr wohl bewusst, dass da noch jemand ist. Auch wenn das Baby erst so groß wie eine Rosine ist, hat seine Existenz bereits einigen Einfluss darauf, wie seine Eltern über Sex denken. (Ich weiß, dass viele Männer Phantasien von einem flotten Dreier haben, aber den haben sie sich bestimmt anders vorgestellt.) Zu Beginn kann dieser kleine »Beobachter« auf dich, deinen Mann und das Ausleben eurer sexuellen Empfindungen hemmend wirken. Wenn das so ist, dann mach dir keine Sorgen – genügend starke Erregung

TIPP

Lang lebe die Königin

Wenn es dir in dieser prekären Zeit zu schwierig erscheint, sowohl für die emotionale Gesundheit deines Mannes als auch für deine eigene zu sorgen, dann tu das, was Freundinnen schon seit Jahren tun: Ignoriere die Bedürfnisse deines Mannes und kümmere dich um deine eigenen. Denk daran: Ohne dich gäbe es diese Schwangerschaft nicht. Ohne deinen Partner wäre sie nur ein weiterer trauriger Beitrag zur Statistik. Hart, aber wahr.

wird dir wahrscheinlich schnell darüber hinweghelfen. Wenn nicht, dann nimm's nicht zu ernst, ihr seid nicht die Ersten, deren Sexleben durch eine bevorstehende Elternschaft kaputtgegangen ist. Noch schlimmer wird es übrigens, wenn du zwei oder drei kleine Kinder hast, die ständig in dein Schlafzimmer gerannt kommen. Und solltest du bereits in der Gegenwart eines Fetus Hemmungen haben, Schmutziges oder Unanständiges von dir zu geben, dann warte, bis das Kind sechs Jahre alt ist und dir einen Kassettenrecorder mit laufendem Band unters Bett stellt. (Das wird dich erst richtig hemmen!)

Sex wie Mama und Papa

Durch die Schwangerschaft werden zwei Menschen, du und dein Mann, mit einem geistigen Innenleben, das dem von Teenagern entspricht, in Mutter und Vater eines menschlichen Wesens verwandelt. Die Verantwortung, die ihr künftig übernehmen müsst, kann euch Angst machen und euer Sexualleben grundlegend verändern. Dieselben Persönlichkeitszüge, die euch vorher am Partner angezogen haben, können als abstoßendes Verhalten empfunden werden, wenn der Partner plötzlich als zukünftiges Elternteil wahrgenommen wird. Der Mann meiner Freundin Dina, der es vor der Schwangerschaft unwiderstehlich fand, wenn sie in kurzem Negligé und ohne Höschen durchs Haus lief, bestand plötzlich darauf, dass sie Pyjamas mit Oberteil und Hose trug. Er fand dieses sexuelle Werben, das ihm vorher so gefallen hatte, für die zukünftige Mutter seines Kindes völlig unpassend.

Meine Freundin Tory, verheiratet mit einem Musiker, hatte vor ihrer Schwangerschaft häufig und lustvoll Sex mit ihm, war jedoch als Schwangere völlig angenervt davon, dass er spät nach Hause kam und mit den anderen Jungs feierte. Kurze Zeit später machte sein tätowierter Körper sie nicht mehr an. Sie sehnte sich plötzlich nach einem stinknormalen Mann, wie man sie zum Beispiel in Versandhauskatalogen zu sehen bekommt.

Einer der schwierigsten emotionalen Konflikte, der während der Schwangerschaft im Sexualleben eines Paares auftreten kann, ist die Vorstellung, Sex wie Mama und Papa zu haben. Insgeheim denken wir doch alle, dass unsere Eltern es nie wirklich getan haben, und sollten sie es doch getan haben, möchten wir uns ungern die Details vorstellen. Wenn dein Mann irgendwann dir gegenüber die gleichen Erwartungen hat wie gegenüber seiner eigenen Mutter, wirst du nachts vor dem Einschlafen wahrscheinlich Schäfchen zählen, weil sich sonst nichts tut. Wir alle wissen, was der Huren/Madonna-Komplex ist: Männer, die Sex nur mit »Huren« haben möchten, als Mutter ihres Kindes jedoch nur eine »Madonna« akzeptieren. Das Gerücht geht um, dass Elvis Priscilla ab dem Zeitpunkt, als sie mit Lisa Marie schwanger war, nie wieder angerührt hat. (Jedenfalls behauptet das Priscilla und erklärt damit ihren Seitensprung mit ihrem Karate-Lehrer.) Psychoanalytiker haben dieses Gebiet der männlichen Seele bereits jahrelang gründlich erforscht. Ich kann zu ihren Ergebnissen sicher nichts mehr beitragen.

TIPP

Sex-Appeal

Verhalte dich antitypisch, wenn du meinst, mit einem potenziellen Elvis verheiratet zu sein. Wenn dein Gefährte seit der Schwangerschaft in dir eine Madonna sieht, dann wirf deine Laura-Ashley-Kleider sofort weg und such dir was Schwarzes mit vielen Schlitzen und großem Dekolleté. Tu alles, um ihn beständig daran zu erinnern, dass du immer noch dieselbe sexy Mieze bist, die er so unwiderstehlich fand.

»Es ist nur Platz für einen von uns«

Emotional problematisch ist für viele Männer auch ihre Sorge, das Baby beim Geschlechtsverkehr zu verletzen. Wie ich aus meinen Gesprächen mit zukünftigen Vätern weiß, stellen sie sich vor, dass das arme kleine Baby einem großen, dicken Rammbock im Weg liegt. Ist das nicht typisch Mann, die Größe und Stärke des Penis so zu überschätzen? Einige Männer meinten sogar, sie könnten bei heftigem Sex die Schwangerschaft mit der Spitze ihres Penis spüren. Ich muss mich nur über das Selbstvertrauen (oder die Dummheit) wundern, die aus solchen Kommentaren sprechen. Man brauchte nämlich einen extrem langen Penis mit außergewöhnlicher Empfindsamkeit, um zu erreichen, worüber diese Männer sich Sorgen machen. Wow, würdest du so einen Kerl nicht gerne kennenlernen? Aber Spaß beiseite, ich habe von vielen Männern gehört, die von diesem Rammbock-Gedanken so besessen waren, dass sie während der gesamten Schwangerschaft keinen Geschlechtsverkehr mehr haben wollten. Unter uns Freundinnen gesagt, für die Männer ist das im Allgemeinen kein besonders großes Opfer, während es für die Frau mehr Arbeit bedeutet, da traditionell von den Männern vorgeschlagen wird, den Geschlechtsverkehr während der Schwangerschaft durch oralen Sex zu ersetzen. Für mich ist das nichts anderes als eine weitere mütterliche Pflicht.

Auch wenn die Rammbock-Furcht im Allgemeinen reine Selbsttäuschung ist, gibt es Fälle, wo etwas Wahres dran ist. Einige meiner Freundinnen berichten, dass sie den Geschlechtsverkehr nicht wirklich genießen konnten, weil ihre supermännlichen Männer weiter eindrangen, als es für sie angenehm war, und dabei den Gebärmutterhals berührten. Den Gebärmutterhals wohlgemerkt, nicht die Gebärmutter. Wenn du spezielle Gründe für deine Furcht vor einer Fehlgeburt hast, wirst du vielleicht so lange auf Geschlechtsverkehr verzichten wollen, wie dein Arzt (oder dein Instinkt) dir raten.

Tipp
Der Samen enthält nämlich tatsächlich eine Substanz, die die Öffnung des Muttermundes fördern kann. Das wirkt sich zwar meist erst ganz am Ende der Schwangerschaft aus, muss aber bei Risikoschwangerschaften mitbedacht werden (frag deinen Arzt, ob du in diese Kategorie fällst).

Die Gefahr ist gebannt

Eine der angenehmen Seiten beim Sex in der Schwangerschaft ist, dass du keine Angst mehr zu haben brauchst, schwanger zu werden. Das mag vielleicht lächerlich klingen, aber selbst wenn du schwanger werden wolltest, kann dein Entschluss von ambivalenten Gefühlen begleitet gewesen sein. Nachdem die Empfängnis erfolgt ist und du gelernt hast zu kapitulieren, wirst du dich entspannen und brauchst deine Ängste nicht mehr zu verdrängen. Nach fünfzehn Jahren Sorge um die Wirksamkeit meiner Empfängnisverhütung war es für mich eine große Erleichterung, darüber nicht mehr nachdenken zu müssen. Alle Ängste waren wie weggeblasen, und es war absolut toll. Das Scheunentor stand offen, die Kuh war weggerannt, und ich konnte das Tor einfach offen lassen, mich draufsetzen und hin- und herschwingen. Wenn du dich bisher auf riskante Verhütungsmittel wie Schaum, Zäpfchen, Kondome, Gele und anderes schlüpfriges Zeug verlassen hast, wirst du jetzt die Zeit deines Lebens haben.

Ich fühle mich allerdings verpflichtet, auch die Gruppe von Menschen zu erwähnen, für die es einen dämpfenden Effekt hat, wenn jegliche Angst vor einer Schwangerschaft wegfällt – jeder (und jede) hat ja so seine (ihre) eigenen Vorlieben. Solche Leute, im Allgemeinen Männer, sind süchtig nach dem gewissen Nervenkitzel und können einen Sport nur genießen, wenn eine Gefahr für Leib und Leben damit verbunden ist. Für diese waghalsigen Naturen wird das Fallschirmspringen sofort uninteressant, wenn einmal der Fallschirm nicht aufgegangen ist. Oder anders ausgedrückt: Die Vorstellung, dass sie noch einmal davongekommen sind und kein Baby gemacht haben, hat sie angetörnt. Jetzt, wo es schiefgegangen ist, wenden sie sich lieber anderen, riskanteren Sportarten zu.

Ich kenne Leute, meistens Frauen, die nur deshalb Sex haben, weil man damit Babys zeugen kann. Wenn sie feststellen, dass sie schwanger sind, finden sie jegliche sexuelle Annäherung ihres Mannes lästig und überflüssig. Für sie bedeuten neun Monate Schwangerschaft, dass sie sich ihre Beine nicht mehr rasieren müssen. Ich nenne diese Einstellung zur Schwangerschaft die der »wertvollen Gefäße«. Diese Frauen wollen in keiner Weise körperlich in Unordnung gebracht werden – zumindest nicht, solange sie nicht fertig ausgebrütet haben. Und wahrscheinlich sind sie mit Männern verheiratet, die die Schwangerschaft ihrer Frau als günstige Gelegenheit ansehen, eine Affäre mit einer anderen zu beginnen. Wenn dir das egal ist, haben alle Beteiligten, was sie brauchen. Wenn du jedoch mit außerehelichen Affären Probleme hast, solltest du vielleicht deine Einstellung aufgeben und deine brachliegenden Orgasmusfähigkeiten wieder aufmöbeln.

Der potente Samen und der fruchtbare Boden

Eine weitere positive Reaktion auf deine Schwangerschaft kann sein, dass euer Sinn für Potenz und Fruchtbarkeit wiederbelebt wird. Es gibt nur wenige Männer, die nicht mit vor Stolz geschwellter Brust erzählen, dass sie ihre Frau geschwängert haben. Männer haben es gern, wenn sie wissen, dass ihr Ding nicht nur gut funktioniert, sondern auch lebensspendende Munition schießen kann. Auch wenn die Schwangerschaft eine ziemlich alte Erfindung und an ihr nichts Außergewöhnliches ist, werdet ihr, du und dein Mann, euch bei einer erfolgreichen Empfängnis fühlen, als hättet ihr das Patent dafür in der Tasche. Meine Freundin Taylor wurde in der Schwangerschaft sozusagen von Mutter Erde einverleibt und in höchstem Maße sinnlich. Wenn man sie besuchte, wurde man von buddhistischen Windspielen und Weltmusik begrüßt. Immer stand irgendwo Kräutertee, den sie am liebsten mit Eis und Zimtstange trank. In ihrer Nähe fühlte man sich wie ein Voyeur sexueller Hexenkunst. Ich ertrug das nie lange, bestaunte sie und ihre pralle sexuelle Erfüllung aber durchaus. Kam ihr Partner heim, solange ich noch da war, flüchtete ich zur Tür – wenn er eintrat, dann wie Zeus, im Verlangen sich mit Hera zu vereinigen. Ich fühlte mich wie eine Sterbliche, die solchen Dingen nicht beiwohnen kann. Die beiden waren Götter im Olymp, entrückt durch ihre Paarung und begierig, dieses Feld immer neu zu bestellen. Irgendwie war ich befremdet, aber das ist mein Problem.

Die zwei Seiten der Medaille

Wie wir Freundinnen festgestellt haben, zeichnet sich das Gefühlsleben von Schwangeren – besonders auch im Hinblick auf Sex – durch eine erhöhte Intensität aller Gefühle aus, die sich aber mit enormer Geschwindigkeit ändern können. Du kannst den ganzen Tag lang wildeste Phantasien haben und dir Sexorgien mit deinem Mann vorstellen, so dass du es kaum erwarten kannst, bis er nach Hause kommt, und dir vor Ungeduld die Fingernägel abbeißt. Dann kommt er endlich nach Hause, aber statt sich die Ultraschallfotos des Babys anzusehen, die du an die Kühlschranktür geklebt hast, geht er erst einmal seine Post durch. Du fängst an zu toben und wirfst ihm vor, das zeige nur einmal mehr seine Gleichgültigkeit gegenüber dem Baby und dir. Bis du dich beruhigt hast und wieder an Sex denken kannst, bist du längst in der Badewanne eingeschlafen.

Es ist, als liefe dein emotionaler Motor ständig im vierten Gang. Deine Gefühle bauen sich nicht langsam auf, sondern kommen gleich

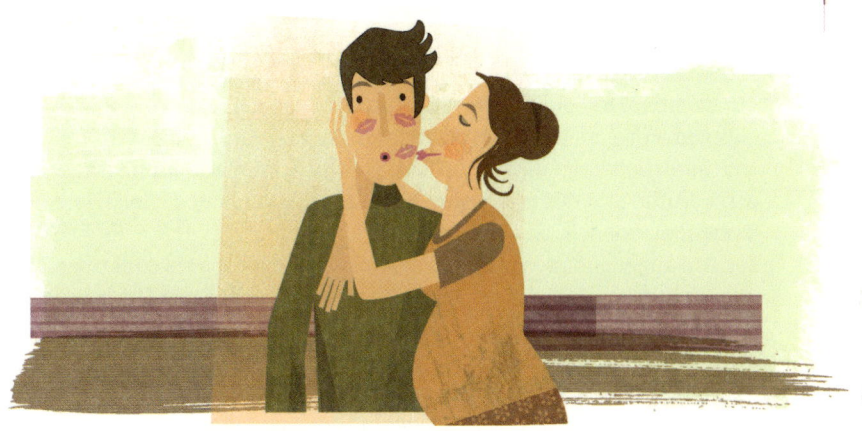

mit hundert Sachen daher – und das bei nicht funktionierenden Bremsen. Du bist nicht nur ein kleines bisschen hungrig, du bist nicht nur milde an Sex interessiert, und du bist nicht nur mäßig ungehalten darüber, dass dein Mann deine Stimmungen nicht vorhersehen und verstehen kann.

Meinen Untersuchungen unter den Freundinnen zufolge sind von hundert Schwangeren ungefähr sechzig mehr an Sex interessiert als vorher, und vierzig verlieren vollständig das Interesse daran. Meine Freundin Tracy zum Beispiel hatte das Gefühl, in einem Zustand ständiger Erregung zu sein, und der Vater ihres Kindes war mehr als erfreut, ihren Appetit zu befriedigen. Meine Freundin Sondra war durch die Schwangerschaft völlig abgelenkt und hat wahrscheinlich gar nicht bemerkt, ob sie Sex hatte oder nicht. Ihr Mann war jedoch so angetan von ihrem schwangeren Zustand, dass sie beide trotz Sondras Gleichgültigkeit weiterhin gut beschäftigt blieben. Und Maryann pirscht sich ständig an ihren Mann heran und versucht, ihn zum Sex zu überreden (seitdem es ihr nicht mehr übel wird). Er jedoch guckt ziemlich ängstlich aus der Wäsche, seit sie so richtig schwanger aussieht.

185

»Mr. Sandman Bring Me a Dream …«

Im zweiten Drittel der Schwangerschaft habe ich fast nur noch an Sex gedacht. Und wenn ich nicht daran dachte, dann habe ich davon geträumt. Ich kann dir sagen, diese Träume waren absolut phantastisch. Aufgrund der erotischen Phantasien, die einige Schwangere haben, glaube ich, dass Progesteron ein großartiges Halluzinogen ist. Am angenehmsten finde ich die Auswirkungen dieses Effekts auf die nächtlichen Aktivitäten. Ich spreche nicht von den gewöhnlichen erotischen Träumen, wo man mit Brad Pitt zusammen im Zugabteil sitzt. Ich spreche von Träumen, in denen du den sexuellen Akt realistisch erlebst – und zwar nicht nur mit Leinwandidolen oder mit deinem Mann, sondern mit fast jedem Mann, den du tagsüber zufällig getroffen hast. Für mich konnten das ein Polizist, der Mann von nebenan und sogar die Freunde meines Mannes sein. Anstand und Schicklichkeit spielten überhaupt keine Rolle mehr. (Ein bisschen besorgt war ich allerdings, als in einem meiner Träume plötzlich der Pfarrer der Gemeinde auftauchte. Seitdem habe ich ihm gegenüber intimere Gefühle, als mir bei einem Mann in Robe und Beffchen lieb ist.) Meine Freundin Jannis erzählte mir, dass als Sexpartner in ihren Träumen am häufigsten David Letterman[3] auftauchte. Weil sie jede Nacht vor dem Schlafengehen seine Show anschaute, war er wohl der letzte Mann, den sie im Gedächtnis hatte.

Die Träume sind an sich schon ganz entzückend, aber das Beste habe ich dir noch gar nicht erzählt: Es kommt häufig vor, dass Schwangere während eines erotischen Traums einen richtigen Orgasmus bekommen! Als das bei mir das erste Mal passierte, wachte ich auf und dachte an ein Erdbeben (schließlich lebe ich in Kalifornien), so durchgeschüttelt war ich. Was für ein Schock, als ich feststellte, dass ich eine sehr erfüllende sexuelle Erfahrung gehabt hatte, ohne dass

---

[3] Gastgeber der Sendung »Late Night with David Letterman« auf NBC, vergleichbar mit Harald Schmidt (Anm. d. Übers.).

mich jemand berührt hätte. Ich will es noch einmal wiederholen, damit du es auch sicher verstanden hast: du träumst nicht davon, einen Orgasmus zu haben, du hast tatsächlich einen. Nach solchen erregenden Träumen weckte ich normalerweise meinen schlafenden Mann auf, um den Traum möglichst lange festzuhalten.

Bereit, willig und in der Lage

Die Frauen, denen durch die Schwangerschaft die Lust auf Sex nicht vergangen ist, werden feststellen, dass sie nicht nur genauso viel Interesse an Sex haben wie vorher, sondern noch viel interessierter daran sind – interessierter sogar als damals zu Schulzeiten. Erklären lässt sich das damit, dass sich während der Schwangerschaft die Sexualorgane leicht vergrößern und so – zusammen mit ihrer Besitzerin – stimuliert werden. Wenn du schwanger bist, werden deine Schamlippen wie deine Brustwarzen dunkler und stärker durchblutet (gegen Ende der Schwangerschaft sogar sehr stark). Vielleicht hast du das schon festgestellt, während du Sex hattest oder wenn du ein Bad genommen hast, aber du solltest es dir in einem Spiegel ansehen. Diese vermehrte Durchblutung findet in ähnlicher Weise auch bei sexueller Erregung statt. Hier also ein weiterer guter Grund, während der Schwangerschaft viel spazieren zu gehen.

Brüste

Bereits wenn deine erste Periode ausbleibt, sind deine Brüste etwas größer als normalerweise und haben in etwa die gleiche Größe wie sonst vor der Periode. Nach einem weiteren Monat sind sie noch um einiges gewachsen, so dass deine BHs nicht mehr passen und du ein Dekolleté bekommst, wo du vorher noch nie eines gesehen hast. Wir Freundinnen haben alle festgestellt, dass diese Veränderung sehr schnell vor sich geht, manchmal in weniger als einer Woche – was einer vielbeschäftigten Schwangeren wie wenige Minuten vorkommen kann. Deine Brüste werden während der gesamten Schwangerschaft weiter wachsen, werden gegen Ende aber vom Wachstum deines Bauches überholt, so dass die Wirkung nicht mehr so dramatisch ist wie zu Beginn. Wenn dies deine erste Schwangerschaft ist, wird man dir die ersten zwei bis drei Monate nicht viel von der Schwangerschaft ansehen, außer dass deine Brüste voll und schwer sind und aussehen wie die in einschlägigen Magazinen. Ich habe noch von keinem Mann gehört, der von dieser Entwicklung nicht höchst erfreut gewesen wäre.

Wie wir bereits gesagt haben, sind sie besonders in den ersten Monaten sehr empfindlich. Wahrscheinlich wirst du deinen Mann auf diese biologische Tatsache hinweisen müssen, da sein Enthusiasmus für dich sehr schmerzhaft sein könnte. Aber wenn er weiß, dass er mit deinen Brüsten sanft umgehen muss, kann es sein, dass du diese Überempfindlichkeit sogar ausgesprochen erotisch findest. Einige

WISSEN

Bruststimulation und Wehen

Gegen Ende der Schwangerschaft kann die Stimulierung der Brustwarzen die Wehen einleiten beziehungsweise verstärken. Das Stimulieren der Brüste ist tatsächlich eine natürliche Alternative zu dem weheneinleitenden Medikament Oxytozin. (Aber wie bei den meisten natürlichen Mitteln ist die Wirkung sehr viel subtiler, als es meiner ungeduldigen Natur lieb ist.) Du solltest das aber im Kopf behalten oder mit deinem Arzt darüber sprechen, wenn du Bedenken wegen vorzeitiger Wehen hast. Im umgekehrten Fall, wenn dein Termin bereits verstrichen ist und du ungeduldig auf die Ankunft des Babys wartest, kannst du es versuchen und deine Brüste nach Herzenslust stimulieren.

meiner Freundinnen haben berichtet, dass sie allein durch die Stimulierung ihrer Brüste zum Orgasmus kommen konnten. Ein Nebeneffekt ist, dass dadurch die Brustwarzen abgehärtet und auf das Stillen, solltest du stillen wollen, vorbereitet werden.

Für all die, die nicht ein Kapitel nach dem anderen lesen, möchte ich die Gelegenheit noch einmal nutzen und ihnen raten, diese großen, vollen Brüste zu genießen und vielleicht sogar ein paar Erinnerungsfotos zu schießen. Denn nach Geburt und Stillzeit werden sie wieder kleiner und sogar schlaffer als vorher. Tut mir leid, wenn das schlechte Nachrichten für dich sind, aber wenn es dir deine Freundinnen nicht sagen, wer soll es dann tun?

Oraler Sex

Oraler Sex macht immer Spaß, und das sollte auch während der Schwangerschaft so sein. Allerdings solltest du über einige physiologische Veränderungen Bescheid wissen, damit du deinen Mann darauf vorbereiten kannst. Die vermehrte Durchblutung deiner Geschlechtsorgane und die Farbveränderung werden deinem Mann beim Geschlechtsverkehr wahrscheinlich nicht auffallen, aber beim oralen Sex hat er sie sozusagen direkt im Blick. Da Überraschungen nicht immer ein Aphrodisiakum sind, wäre es sicher ganz gut, ihn darüber zu informieren. Außerdem wäre es sehr rücksichtsvoll, ihn auf die Geruchsveränderung dort unten vorzubereiten, sollte er den Unterschied nicht schon selbst bemerkt haben. Die wissenschaftliche Erklärung dafür ist, dass die Auskleidung der Gebärmutter vom alkalischen in den sauren Bereich wechselt (oder war es vom sauren in den alkalischen Bereich?) – auf jeden Fall ist es ganz normal. Was aber nicht heißt, dass es nicht ein Schock für deinen gütigen und liebevollen Mann sein kann. Meine Freundin Susie, die drei Kinder hat, behauptet, ihr Mann könnte aufgrund ihres veränderten Geruchs feststellen, dass sie schwanger ist, noch bevor sie es selbst weiß.

189

Dick und dicker und immer dicker!

Eine Sache habe ich immer ziemlich unfair gefunden: Während meine Lust auf Sex wuchs und wuchs, wuchs ich auch sonst und wurde immer dicker. Ich habe zwar einen mich liebenden Mann, aber ab einem gewissen Zeitpunkt war Sex mit mir mehr ein Akt der Gnade als der Leidenschaft. Natürlich ist jeder anders, aber eine beträchtliche Anzahl von Männern wird nicht gerade durch die Tatsache stimuliert, dass ihre Frau mehr wiegt als sie selbst (und doppelt so viel isst wie sie).

Wie ich bereits erwähnt habe, hatte ich bei meiner zweiten Schwangerschaft im dritten Monat Blutungen. Mein Arzt riet mir, vier bis sechs Wochen lang auf Geschlechtsverkehr zu verzichten. Ich habe natürlich freiwillig sieben Wochen lang darauf verzichtet, nur um ganz sicherzugehen. Bevor ich auf die Reservebank gesetzt wurde, war ich alles in allem noch ziemlich schlank und sexy. Als dann in meinen Augen genug Zeit verstrichen war und ich wieder mit meinem Mann schlafen wollte, hatte ich bereits Ähnlichkeiten mit einer Comicfigur, ohne mir selbst dessen bewusst geworden zu sein. Ich brachte unseren Erstgeborenen zu einer Freundin und begann ganz naiv mit meinen Vorbereitungen für die große Vereinigung. Ich wusch meine Haare und wickelte sie auf Lockenwickler, legte tonnenweise Schminke auf und schlüpfte (oder sollte ich besser sagen »presste mich«) in ein Seidenmieder und Strapse. Ich hätte genauso gut noch einen Sonnenschirm aufspannen und auf einem Hochseil balancieren können, so ähnlich sah ich den Ballett tanzenden Nilpferden aus dem Disney-Film. Mein Mann hat tatsächlich sein Leben riskiert und gelacht, aber sein Lachen kam so aus vollstem Herzen, er wäre auch bereit gewesen, sich totzulachen.

Meine Erfahrung lässt sich jedoch nicht verallgemeinern. Einige Männer lieben es, wenn ihre Frauen richtig schön dick sind, und werden von ihren großen, wunderschönen Brüsten stark erregt.

Meine Freundin Shannon erzählt, dass der Sex mit ihr ihrem Mann umso besser gefiel, je dicker sie war. Er jauchzte und grölte dabei wie ein Cowboy, der ein wildes Pferd einreitet. Ihre gigantischen Brüste und der gepolsterte Po waren für ihn stimulierender als alles andere. Und ganz besonders gern sagte er ihr Anstößigkeiten, weil er die Tatsache genoss, dass es als skandalös gilt, so mit einer Mutter zu sprechen.

Das Ende der Missionarsstellung

Während der ersten Monate der Schwangerschaft funktioniert fast jede sexuelle Stellung. Das einzige wirkliche Hindernis sind die empfindlichen Brüste, von denen wir bereits gesprochen haben. Du wirst es möglicherweise unerträglich finden, wenn das Gewicht eines Mannes auf ihnen lastet. Wenn der Bauch dann immer dicker wird, kann es zu einer wahren Herausforderung werden, all die Kurven und Berge zu integrieren. Schließlich wirst du feststellen, dass es vor allem zwei Dinge sind, die bei der guten alten Missionarsstellung (Mann auf Frau, Frau auf dem Rücken) unbequem werden.

Erstens wird das Baby, wenn du flach auf dem Rücken liegst, notgedrungen auf einer deiner Hauptschlagadern zu liegen kommen und damit deine Blutzirkulation abschneiden.

Zweitens macht der dicke Bauch zwischen dir und deinem Partner eine frontale Penetration nahezu unmöglich, außer dein Mann hat einen sechzig Zentimeter langen Penis (und sollte sich überlegen, ob er nicht Zuchtgebühren verlangen kann).

Irgendwann in der Mitte der Schwangerschaft gehen viele Paare zu anderen Stellungen über. Zum Beispiel kann sich die Frau auf Hände und Knie stützen, während der Mann hinter ihr ist. Die meisten meiner Freundinnen sind sich jedoch darin einig, dass der Mann bei dieser Stellung zu tief eindringen kann und daher Zurückhaltung üben muss, wenn er die Frau nicht verletzen will. Meine persönliche Lieblingsstellung, die auch von vielen Freundinnen voll und ganz empfohlen wird, ist die Position, die so entzückend als »Löffelstellung« bezeichnet wird. Dabei liegen beide auf der Seite, die Frau dreht dem Mann den Rücken zu. Das ist kuschelig, wirkungsvoll, und du kannst, wenn du willst, gleichzeitig ein Kissen im Arm halten. (In einem späteren Kapitel erfährst du mehr über die Vorliebe schwangerer Frauen für Kissen).

Meine gute alte sexy Freundin Shannon hat mir von einer weiteren Position erzählt, die ich schlichtweg für genial halte. Ich finde sie so gut, dass ich auch schon Maryann davon erzählt habe. Shannon und ihr Mann haben am liebsten im Badezimmer Sex. Wenn's stimmt, wurde sogar eines ihrer Kinder dort gezeugt. Sie lehnt sich über das Waschbecken, und er dringt von hinten in sie ein. Beide halten das für die ideale Stellung, außerdem lieben sie es, sich im Spiegel zu beobachten. Hinzu kommt, dass das Waschbecken gerade hoch genug ist, um ihren dicken Bauch und die dicken Oberschenkel zu verbergen, aber ihre wunderbar üppigen Brüste voll zur Geltung kommen. Also: Wenn du dir dabei noch gleichzeitig die Zähne putzen kannst, hast du ein echtes Talent für Multitasking!

Das große O

Das Beste habe ich für zuletzt aufgehoben: den Orgasmus. Du hast wahrscheinlich schon geahnt, dass der Orgasmus während der Schwangerschaft ganz anders ist als sonst. Einen Orgasmus zu beschreiben und seine Stärke zu messen ist eine ziemlich schwierige Angelegenheit, aber ich will trotzdem mein Bestes versuchen. Nach stundenlangen Diskussionen, die ich mit meinen Freundinnen zu diesem Thema geführt habe (eines unserer Lieblingsthemen), haben wir uns auf drei hauptsächliche Punkte geeinigt. Erstens – vorausgesetzt, du bist überhaupt noch an Sex interessiert – wirst du jetzt schneller erregbar sein als vorher. Zweitens, auch wenn du leichter erregbar bist, dauert es wahrscheinlich länger als sonst, bis du zum Orgasmus kommst. Und drittens solltest du dir so viel Zeit nehmen, wie du brauchst, weil ein Orgasmus während der Schwangerschaft tiefer und länger anhaltend ist als ein »normaler«. Du wirst sogar, wenn die erste Erschütterung vorbei ist, bis zu einer Stunde danach noch kleine »Nachbeben« fühlen (wie gesagt, ich wohne in einem Erdbebengebiet). Manchmal zieht sich dabei die Gebärmutter zusammen, was unter Umständen beunruhigend sein kann. Sprich mit deinem Arzt darüber. Die meisten werden dir aber bestätigen, dass deine Schwangerschaft diese Art des Hin- und Herschüttelns gut verträgt, außer es besteht bei dir die Gefahr einer Fehlgeburt.

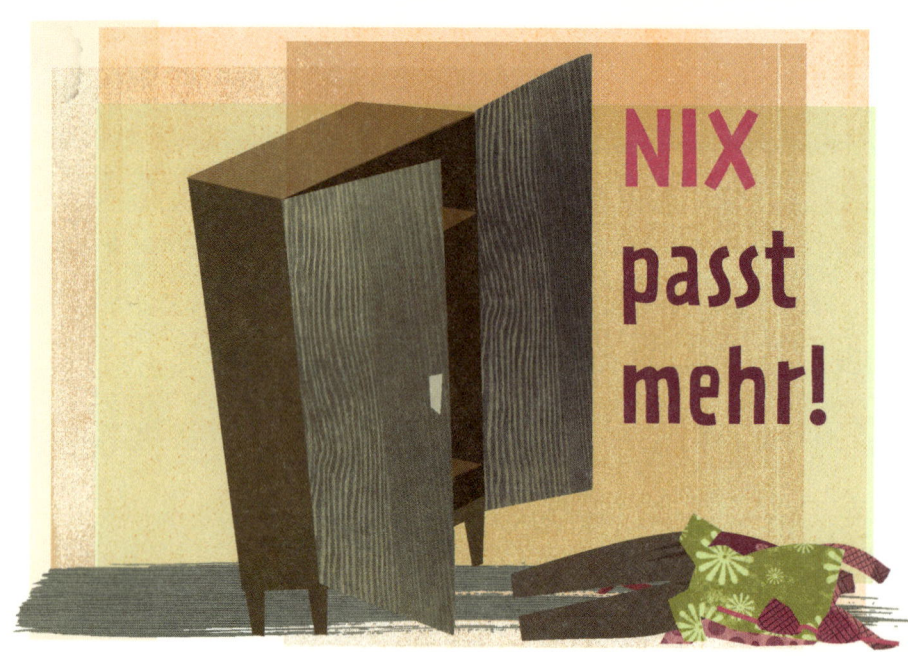

NIX
passt
mehr!

Schwangerschafts-Chic

Mode für die »anderen Umstände«

In der Erstausgabe dieses Buches schrieb ich, dass sich modischer Chic und Umstandsmode wohl nicht miteinander vereinbaren lassen. Keine meiner Leserinnen hat mir widersprochen, die Hersteller von Umstandsmode allerdings waren höchst beleidigt. Einer der größten weigerte sich zehn Jahre lang, meine Bücher in seinen Filialen anzubieten. Im letzten Jahr der Recherche für die Neuauflage dieses Buches habe ich verschiedene Geschäfte für Umstandsmoden besucht, und ich gebe zu, dass ich mein Urteil ein wenig revidieren muss. Für preiswürdig halte ich die heutige Umstandsmode noch immer nicht, doch es hat sich in den vergangenen zehn Jahren schon einiges verändert.

Weiche Stoffe, fließend und angenehm

Zunächst einmal hat sich die Qualität der Stoffe enorm verbessert, zumindest in den höheren Preiskategorien. Früher durfte man in den Geschäften für Umstandsmode kaum helles Licht machen, weil die Kleider wegen des hohen Polyesteranteils äußerst brennbar waren. Alles glänzte vor Polyester. Heute ist das nicht mehr so, meine Lieben. Heute ist das meiste aus Baumwolle, ein wunderbar weicher, saugfähiger und atmungsaktiver Stoff. Selbst biologische Baumwolle

195

(die ohne Einsatz von Pestiziden und anderen chemischen Stoffen angebaut und verarbeitet wird) findest du in manchen Geschäften. Auch das Angebot an Kleidungsstücken aus Seide und Leinen ist vielfältig, auch wenn viele mir sicher recht geben, dass diese Stoffe schrecklich knittern und am besten in Räumen mit Klimaanlage getragen werden. Den größten Fortschritt bedeuten aber die verschiedenen Mischgewebe, die es heute gibt. Sie verbinden den Tragekomfort und den Fall natürlicher Materialien mit der Passform synthetischer Stoffe. Sie knittern nicht und sind pflegeleicht … und sie glänzen nicht, sofern nicht ausdrücklich erwünscht! Wenn also die nicht schwangere, modebewusste Frau in dieser Saison Chiffon, Plüsch oder Wolle trägt, dann kannst auch du dir das gönnen.

Dolce und Gabbana, Fendi & Co.

Zweitens sorgen inzwischen auch Modedesigner und Marken-Hersteller für die modebewusste werdende Mutter. Alle, von Diane von Fürstenberg über St. John bis Versace, haben sich in anderen Umständen befindende Berühmtheiten ausgestattet. Filmstars, Sängerinnen, Sportlerinnen treten heute bis kurz vor den Wehen in der Öffentlichkeit auf – topmodisch und stolz auf ihren Bauch. Heidi Klum ist da nur ein Beispiel von vielen. Jeder Modehersteller, der ein wenig Geschäftssinn hat, muss realisieren, dass diese berühmten Mode-Trendsetter während ihrer reproduktiven Phase genauso gestylt sein müssen wie während ihrer Film- oder CD-Produktionen, und dass ihr Geschmack in dieser Zeit ebenso anspruchsvoll ist. Wer außerdem die Werbeflächen in der Stadt kennt, weiß, welche Werbechancen sich hier bieten. Und wenn eine Berühmtheit irgendein süßes Umstands-Top gekauft hat, wissen wir Freundinnen das innerhalb von zwei Tagen und wollen dasselbe haben.

Der Elefant im Porzellanladen

Die dritte große Veränderung in der Schwangerschaftsmode, und für mich auch die revolutionärste, ist das Zur-Schau-Stellen des Babybauchs. Noch vor zehn Jahren hätte allein schon der Gedanke, ein enges weißes Top zu tragen, das Busen und Bauch betont und knapp unter dem Bauchnabel endet und dazu noch die knallige Aufschrift »Knocked up« trägt, als geschmacklos gegolten. »Das braucht ja wirklich nicht jeder zu sehen«, war die allgemeine Meinung. Bis vor wenigen Jahren sollte Umstandsmode das Baby verstecken und verhüllen. Diese ganze Sache sollte »unter der Decke« gehalten werden. Kein Aufheben wollten wir drum machen. »Ich bringe das so schnell und unaufgeregt wie möglich hinter mich«, das wollten wir damit wohl ausdrücken. Heute wirkt diese Einstellung wie ein Rezept für eine Persönlichkeitsspaltung oder löst zumindest tiefe Empörung aus – und modisch haben wir daraus die Konsequenz gezogen.

Als mir meine Friseurin Zoe kürzlich die Haare föhnte, saß ich auf Augenhöhe mit ihrem Bauch. Ihr Tattoo, das früher rechts über ihrem Jeansbund saß, war verzerrt wie die Schrift auf einem Luftballon. Ich sah auch das Loch in ihrem Bauchnabel; sie hatte ihr Piercing entfernt, weil sich der Nabel nun von innen nach außen wölbte. Sie trug ein Achselshirt, eine lässige Dreiviertelhose aus Baumwolle und ein Rollover, so ein topmodernes, höchst praktisches schlauchförmiges Kleidungsstück, das sich so vielseitig als Rock, Top oder Bauchband für Schwangere verwenden lässt. Es sah hinreißend aus auf ihrem gebräunten und tätowierten Bauch. Zoe sah bewundernswert und absolut hip aus. Sie wirkte so zeitgemäß und sicher; es schien absolut normal und selbstverständlich, was in ihr passierte. Da fiel es mir ganz leicht, sie zu fragen, wann es denn so weit wäre. Normalerweise traue ich mich das nicht, aus Angst, mit meiner Vermutung vielleicht danebenzuliegen. Hier war es für alle sichtbar – ein Baby, das Zoe zwar nicht geplant hatte, das ihr und auch ihrem Freund aber willkommen war. Keine Geschichten von »beinahe verlobt«

197

oder »niemanden sagen, bevor es meine Eltern wissen«. Es war eine Tatsache, und es sprang mir sozusagen ins Auge. Ich bewunderte diese Offenheit so sehr.

Zum Thema Offenheit: Meine Freundin Cammie fand kürzlich im Internet ein zauberhaftes Kleid, das sie zu einem offiziellen Anlass (»das kleine Schwarze«) tragen wollte. Es war gerafft, aus dünnem, gazeartigen, schwarzen Stoff, der ihren Körper bis zu den Knien umschmeichelte. Bei ihrer Größe konnte sie so etwas auch tragen. Ich hätte im gleichen Kleid ziemlich quadratisch gewirkt. Das Kleid unterstrich ihren Bauch, es betonte Busen und Po und zeichnete die Krümmung ihres Rückens und ihres Bauches nach. Gut, das ist gewagt und kann durchaus Eltern und Schwiegereltern schockieren, aber Cammie war ein echtes Ereignis. Dieses Körperbewusstsein ist bei jungen Frauen, die mit engen Shirts und Jeans aufgewachsen sind, eine ganz natürliche Sache, und diese Selbstverständlichkeit ist einfach bestechend. Früher war Schwangerschaft gleichbedeutend mit Betulichkeit – wie schön zu erleben, dass es damit vorbei ist.

Heute tragen modebewusste junge Frauen auch ganz selbstbewusst ihre Hosen und Röcke unter ihrem Bauch, und so binden sie auch Kleider und Oberteile mit einem Gürtel unter dem Bauch. Zu meiner Zeit versuchte ich einmal die Stoffmenge eines Umstandskleides, das mir noch zu groß war, mit einem schicken kleinen Gürtel unter meinem Bauch zu bändigen. Mein Mann beobachtete, auf dem Bett sitzend, wie ich immer nervöser, ärgerlicher und verschwitzter wurde beim Versuch, mich attraktiv herzurichten. Schließlich konnte er sich nicht mehr beherrschen und brach in lautes Lachen aus. »Du siehst aus wie ein Basketball auf Stöcken«, brüllte er und lief schnell ins Badezimmer. Feigling. Heute habt ihr das geschafft, ihr jungen Freundinnen – ihr könnt euren Bauch sehen lassen.

Modisch und fit

Mit das Beste, was werdenden Müttern passiert ist, ist die Yoga-Bewegung. Sicher ist Yoga für uns Freundinnen eine gute Methode, etwas für unsere Fitness und Entspannung zu tun, egal ob wir schwanger sind oder nicht. Wichtiger noch ist aber die lockere, elastische Kleidung, die man zum Üben anzieht. (Verzeiht mir meine Meinung, ihr Yogajünger, aber ich habe meine Zurückhaltung beim Thema Sport und Schwangerschaft schon im Kapitel »Fitness und Schwangerschaft« eingestanden.) Christy Turlington, Supermodel in den achtziger und neunziger Jahren, entwickelte ihr Yoga-Label während ihrer Schwangerschaft. Die strapazierfähigen Stretchhosen, mit leicht ausgestellten Beinen, und die langen, weich fallenden Oberteile der modebewussten Yogis begeisterten uns Schwangere, die wir ebenfalls noch regelmäßig unseren Sonnengruß und andere Asanas machten. Yoga-Mädchen in der Blüte ihrer Jahre tragen zu ihrem Yoga-Outfit oft bauchfreie Tops oder Sport-BHs – auch wenn sie schwanger sind. Die etwas durchschnittlicheren von uns tragen dasselbe Outfit, aber mit einem langen Baumwollshirt oder einer Tunika darüber – alles, was nicht über den Kopf rutscht, wenn wir einen Handstand machen (als ob wir das täten).

Dieser Look hat über die Yoga-Studios hinaus in indische Teestuben Einzug gehalten, dann in Kaffeeläden und schließlich auch in andere Gefilde. Diese Teile sind so weich, elastisch und pflegeleicht, dass die meisten schwangeren Frauen diese Kleidung wohl auch im Beruf, beim Dinner und im Theater tragen würden – wenn sie könnten. Selbst jetzt, da ich nicht schwanger bin, liebe ich Sweats und andere Sportbekleidung, die nicht einengt, klemmt oder scheuert – und genauso meine Freundinnen.

Und was trage ich bei der Arbeit?

Ebenso wie die Mode-Industrie auf schicke schwangere Berühmt-heiten reagiert hat, muss sie es noch auf all die Frauen, die in Fir-men, Praxen, Gerichtssälen, Geschäften und Dienstleistungsunter-nehmen arbeiten. Einfach wäre es, wenn wir alle am Strand leben könnten, Flip-Flops oder Birkenstock-Sandalen tragen und uns bei der Arbeit in Kleidung präsentieren könnten, so durchsichtig, dass der BH als Teil des Outfits gelten würde. Aber all diese Lieblingsstü-cke sind höchst freizügig oder lang und durchsichtig wie indische Gewänder. Und auch topmodische Jeans werden, wenn sie unter dem Bauch oder auch darüber gegürtet sind, nicht unbedingt als businesstauglich betrachtet.

Als Anwältin ist meine Freundin Rebecca immer penibel auf ihre Kleidung bedacht. Sie sagt, zu ihrem Beruf gehöre es, professio-nell und dezent auszusehen. Keinesfalls dürfe sie durch schreiende Muster oder Farben oder zu viel Haut vom vorliegenden Fall ablen-ken. Versuch einmal diesen Stil durchzuhalten, wenn du schwanger bist! Bei Gericht trug Becca am liebsten taillierte Blazer mit Rock oder Hose, mit flachen Ballerinas oder flachen Pumps. Im zweiten und dritten Trimester heizte ihr der Bauch ziemlich ein, und sie schwitzte stark, also brauchte sie Stoffe, die atmungsaktiv sind und Feuchtigkeit aufnehmen.

Zuerst schaffte sie es mit ihrem bisherigen Stil in größeren Größen; aber schließlich hatte ihr Bauch, bis sie das Jackett mit gekürzten Ärmeln vom Schneider zurückbekam, schon wieder eine Lage drauf-gelegt, und die Jacke hatte keine Chance mehr. Oder die größeren Hosen hielten nur, wenn sie sie über den Bauch zog, was höchst unangenehm war und nicht gerade schick aussah. Saßen sie unter ihrem Bauch, verlor sie sie, wenn sie die Bauchspannung einen Mo-ment lockerte. Da wusste sie, dass sie auf Umstandmode umsteigen musste. Weinend rief sie mich an und bat um einige Tipps.

Natürlich wollte sie sich nicht vollständig neu einkleiden, da sie ja nicht einmal mehr sechs Monate schwanger sein würde. Aber sie wollte auch nicht jeden Tag das Gleiche anhaben. Was tut man da? Genau, Einzelteile! So machten wir es. Wir kauften eine Basisgarderobe mit einem Kleid, einem Rock, Hosen, zwei oder drei Tops und zwei Jacken in komplementären Farben.

Denk daran, dass alle Teile schwangerschaftsgerecht geschnitten sein sollten, nicht einfach größer als deine normale Kleidung. Selbst wenn Tuniken in dieser Saison sowieso in Mode sind, darfst du nicht erwarten, dass dir selbst die am weitesten geschnittenen lange passen. Du bist besser bedient mit einem Schwangerschafts-T-Shirt aus Baumwolle, das schön fällt und vorne noch Platz hat für den wachsenden Bauch und Busen, aber ebenso für den Po, der auch gern bedeckt ist. Das Gleiche gilt für Wickelkleider. So verbreitet sie heute sind, kauf spezielle Schwangerschaftsmodelle. Dann kneift auch später nichts, und sie gehen bis zuletzt richtig zu. Bei der Umstandsmode gilt die Regel: »Es ist Platz für alles und alles hat seinen Platz«, und das gilt für alle Körperteile.

TIPP

Modefragen

Zum Teil gibt es auch heute noch eine »Basisausstattung« der Umstandsmode-Fabrikanten, mit Tunika, T-Shirt, Rock und Hosen, alles aus Strickstoff, oft in sehr dezenten, wenig attraktiven Farben. Ich habe das in all den Jahren nie jemanden tragen sehen. Bei der Babymode gibt es das Gleiche – die fünf, sechs (oder mehr) Teile, die jede werdende Mutter zu Hause haben sollte, Body, Strampler, Hemdchen, Jeans und Jäckchen. Da gibt es eine riesige Auswahl, für jeden Geschmack und jeden Anspruch. Und diese Basics sind auch farbenfroh und keineswegs eintönig.

Besondere Ansprüche an Umstandsmode

Es müssen eine Menge Kalorien verbrannt werden, damit sich im Bauch ein Baby entwickeln kann – oder sogar zwei. Dieser Verbrennungsmotor führt zu einem deutlichen Anstieg der Körpertemperatur bei der Schwangeren. Manchmal wird sogar behauptet, dass ungeborene Jungen zehn Prozent mehr Kalorien verbrennen als Mädchen, also können sich Mütter von kleinen Jungen als wahre Dampfmaschinen fühlen. Dazu kommen noch die unberechenbaren Temperaturschwankungen, verursacht durch die Hormonschwankungen – da kannst du dich wirklich wie im Treibhaus fühlen.

Viel Luft bitte!

Nicht nur unter den Achseln bildet sich Schweiß; vor allem wer bisher eher flachbrüstig war, macht die wunderliche und befremdende Erfahrung, dass Rinnsale zwischen diesen beiden neu ausgebildeten Brüsten herunterlaufen. Bei manchen sammelt sich Feuchtigkeit unter den Brüsten. Das merkt man, wenn man sie hochhebt, weil man sie bewundern oder sich kratzen will. Und auch wenn man über solche Dinge eigentlich nicht reden mag, müssen wir doch alle eingestehen, dass sich gelegentlich auch Schweiß zwischen den sich reibenden Oberschenkeln sammelt.

Dann gibt es noch, ganz unter uns gesagt, diesen verstärkten Vaginalausfluss und manchmal auch Absonderungen aus der Brust. Wie meinte meine Freundin Greta kürzlich: »Niemand sagt dir, wie feucht und geschwollen alles wird. Und ich meine alles!« Gut, wir sagen es dir jetzt. Schon beim Schreiben dieser Tatsachen muss ich Tempos und Baumwollhöschen herausholen. Jetzt kannst du auch verstehen, warum natürliche, saugfähige und atmungsaktive Stoffe in der Umstandsmode heute so beliebt sind. Selbst mitten im Winter wirst du, wann immer möglich, ein Lüftchen spüren wollen.

Beginnen wir mit der Kleidung, die wir direkt auf der Haut tragen: Slips, BHs und Unterhemden. Diese sind am besten aus Baumwolle. Selbst wenn du noch deine Tangas trägst, schau, dass wenigstens der Zwickel aus Baumwolle ist, oder leg eine atmungsaktive Slipeinlage rein. Es ist super, sexy Umstandsjeans von bekannten Designern zu tragen, doch achte auch hier auf das Material. Pilzinfektionen gedeihen bei synthetischem Material. In der Schwangerschaft bist du dafür besonders anfällig. Es versteht sich sicher von selbst, dass du niemals eine rezeptfreie Pilzsalbe ohne Rücksprache mit dem Arzt anwenden solltest.

Juckreiz

Ein weiteres Phänomen der Schwangerschaft ist das Bedürfnis, Bauch und Brüste zu kratzen. Ich weiß nicht, woher dieser Drang kommt, aber meine Freundinnen und ich berichteten übereinstimmend von dem herrlichen Gefühl, am Ende des Tages alle einengende Kleidung auszuziehen und sich in Ruhe strecken und kratzen zu können. Ich, ein Abkömmling irischer und norwegischer Einwanderer mit wenig Melanin, sah danach aus, als hätte ich mit dem Werwolf geschmust. Der Drang war unwiderstehlich, egal welche Stoffe ich getragen hatte; ich habe aber festgestellt, dass der Juckreiz besonders schlimm war, wenn ich synthetische Stoffe getragen hatte, und vor allem, wenn Brüste oder Bauch durch Elastisches eingezwängt waren. Ich kann euch nur empfehlen, meine Freundinnen, euch in der Schwangerschaft nicht nur neue, von Fachfrauen angepasste BHs zu kaufen, sondern dabei auch auf Baumwolle oder zumindest Baumwollmischgewebe zu achten. Ihr werdet sowieso alle zwei Monate neue BHs kaufen (oder solltet es), dann könnt ihr für die nächsten Monate auch einige eurer Spitzen-BHs opfern. Das Baumwoll-Achselshirt oder Unterhemd, wie auch immer du dieses dünne, ärmellose T-Shirt nennen willst, ist für werdende Mütter ein Geschenk des Himmels. Jede Frau, ob schwanger oder nicht, liebt heutzutage den Lagen-Look, und das einfarbige, weiße Shirt bildet die ideale und universelle unterste Schicht. Du brauchst jetzt vielleicht etwas breitere und längere Versionen davon, aber dieses Teil bleibt dein modischer Begleiter. Trägst du auf deiner Haut ein Baumwoll-Shirt, dann ist jede zweite Schicht okay. Also los, zieh dir Taft, Satin oder Viskose drüber, die so süß und keck aussehen, und fühle dich wohl in deiner zweiten Haut aus Baumwolle.

Leider wächst der Hintern mit ...

Nachdem ich es jetzt viermal erlebt habe, weiß ich, dass die Realität meine Phantasien über das Schwangersein immer im zweiten Trimester einholt. Im ersten Trimester war ich völlig ungeduldig, endlich einen richtigen Bauch zu haben, einer, der wirklich schwanger aussah und nicht einfach aufgebläht oder nach zu viel Keksen; aber mir war nie bewusst, dass der Bauch meist auch mit einem größeren Po, dickeren Brüsten, Armen, einem angeschwollenen Gesicht und dickeren Beinen einherging. Wäre nur mein Bauch gewachsen, wäre ich bei meinen Hüftjeans geblieben, hätte einfach ein paar längere Shirts drübergezogen und wäre glücklich gewesen.

Doch für mich war die Schwangerschaft eine Ganzkörpererfahrung – ich war schwanger von meinem glühenden Gesicht bis zu meinen aufgedunsenen Knöcheln. Beim Gesicht konnte ich nicht viel machen, außer mich auf Freundinnen verlassen, die mich davon abhielten, dass ich in einem Augenblick der hormonbedingten Hysterie meine Haare streichholzkurz abschnitt. Meine Oberarme waren ein Kapitel für sich. Als ich kürzlich Bilder aus meinen schwangeren Zeiten anschaute, wurde mir eines ganz klar: Ärmellos und im neunten Monat schwanger sehe ich nicht am besten aus. An den Körper gepresst wirkten meine Oberarme dicker als meine Oberschenkel. Und Freundinnen wie Kristi bekamen dazu noch mysteriöse winzige rote Pickelchen auf den Oberarmen. Ärmel bis zum Ellbogen sind also wirklich nur vorteilhaft.

Auch Brust und Schulter können in der Schwangerschaft so bullig werden, dass die junge Frau aussieht wie ein Footballspieler. Spaghettiträger und Achselshirts betonen das Problem nur noch. Ein modisches Outfit ist dann gelungen, wenn es uns schmeichelt. Ein U-förmiger Ausschnitt kann manchmal viel attraktiver sein als der tiefe V-Ausschnitt vieler modischer Tops. Du musst nicht bis oben zugeknöpft sein, um vorteilhaft zu wirken, aber nur bei Frauen mit den kleinsten Brüsten wirkt das volle Dekolleté auch in der Schwangerschaft attraktiv. Ist der Ausschnitt tiefer als 12 cm, dann wird leicht deine Milchfabrik, und nicht dein Bauch oder dein glühendes Gesicht, zum Blickpunkt deines Gesprächspartners, vor allem, wenn du auf einem Stuhl sitzt und dich etwas nach vorne beugst.

Setze den richtigen Akzent!
Ein weiterer Hinweis darauf, dass du dich um deine Silhouette kümmern solltest, ist es, wenn deine Brust auf deinem Bauch ruht wie ein Walross auf einem Felsen. Der optische Effekt einer solchen Fusion ähnelt einem gestrandeten Schiff. Modisches Gegenmittel ist ein Empire-Waist-Schnitt, der unter dem Busen locker fällt. Die schwangere Gwen Stefani trug die schönsten dieser Kleider: Die Stoffe waren wunderbar exotisch mit feinen Details. Doch wenn man genau hinschaute, zeigten alle diese Stoffe einen visuellen Kontrast in Schnitt und Farbe zwischen Oberteil und Babybauch, ganz zu schweigen von den trompetenförmigen Ärmeln. Gwen Stefani sah niemals korpulent oder unförmig aus, sondern chic, sexy üppig und unwiderstehlich schwanger. Ihr Bauch wirkte absolut wohlproportioniert. Vielleicht entscheidest du dich auch für einen Empire-Schnitt oder taillierst ihn selber mit Gürtel, Band oder Schultertuch. Auf jeden Fall solltest du die Linie zwischen Bauch und Brüsten optisch unterbrechen; das unterscheidet dich dann auch schon fundamental von Quasimodo. Besonders wichtig ist dieser Kniff auch für euch, die ihr Mehrlinge erwartet.

Die Leute lieben einen Babybauch. Du selbst willst ihn beschützen, streicheln, mit deinen Armen umschließen. Dein Partner mag ihn vielleicht massieren und sein Ohr dranlegen, ob er drinnen etwas hören kann. Deine beste Freundin legt ihre Hand an die Stelle, an der du kürzlich einen Tritt verspürt hast, und hofft, den nächsten abzubekommen. Ein schwangerer Bauch gehört zu den unwiderstehlichsten Anblicken der Natur. Aus diesem Grunde ist er auch eine besonders komplexe Modeangelegenheit. Damals, zu Zeiten meiner ersten Schwangerschaft, legte eine Frau mehrere Schutzschichten zwischen ihr Baby und die Außenwelt. Hätte mir jemand vorgeschlagen, Jeans zu tragen, die unter meinem Bauch aufhörten, und eine Bluse, die gerade bis über meinem Nabel flatterte, wäre ich in Ohnmacht gefallen. Der Gedanke, dass ein Windhauch mein Oberteil anheben und irgendetwas von meiner Schwangerschaft freilegen könnte oder dass ein Fremder seine Hand auf die straffe Haut meines Bauches legen könnte, hätte eine solche Krise ausgelöst, dass ich mich ins Bett geflüchtet hätte. In diesen dunklen Zeiten zogen meine Freundinnen und ich unsere Hosen und Röcke mit breiten Baucheinsätzen bis weit über den Bauch, oder wir trugen Zeltkleider, die dreieckig vom Hals bis zu den Knien fielen, gelegentlich vielleicht mal ein Kleid mit Empire-Taille.

TIPP

Freundinnen-Rat

Heutzutage bleibt der Bauch oft frei und ist für alle sichtbar (und darf manchmal auch berührt werden), vor allem bei unseren Freundinnen in den Zeitschriften. Und alle diese hippen Bäuche sind gebräunt. Sei es durch die Sonnenbank oder Tönungscreme, der straffe, gebräunte Bauch ist modern. Braun ist schön, davon sind auch Schwangere heute überzeugt. Ich glaube, ein bisschen Tönungscreme schadet keinem Bauch, aber die Risiken des Sonnenbadens gelten auch für schwangere Frauen – und wir Freundinnen raten davon ab.

Zeigen oder verstecken?

Nun aber das nächste Thema: der Bauchnabel. Fast alle schwangeren Freundinnen stutzen, wenn ihr Bauchnabel beginnt, ein Eigenleben zu führen. Bei mir trat der Nabel im dritten Trimester heraus, er wölbte sich nicht mehr nach innen, sondern nach außen. Doch keine Sorge, nach der Geburt ist er immer wieder zurückgegangen – du wirst also nicht immer wie eine riesige Brustwarze aussehen. Doch je stärker er hervortrat, umso mehr ärgerte es mich. Wenn ich mit der Hand darüberfuhr, kam er mir vor wie ein Fremdkörper, und ich mochte ihn gar nicht berühren. Zum Waschen verwendete ich einen Waschlappen. Meine Freundin Mary klebte jeden Morgen ein großes Pflaster über ihren Nabel. Das funktionierte ziemlich gut, aber das Abziehen jeden Abend reizte ihre Haut. Manche decken den Nabel mit dünnen Kompressen ab, damit er unter enger Kleidung nicht sichtbar ist. Im siebten oder achten Monat allerdings tragen die meisten Mütter mit etwas Sinn für Stil (oder einem Quäntchen Sittlichkeit) Tuniken, lange Shirts oder Umstandsoberteile, dankbar für die Bedeckung und die richtigen Proportionen von schwangerschaftsgerechter Kleidung.

Besonders vorteilhaft ist es, dass diese Oberteile auch Po und Hüften kaschieren. »Gefährlich« sind enge Tops und Kleider in den letzten Schwangerschaftstagen wegen ihrer Tendenz, nicht nur die unvorteilhaften Kurven des schwangeren Bauches zu betonen, sondern ebenso das Gesäß. Lasst mich hier mal wieder ein Lob auf die dreiteiligen Spiegel singen, liebe Freundinnen. Vergesst nie, dass eure Rückseite ebenso schnell wachsen kann wie die Vorderseite. Grund mag die Milchproduktion sein, die hier Brennstoff ablagert, oder eine Vorsichtsmaßnahme der Natur, um unser »Fundament« zu stärken, damit wir das neue Gewicht verkraften können. Auf jeden Fall ist es da. Ich erinnere mich an eine Anthropologie-Stunde im College, als Fotos von Gorillamüttern gezeigt wurden, die auf Füßen und Fingerknöcheln liefen, ihre Babys quer auf den Hüften. Auf die Fingerknöchel stützen wir uns heute nicht mehr, aber die Hüften

207

scheinen ein evolutionäres Überbleibsel zu sein. Ich habe sie in den nachfolgenden Schwangerschaften auch immer als Sitz für meine älteren Kinder genutzt.

Wie vorher schon erwähnt, sammelt sich im Körper einer schwangeren Frau eine gewaltige Menge Wasser an. Nach einem langen Tag merkst du vielleicht, dass das meiste davon infolge der Schwerkraft in Füße und Beine gelangt. Meine Freundin Andrea, die in den Hundstagen des Sommers mit ihrem Sohn schwanger war, beschrieb ihre Füße als Hackbraten und ihre Zehen als Wiener Würstchen. Meine Freundin Caroline erzählte mir kürzlich, dass sie in den letzten Tagen der Schwangerschaft mit ihren Zwillingen »Waden-Knöchel-Mus« hatte – ihre Waden und Knöchel waren zu einem ununterscheidbaren Anhängsel geworden. In dieser Situationen haben wir einen guten Rat für dich: Erstens, leg deine Füße hoch, wann immer möglich. Zweitens: Denk an gute Schuhe und nötigenfalls Stützstrümpfe – aller Eitelkeit zum Trotz!

Du lebst jetzt!

Du findest gewiss mehr als genug modische Kleidung für die neun (zehn) Schwangerschaftsmonate und die Wochen danach. Du wirst auch feststellen, dass Designerteile genauso viel kosten wie ihre »normalen« Varianten. Den Kauf einer 200-€-Jeans kannst du damit rechtfertigen, dass du mehrere Jahre lang Freude dran haben wirst; der gleiche Preis für die entsprechende Umstandsjeans ist schwieriger zu begründen. Und schließlich brauchst du vielleicht vor dem fünften Monat noch nicht einmal unbedingt neue Jeans (vor allem, wenn du eines dieser heute absolut modernen Bauchbänder verwendest, die einfach über Hüfte und Bauch gezogen werden, geknautscht, gestrafft oder gerafft, und den offenen Hosenbund deiner Lieblingsjeans kaschieren oder zu kurz gewordene Lieblingstops peppig »verlängern«. Es gibt sie übrigens in vielen Farben und mit den verschiedensten Mustern).

Ein paar hundert Euro für Umstandsjeans auszugeben, die du vier oder fünf Monate trägst, muss schon gut überlegt werden. Was wir Freundinnen dir einstimmig sagen können: Rechtfertige niemals eine teure Schwangerschaftsgarderobe mit dem Argument: »Das ist so süß, das kann ich auch noch tragen, wenn das Baby da ist.« Wenn du vier Wochen nach der Geburt noch Umstandsmode trägst, dann weg damit, liebe Freundin! Es gibt nichts Schöneres, als alle diese Sachen in eine Kiste zu packen und auf dem Dachboden zu verstauen, sobald der Bauch verschwunden ist – auch wenn du an manch anderen Stellen noch ein bisschen breiter bist.

Tauschen und Leihen
Meine Freundinnen und ich tauschten munter unsere Sachen aus. Viele Frauen haben mehr als ein Kind; das bedeutet, dass sich die Anschaffungskosten für ein paar Kleidungsstücke eher amortisieren. Wenn du zwei oder drei fortpflanzungsfreudige Freundinnen findest, sei es beim Frauenarzt, im Geburtsvorbereitungskurs oder in der Nachbarschaft, könnt ihr eine »Kleider-Kooperative« bilden. Ich machte das mit drei Freundinnen, und später bekamen wir noch ein Mitglied, als eine Freundin ziemlich überrascht ihre Schwangerschaft feststellte.

Du brauchst in deiner Schwangerschaft auf jeden Fall etwas zum Anziehen für die Ferien und für offiziellere Anlässe. Das kann teuer werden, wenn du alles allein kaufst. Aber wenn du das »kleine Schwarze« kaufst und deine Freundin Amy eine festliche, sexy Partyrobe und deine Freundin Mindy einen langen schicken Strickmantel und deine Freundin Corki zwei Paar Stiefelhosen, hast du schon eine ganze Menge für eine super Schwangerschaftsgarderobe.

Meine Freundinnen, die mit mir schwanger waren, erkannten auch, welche Ressourcen wir hatten, wenn wir unsere Garderoben zusammenlegten – aber erst, nachdem einige von uns in ihrer ersten Schwangerschaften als »Solisten« eine Menge Geld in Outfits inves-

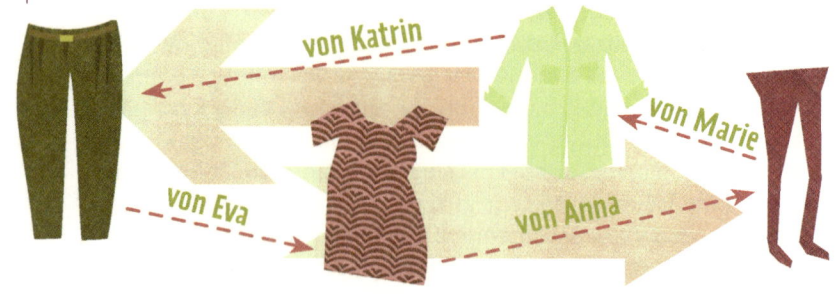

tiert hatten, die nur kurz oder gar nie getragen wurden und dann weggeräumt. Dabei war doch vorherzusehen, dass andere Freundinnen auch mit ihrem ersten Kind schwanger wurden und wir selber beim zweiten, dritten oder vierten diese Kleidung wieder herausräumten. Bald erkannten wir, dass wir uns mit ein wenig Planung eine Garderobe teilen konnten – selbst zwei Freundinnen, die praktisch den gleichen Geburtstermin hatten. Umstandskleidung ist oft so weit geschnitten, dass die normalen Größen nicht mehr stark ins Gewicht fallen; Frauen, die sonst 36, 38 und sogar 40 haben, können oft dieselbe Umstandskleidung tragen. Der größte Unterschied, so stellten wir fest, besteht in Länge und Ärmellänge. Wir kauften einfach Klebeband und passten damit die geliehenen Klamotten individuell an.

Der weitgehende Verlust des Kurzzeitgedächtnisses, der ein Kennzeichen der neuen Mutterschaft ist, führt dazu, dass wir das Wiederauftauchen des gleichen Outfits, das wir nur ein Jahr zuvor weggeräumt haben, freudig und voller Spannung erleben. Selbst nachdem mein viertes Kind geboren war und meine Freundinnen und ich unsere reproduktive Phase beendet hatten, gab es noch jüngere Bekannte, die unsere gemeinsame Garderobe für weitere Schwangerschaften erbten. Nach und nach gehörten auch Stillbüstenhalter, Schwangerschaftsgürtel, Neugeborenenwindeln, Stillkissen und Stubenwagen zur Kollektion. Nach Gebrauch wurden diese Dinge gründlich gewaschen, gegebenenfalls gereinigt und waren dann wieder perfekt gebrauchsfähig. Das nennt man ökonomisch! Es war phantastisch.

Schwimmen – unser gutes Recht!

Für eine richtig schwangere Frau ist Wasser der ideale Aufenthaltsort. Ich war während meiner Schwangerschaften geradezu süchtig nach meiner Badewanne (natürlich bis die Fruchtblase platzte oder der Schleimpfropf abging). Es war höchst entspannend und wohltuend, im wohltemperierten Wasser zu liegen – weder zu heiß noch zu kalt. Da verstehe ich den Wunsch mancher Frauen nach einer Wassergeburt nur zu gut (obwohl das doch nichts für mich wäre). Und da eine normale Schwangerschaft vierzig Wochen dauert, besteht die gute Chance, dass es uns irgendwann auch nach einem Badeanzug verlangt.

Ich glaube nicht, dass ich in meinen vierzig Monaten Schwangerschaft auch nur einmal bei diesem Modethema ein gutes Bild abgegeben habe. Ich gehöre zu den Frauen, bei denen sich jedes zusätzliche Pfund an den Oberschenkeln ablagert. Wie gerne hätte ich einfach einen niedlichen Schwangerschaftsbauch gehabt und wäre im Bikini so eindeutig schwanger, leicht gebräunt und scherzend dahergekommen wie Victoria Beckham. Doch ich bin nun mal hellhäutig, habe Sommersprossen und Cellulitis und sehe von hinten etwa aus wie Hüttenkäse. Kein Wunder, dass ich mich von jedem Schwimmbad lieber ferngehalten habe. Musste es unbedingt sein, dann trug ich anfangs normale einteilige Badeanzüge, einen Pareo um mein Hinterteil geschlungen. Doch mit der Zeit brauchten meine Brüste einfach richtige Körbchen (und wirklich große), und mein Bauch dehnte den Badeanzug so weit nach vorne, dass er im Schritt unanständig offen stand.

In meiner dritten Schwangerschaft wollte ich mit meinen Schwiegereltern und den anderen Kindern ins Disney World gehen ... im

JULI! Orlando im Sommer, im siebten Monat schwanger – das war heftig, und nur eine Frau, die das in Mokassins, mit zwei kleinen Kindern im Schlepptau, durchgemacht hat, kann diese Qual nachvollziehen. An Abkühlung war nirgends mehr zu denken – in keinem Zimmer, nicht bei Nacht, nicht im Vergnügungspark, nirgends. Die Pools und künstlichen Strände rund um unser Hotel wurden für mich immer verlockender.

Und so kaufte ich mir einen blau-weißen Umstandsbadeanzug im Marinestil. Marinestil und Schwangerschaft schienen damals modisch irgendwie zusammenzugehören. Keine Ahnung mehr, ob er verstärkte Körbchen hatte oder einen Volant – ich erlebte deswegen ein solches posttraumatisches Stresssyndrom, dass ich keinerlei Erinnerung an diese Zeit mehr habe. Doch eines weiß ich heute mit Sicherheit: Wir Frauen haben erstens das Recht zu schwimmen, egal wie makelhaft wir uns fühlen mögen, und zweitens finden sich die wenigsten Frauen im sechsten oder siebten Schwangerschaftsmonat im Badeanzug besonders attraktiv, außer sie sind ein Supermodell, über 1,80 groß oder eine Berühmtheit mit einer Essstörung.

Doch sei beruhigt: In dieser Phase deiner Schwangerschaft sagt wirklich niemand mehr: »Schau, wie pummelig die ist.« Jetzt heißt es vielmehr: »Ist sie nicht süß, die kleine Mami? Sie sieht richtig gesund aus.« In dieser Phase werden wir nicht länger an den Maßen von Nicole Ritchie oder Lindsay Lohan gemessen, denn jetzt ist ganz offensichtlich, dass wir gerade etwas viel Bedeutenderes vollbringen. Also, ganz im Ernst, liebe Freundin: Um deine Leibesfülle schert sich nun wirklich niemand mehr, außer du selber (und vielleicht ein rauhbeiniger Partner, der aber sowieso seit Monaten nichts Richtiges mehr gesagt hat). Also wag dich raus, trag deine Öle und Anti-Dehnungsstreifen-Cremes auf, massiere deinen Bauch in aller Öffentlichkeit, wenn du willst; ich garantiere dir, sie wünschen sich alle heimlich, sie wären du.

Freu dich: Es ist besser geworden

Zehn Jahre nachdem ich die Erstausgabe dieses Buches geschrieben habe, kann ich beruhigt feststellen, dass du heute eine größere Auswahl an Bademoden hast. Sie haben das Zelt- und Röckchenartige des vorigen Jahrzehnts verloren und stützen deinen Bauch mit unsichtbaren Verstärkungen und Rückenverschluss. Sie trotzen auch architektonisch der Schwerkraft, indem die gefütterten Cups den schweren Busen heben und du so tatsächlich zierlicher und wohlproportioniert wirkst. Und dann gibt es heute auch Tankinis, diesen Mix aus Badeanzug und Bikini – sie sind bei entsprechenden Proportionen natürlich eine super Alternative.

Tankinis für Schwangere sind meist etwas länger geschnitten und mit seitlicher Raffung versehen, damit der Bauch nicht eingezwängt wird. Und an der Brust lassen sie sich für eine optimale Passform verstellen. Diese Tankinis sind oft so bequem, dass du sie vielleicht sogar zu Hause tragen möchtest. (Mehr über entsprechend bequeme Unterwäsche findest du später in diesem Kapitel.) Im Rückblick kann ich dir also nur raten, auf diese blau-weißen Badeanzüge ganz zu verzichten, sofern du nicht in der Marine bist. Jetzt ist die Zeit für Farbe.

Sei mutig, fordere die bewundernden Blicke deiner Mitmenschen heraus. Du bist eine Superfrau! Du schaffst neues Leben! Ein kleiner Mensch wächst in dir heran! Dir gebührt Applaus, wo immer man dich sieht, denn du folgst dem biologischen Imperativ und sorgst für die Zukunft der menschlichen DNS. Außerdem können lebhafte Farben und Muster vom Hüttenkäse-Effekt ablenken.

Ein Letztes noch zu Badeanzügen und Schwangerschaft: du kannst dir einen Sonnenbrand holen an Stellen, von denen du gar nicht wusstest, dass sie existieren. Ganz zu schweigen davon, dass die Haut in der Schwangerschaft anders auf Sonne und andere Elemente reagiert. Verwende also jeden Tag Sonnencreme und Sonnenblocker für die empfindlichen Stellen: Busen, Oberschenkel am Beinausschnitt und, ich brauche es wohl nicht zu sagen: Gesicht. Das Chloasma bzw. die »Schwangerschaftsmaske«, die viele Frauen während der Schwangerschaft bekommen, verstärkt sich durch Sonneneinstrahlung. Sonnenbaden ist heutzutage sowieso überflüssig, wo es immer mehr Möglichkeiten für künstliche Bräune gibt. Und lass es dir von mir Veteranin sagen: du willst sicher nie gefragt werden, ob du die Mutter oder die Großmutter dieses Kindes bist! Also behandle deine Gesichtshaut so, wie du den Babypopo behandeln wirst …

Dessous: die Wäsche für drunter

Natürlich werden sie nach wie vor verkauft, diese großen, bis über den schwangeren Bauch reichenden Schwangerschaftsslips. Aber wahrlich nicht jede Frau findet sie umwerfend. Im Gegenteil, ich

WISSEN

Höschenfrei in der Schwangerschaft?

Unter uns Freundinnen gesagt, auch wenn du, wie ich, manchmal gern ohne Unterwäsche gehst, solltest du das während der Schwangerschaft aus hygienischen Gründen nicht tun. Ich habe, glaube ich, schon gesagt, dass es da unten, wie soll ich sagen, leicht mal TROPISCH wird. Deine Oberschenkel kleben jetzt ziemlich zusammen, es bildet sich Schweiß, und dann ist da noch der Vaginalausfluss (man kann es nicht besser umschreiben) – kurzum, es wird da ziemlich heiß. »Aber gerade deshalb ist höschenfrei ja so angenehm«, sagst du jetzt wahrscheinlich. Doch es gibt luftige und hygienische Alternativen: Trag einfach leichte, atmungsaktive Strings aus Baumwolle. Außer natürlich, du bist völlig nackt. Ansonsten fühlst du dich nicht so FRISCH, wie wir Freundinnen es gewohnt sind.

habe in den zwanzig Jahren der Beschäftigung mit diesen intimen Dingen kaum eine Frau kennengelernt, die diese großen Dinger trägt. Viele meiner schwangeren Freundinnen bleiben bei ihren gewohnten Tangas, aber ich kann sie nicht einmal ausstehen, wenn ich nicht schwanger bin. Viel bequemer finden viele modebewusste Schwangere die dünnen, elastischen Pantys mit Lycra-Spitze, wie sie die bekannten Wäschehersteller in vielen Modellen anbieten. Sie sind nicht billig, aber im Kaufhaus findest du auch preisgünstigere Modelle. Wichtig ist nur, dass wenigstens der Zwickel aus Baumwolle ist und sie mit einem weichen Elastikband abschließen, damit das Höschen auf deinem prallen Bauch nicht wegrutscht. Helle, frische Farben sorgen für gute Laune.

Mieder, Babybelt und Stütz-Strumpfhosen

Du meinst vielleicht, Mieder und Strumpfhosen seien das Letzte, was eine adrette, schwangere Frau tragen wollte – außer natürlich sie ist so hellhäufig, sommersprossig und blauadrig wie ich. Ein Mieder, über den Bauch gezogen und mit Stützfunktion – das klingt erstickend heiß, einengend, unattraktiv (der ultimative Lustkiller). Vielleicht ist das auch für das Baby nicht gut? Etwas über dem Bauch zu haben war für meine Freundin Andrea deshalb so schlimm, weil sie ihren Bauch dann nicht mehr kratzen konnte. Und doch schwören viele meiner durchaus vernünftigen und keineswegs spießigen Freundinnen auf die Stützfunktion eines Schwangerschaftsmieders bzw. eines Schwangerschaftsslips oder eines Torseletts.

Zunächst einmal, weil, wie mir meine Freundin Sheree erzählte, die meisten bis zum fünften Monat nicht eindeutig schwanger aussehen. Man könnte ebenso gut meinen, diese undifferenzierte Gewichtszunahme ginge auf zu viele prämenstruelle Milchshakes zurück. Im sechsten Monat ist die Schwangerschaft weit genug fortgeschritten, um für Außenstehende unmissverständlich erkennbar zu sein. Aber bis dahin können Miederhosen, sogenannte Bodyforming-Wäschestücke oder Torseletts, unserer Silhouette eindeutig schmeicheln, insbesondere, erklärt Sheree, am Gesäß und an den Oberschenkeln.

Auf jeden Fall solltest du, liebe Freundin, dabei zu »echten« Schwangerschaftsmodellen greifen und dich im Fachgeschäft beraten lassen. Wenn du Bedenken hast, ob dein Baby dadurch zu stark eingezwängt wird, frag sicherheitshalber deinen Arzt. Ich weiß nicht viel über unsere Körper und ihre Flüssigkeiten, aber mein gesunder Menschenverstand lässt mich fragen: »Was passiert, wenn die Elastikbänder am Beinausschnitt zu eng sind?« Können sie das Blut abschnüren? Halten sie das angesammelte Wasser zurück, jawohl zurückhalten? Gehen dann also abends, wenn du die Miederhose ausziehst, deine Arme und Beine auf wie Luftballons und deine Finger wie Würstchen? Ich meine ja bloß ...

In den letzten beiden Schwangerschaftsmonaten, bei Mehrlingen schon früher, klagen viele Frauen über Rückenschmerzen. Und wie steht eine Schwangere typischerweise da: Genau, mit Hohlkreuz, zurückgezogenen und hängenden Schultern, Bauch und Wirbelsäule nach vorne geschoben und auf den Fersen zurückgelehnt, damit sie nicht auf das Gesicht kippt. Mein Gott, so ging es mir bei meinem dritten und vierten Baby auch, und die waren kaum sieben Pfund schwer und kamen termingerecht.

Denk an deinen Rücken!
Und nicht nur die Haltung leidet. Dieser Druck auf die Nerven unterhalb des Bauchs und in die Hüften verursacht bei Millionen betroffener Frauen Ischiasprobleme. Das bedeutet abwechselnd feuerartige Schmerzen und totale Taubheit in einem oder beiden Beinen. Diese Probleme verlieren sich gewöhnlich bei der Entbindung oder kurz danach, sind aber die Hölle, solange sie auftreten.

Meine Freundin Peggy litt bei allen drei Babys unter Ischiasproblemen; bei jeder Schwangerschaft wurde es ein bisschen schlimmer, weil ihre Bauchmuskeln nicht mehr so straff waren und ihr Becken-boden auch schon etwas geschwächt.

Am Ende ihrer ersten Schwangerschaft litt Peggy sehr, aber bei ihrer zweiten und dritten trug sie einen Babybelt – manchmal heißt die-ses Teil auch Schwangerschaftsgürtel oder Entlastungsgürtel –, eine Bauchstütze, die sich in der Größe verstellen lässt und das Gewicht des Bauchs abstützt. Am besten informierst du dich im Fachgeschäft und probierst einen solchen Babybelt einmal an, um zu sehen, ob das etwas für dich wäre.

Ob all diese »Stützen« tatsächlich auch einer Blasenschwäche vor-beugen, wie manche Hersteller behaupten, weiß ich nicht. Tatsache ist, dass manche Frauen nicht erst nach einer natürlichen Geburt an Blasenschwäche oder Inkontinenz leiden, sondern schon während der Schwangerschaft. Das kommt daher, dass sich die Hormonspie-gel und die Lage der Organe wie Blase und Gebärmutter in dieser Zeit verändern. Die Bänder, die Blase und die Harnröhre werden elastischer und dehnbarer. Außerdem steigt mit fortschreitender Schwangerschaft der Druck auf die Blase. Meine Freundinnen und ich kennen dieses unangenehme Gefühl nur zu gut; du musst so dringend Wasser lassen, dass es richtig weh tut, und kaum sitzt du auf der Toilette, kommen nur ein paar Tropfen. Die beste Vorbeu-gung und Therapie sind sicherlich Beckenbodenübungen. Dafür gibt es auch Kurse. Wenn du ansonsten etwas anderes gegen eine Inkon-tinenz unternehmen willst, dann versprich mir, dass du das erst mit deinem Frauenarzt besprichst.

Wohin mit diesen großen Brüsten?

Echt glorios, diese Brüste! Ich betrachte sie sozusagen als Geschenk für das andere »Baby« in unserem Leben. Du kennst das: Wenn man eine Freundin besuchen geht, die ihr zweites oder drittes Kind be-kommen hat, dann bringt man für die älteren Kinder auch ein Geschenk mit, damit sie nicht eifersüchtig sind. Ich glaube, so eine Art Geschenk sind deine Schwangerschaftsbrüste für den Vater des Babys – das macht ihm Freude, er fühlt sich einbezogen und geliebt. Natürlich weiß ich, dass sie »eigentlich« der Milchbildung dienen – aber eben nicht nur. Auf jeden Fall schenken sie viel Gutes – und du wirst oft das Gefühl haben, dass sie dein Leben bestimmen.

Die Brüste sind extrem schwer, oft zwischen zwei und fünf Pfund! Wie riesige saftige Äpfel folgen sie dem Newton'schen Gesetz der Schwerkraft und hängen nach unten. Deine Aufgabe ist es, dafür zu sorgen, dass sie der Schwerkraft mit der richtigen Stütze durch einen Büstenhalter trotzen. Ich will jetzt nicht hören, dass du niemals einen BH, höchstens ein Bustier getragen hast, meine liebe Freundin.

WISSEN

BH-Wahl

Was du beim Kauf eines BHs berücksichtigen solltest:

1. Lass dich bei der Anprobe des BHs von einer erfahrenen Fachverkäuferin beraten oder nimm zum Einkaufen eine Freundin mit, die Kinder hat und weiß, dass der BH nicht in erster Linie Reizwäsche ist, sondern zuallererst eine andere Funktion hat.

2. Akzeptiere, dass sich Cup-Größe und Brustunterweite verändern. Denk daran, dass dein ganzer Oberkörper mit einer Schutzschicht aus Fett und Wasser unterfüttert wird und sich daher alle Maße verändern.

3. Achte darauf, dass die Büste nicht nur von den Schulterträgern gehalten wird. Ein guter BH verteilt durch einen breiteren Rückenträger einen Teil des Gewichts auf den Rücken. Du kannst herausfinden, ob dieser Träger seine Aufgabe erfüllt: Streif die Schulterträger nach unten und bring das Rückenband und das vordere Unterbrust-

band auf die gleiche Höhe. Schiebt sich der Verschluss hinten wieder nach oben, entlastet der Rückenträger nicht und passt nicht richtig.

4. Dir gebührt schwarze Spitze, und du sollst sie bekommen. Selbst bei Still-BHs gibt es sexy Modelle. Nicht nur in Fachgeschäften und Kaufhäusern, auch im Internet findest du eine große Auswahl. Allerdings solltest du dann deine neue Größe schon kennen, bevor du einen BH bestellst.

5. Häng nicht zu sehr an deinen BHs. Selbst wenn du mit Bedacht BHs »auf Zuwachs« gekauft hast, können nur wenige von uns Größe, Form und Gewicht (ganz zu schweigen von der Temperatur, aber das war vielleicht nur bei mir so) ihrer Dritttrimester und ihres Stillbusens richtig vorausahnen. Du kannst diese Veränderungen nicht vorhersehen, also musst du wachsam sein und es merken, wenn deine alten BHs die Zwillinge nicht mehr im Griff haben. Gegen Ende der Schwangerschaft wirst du nochmals BHs kaufen müssen. Positiv ist, dass du anders als bei Umstandkleidung diese großen BHs über die Schwangerschaft hinaus tragen wirst, vor allem wenn es Still-BHs sind.

6. Heb sie auf. Lange nachdem du abgestillt hast und deine Brüste, zumindest auf dich, kleiner und weniger prickelnd wirken als vor der Schwangerschaft, wirst du dir kaum vorstellen können, dass sie jemals wieder die frühere Schwangerschaftspracht erleben sollten. Du hast natürlich recht – BIS du wieder schwanger wirst und genauso kess und ausladend wirst wie das letzte Mal. Dann wirst du diese alten großen Dinger aus deiner Schublade zurückholen.

Überwinde dich! Du brauchst einen BH, der deine wachsenden Brüste nach oben hebt und dem Bauch Raum zum Wachsen lässt (sonst werden sie irgendwann mit Sicherheit dort ruhen). Du brauchst einen BH, der die zarte Muskulatur schützt, die diese Zwillinge an deinem Brustkorb hält. Die Cup-Größe verändert sich im Durchschnitt dreimal in den neun (zehn) Monaten der Schwangerschaft.

Gönn dir was, das passt!
Also sag mir jetzt nicht, dass du noch deine normalen BHs trägst, einfach eine Öse weiter eingehakt. Du bist nicht nur insgesamt breiter. Die Körbchengröße verändert sich auch. Aus deinen alten BHs werden deine Brüste ziemlich bald oben herausquellen, und die Träger werden permanent auf deinen Schultern einschneiden.

Jede Frau mit einigermaßen sichtbaren Brüsten sollte sich ihre Büstenhalter von Fachverkäuferinnen anpassen lassen.

Und das gilt ganz besonders jetzt. Die Fachverkäuferinnen wissen, wie man genau Maß nimmt, welche Träger am besten sind und überhaupt welches Modell für dich am besten geeignet ist. Dieser Aufwand kann dir einen Buckel oder chronische Nackenschmerzen ersparen. Ein breites Unterbrustband kann dem Einengen der Lungen vorbeugen.

Zusammengedrückt wie ein riesiger Brotlaib bilden deine Brüste ein Riff, das von den Schultern abwärts wie ein gigantisches Gewächs unter deinem Hals sitzt, meine Freundin! Werden deine Zwillinge aber schön getrennt, mit einem gut sitzenden Bügel-BH gestützt oder anderswie, wirken sie wieder wohlproportioniert, attraktiv und werden zum Objekt der Begierde und des Neids. Auch wenn dir das nicht wirklich wichtig ist, dann fühlst du dich zumindest wohl und spürst die Entlastung.

Ja, Schwangerschafts-BHs gibt es massenhaft; manche Modelle sollen vor allem stützen, andere in erster Linie entlasten. Es gibt durchaus auch sexy Modelle mit Spitze in vielen Variationen. Manche können später als Stillbüstenhalter getragen werden und haben aufklappbare Cups.

Alles über Haare

Alles hängt von meinen Haaren ab, ich meine WIRKLICH, davon hängt es ab, auf eine krankhafte, narzisstische Weise, die ich mich schäme einzugestehen. Wenn meine Haare sauber sind, top geföhnt und locker schwingend, so dass ich von Fremden Komplimente bekomme, ist es ein guter Tag. Selbst wenn ich gefeuert werde, wenn mich mein Mann verlässt und mein Auto gestohlen wird, es ist ein guter Tag. Solange ich auf dem Arbeitsamt, vor dem Scheidungsrichter oder auf dem Polizeirevier gut aussehe, kann ich die anderen unbedeutenden Schwierigkeiten in meinem Leben locker bewältigen. Wenn meine Haare aber platt sind, die Farbe rausgewachsen und sie schon mehrere Tage nicht gewaschen wurden, könntest du mir sagen, dass ich im Lotto gewonnen habe und das Geld an der Lotto-Annahmestelle nur abholen müsste, ich würde es nicht machen.

In dieser Hinsicht gibt es jetzt fast nur gute Nachrichten. Sicher, du musst sie vielleicht öfter waschen, wenn du schwanger bist, aber das ist ein geringer Preis für die dicksten und gesündesten Haare deines Daseins. Erstens arbeitet dein Körper auf Hochtouren und versorgt das Baby und deinen Körper mit allen Säften und Kräften. Schon das allein würde wahrscheinlich den guten Zustand und das Wachstum deines Haares erklären, aber während der Schwangerschaft geschieht noch ein anderes kleines Wunder: du verlierst keine Haare mehr (oder du verlierst zumindest viel weniger), und so gibt es gewöhnlich eine Menge mehr Arbeit damit.

221

Färben oder nicht?

Dieses beschleunigte Wachstum führt allerdings zu einer der ersten großen Entscheidungen, die du in der Schwangerschaft treffen musst: Sollst du dein Haar weiterhin blondieren oder färben, wenn du schwanger bist? Die einen sagen, dass chemische Haarfarben durch die Haarfollikel und die Poren der Kopfhaut dringen, über das Blut in die Plazenta gelangen und für einen strohblinden Kopf des Babys sorgen würden – Spaß beiseite, sie meinen, die Färbemittel könnten dem Baby irgendwie schaden. Okay, das ist alles, was ich darüber gehört habe, wahrscheinlich auch, weil ich nicht mehr darüber wissen wollte. Ich wollte einfach nie so viele Informationen, dass es meiner Entscheidung im Weg stehen könnte. Meine Freundin Garbo, eine italienische Schönheit mit großen braunen Augen und ja, platinblondem Haar, kündigte frühzeitig an, dass sie superblond bleiben würde, weil das nur fair sei. Immerhin stehle ihr das Baby schon ihre Figur, ihre Seele und die Fähigkeit, ihre eigenen Füße zu sehen.

Bei meinem ersten Baby blieb ich bei meinem Naturbraun, aber damals hatte ich auch noch keine grauen Haare, und nach drei Jahren Unfruchtbarkeit hätte ich alles geopfert, um dieses Baby zu behalten. Bei den anderen Babys war ich jedoch viel lockerer und eitler. Ich behielt nicht nur meine Strähnchen, sondern ich trank Kaffee, nahm gelegentlich eine Kopfschmerztablette und manchmal Süßstoff. Also klag mich an – aber meinen Kindern geht's gut!

Zwei meiner Freundinnen verbannten als Kompromiss alle Blondierungsmittel mit Peroxid, behielten aber die mit dunklen Pigmenten. Andere verwendeten in den neun (zehn) Monaten der Schwangerschaft nur Tönungsmittel, keine Färbemittel. Wieder andere stiegen auf natürliche Pflanzenfarben um. Du kannst dir vorstellen, wie wirksam damit erste graue Haare gebannt werden konnten … Ich achte jede Entscheidung, die eine Mutter für das Baby in ihrem Bauch trifft. Ich habe jedoch festgestellt, dass diese Freundinnen, sobald es möglich war, einmütig zum Blondieren, Dauerwellen und Aufhellen ihrer Haare in einen Friseursalon liefen. Ich meine ja nur, aber wenn Baumrinde und Tee so gute Haarfärbemittel sind, warum verwendet sie dann nicht der »King of Color«, der Visagist Louis Licari?

Nichts ist von Dauer

Die Mode ist unbeständig, und zurzeit, da ich dieses Buch schreibe, sind Dauerwellen ziemlich out. Doch es war schon immer ein Kommen und Gehen, und ich vermute, das wird auch wieder so sein. Darum muss dieses kleine Kapitel über Dauerwellen geschrieben werden. Außerdem werden Haare auf entsprechende Weise auch geglättet – und das ist fast immer in Mode – daher gilt dieser Rat auch dafür. Schwangeres Haar nimmt eine Dauerwelle nicht gleichmäßig an. Manchmal sogar gar nicht. Tut mir leid, aber so ist es nun einmal. Ich weiß nicht, warum das so ist, aber du musst dabei einfach uns Freundinnen vertrauen. Lass dir ein paar Verlängerungen machen, trag einen Pony und stell dich auf stundenlanges Föhnen oder auf Lockenwickler ein, bis du geboren hast – oder auch bis du abgestillt hast. Erst dann kannst du deinen alten Kopf zurückhaben. Ich glaube nicht einmal, dass du warten musst, bis die »schwangeren« Haare ausgefallen sind oder neu wachsen – ich glaube, die alte Truppe ist wieder kooperativ, sobald das Progesteron Ruhe gibt.

All die anderen haarigen Stellen

Wenn das Haar auf deinem Kopf auf Hochtouren gedeiht, ist es nur logisch, dass das bei den Haaren unter deinen Armen, in deinem Gesicht und ja, da unten, auch so ist. Tatsächlich wächst bei vielen schwangeren Freundinnen Flaum auf Wangen und am Kinn. Meine Freundin Michele bekam einen Flaum am Rücken, zwischen den Schultern. Da Michele naturblond ist, amüsierte sie das nur. Meine brünette Freundin Soraya mit ihrem olivfarbenen Teint hasste diesen Flaum aber ziemlich, als er bei ihr auch wuchs. Ich kann mich dran erinnern, wie ich eines Morgens auf meine bloßen Brüste hinuntergeschaut habe und meinte, einen Fussel oder Faden auf meiner Brust zu sehen. Ich fiel fast in Ohnmacht, als ich versuchte, ihn wegzunehmen, und dabei entdeckte, dass er aus meiner Brustwarze wuchs!

Logische Lösung dieses Problems ist die Wachsmethode; doch du wirst schnell merken, dass nichts einfach ist, wenn du schwanger bist. Zum einen sagen viele, dass das Ausreißen der Haare besonders schmerzhaft ist, wenn du unter PMS leidest oder schwanger bist. Ich war damals im dritten Monat bereit, diesen Schmerz auszuhalten. Ich lebe in Los Angeles und habe Freundinnen ganz verschiedener ethnischer Herkunft; bei den einen habe ich eine andere Form der Haarentfernung gesehen, und zwar mit einem Faden. Frauen, die diese alte Technik kennen, beschreiben sie als nahezu schmerzlos. Sie heißt Threading und stammt aus dem Orient. Dazu zwirbelt man die Fäden mit beiden Händen so schnell über die Haut, dass sich die Härchen darin verfangen und ausgerissen werden. Es heißt, die Methode sei weniger schmerzhaft als das Waxing. Meine Freundin Soraya lief immer zu ihrem Threader, sobald ihr Pfirsichflaum auf Backen und Oberlippe sichtbar wurde.

Die Bikinizone interessierte mich nicht weiter, sobald ich sie nicht mehr sehen konnte. Irgendwelche süßen Motive in dem Dschungel wären bei dem Haarwuchs und all der Dehnerei sowieso kaum erkennbar gewesen. Außerdem hatte ich bereits eine deutliche Schwellung meiner Schamlippen festgestellt, und eine genauere Begutachtung mit einem Spiegel zeigte mir, dass sie bläulich violett geworden waren. Da entschied ich, dass da unten möglichst viel Haar wachsen sollte, um all das zu verdecken.

Die Haut – das größte Organ unseres Körpers

Im ersten und letzten (und gelegentlich auch im zweiten) Trimester empfindest du deine Hautfarbe vielleicht als ein wenig gefleckt oder sogar grünlich. Das Fleckige kommt vermutlich von der stärkeren Durchblutung, die dem Gesicht eine Rötung verleihen kann. Das Grünliche ist gewöhnlich Folge von zu wenig Schlaf und mehrmaligem Übergeben tagsüber. Das sollte nach den ersten drei Monaten vorübergehen. In der Zwischenzeit hältst du am besten Concealer, Kosmetiktücher und Munddusche in deiner Handtasche bereit.

Das größte Hautproblem, das Freundinnen in der Schwangerschaft erfahren können, ist ein Chloasma bzw. eine »Schwangerschaftsmaske«. Es handelt sich um eine Pigmentierungsstörung, die normalerweise Stirn, Wangen und Nase betrifft. Versuch es leicht zu nehmen. Es ist nichts Schlimmes, Ungewöhnliches oder Schädliches; es ist nur ein weiterer Schlag gegen unsere Eitelkeit, die sowieso schon geschädigt ist.

Sonnenlicht macht die Sache nur schlimmer, also verwende Sonnenblocker, keine Sonnencreme. Am besten Produkte mit mineralischen Filtern wie Zinkoxid (absolut unsichtbar, keine Panik). Dabei wird die gesamte Sonne aus dem Gesicht ferngehalten. Nach der Geburt verblasst das Chloasma von selbst, allerdings nicht sofort. Ist es sehr auffallend, kannst du einen Hautarzt fragen, ob er dir eine Bleichungscreme verschreibt oder etwas anderes, damit du es schneller losbekommst; aber unternimm nichts auf eigene Faust.

Wenn die Pigmente in der Schwangerschaft verrückt spielen können, kann das auch deine Leberflecke und Sommersprossen betreffen. Die Sommersprossen müssen nach der Geburt nur verblassen, aber die Leberflecke sollten sorgfältig überwacht werden. Wir wissen alle, dass ein Leberfleck, der plötzlich Farbe, Form oder Größe

225

WISSEN

Modefragen

Das Wichtigste zum Thema Umstandsmode

1. Viele Leute finden selbst in unserer aufgeklärten Zeit die eindeutige Präsentation der Fortpflanzung etwas aufdringlich. Vor diesem Hintergrund solltest du Dekolleté, Oberschenkel und den nackten Bauch mindestens einen halben Meter von ihnen fernhalten.

2. Egal wie begeistert du bist, weil du ein Shirt gefunden hast, dass dir noch passt – verdirb es nicht durch einen Body, der zwischen den Beinen kneift und den Zwickel bis zum Nabel hochzieht.

3. Es ist egal, wo du in dieser Zeit deine Kleidung herbekommst. Also sei kein Snob. Das meiste wirst du sowieso nur drei oder vier Monate tragen, und manches davon dann in einem Anfall von Wochenbettdepression verbrennen.

4. Leih dir so viel wie möglich. Besser noch, organisiere mit deinen reproduktionsfreudigen Freundinnen eine Fashion-Kooperative. Katalogisiert alle Kleidungsstücke, Ausstattungsteile und Accessoires. Ernennt dann einen »Buchhalter«, um sicherzustellen, dass alle Teile nach Gebrauch zurückgegeben werden – sonst wird eine Säumnisgebühr fällig.

5. Verwende die Bauchattrappen, die es in den Geschäften für Umstandsmode gibt. Schieb dir eine unter, lach mit deiner Freundin darüber, wie du als schwangeres Supermodel aussehen würdest – aber immerhin passt dann das, was du kaufst, auch noch, wenn es ernst wird.

6. Denk dran, dass selbst die Models für Umstandsmode, die tatsächlich schwanger sind, nach dem fünften oder

sechsten nicht mehr gebucht werden, weil sie zu dick werden, und das an zu vielen Stellen.

7. Such deinen Stil und bleib dabei. Jetzt ist nicht die Zeit zum Experimentieren. Wenn es roter Lippenstift und Tuniken sind, steh dazu und fertig.

8. Verlass deine Wohnung nicht, ohne wenigstens 90 Sekunden vor einem dreiteiligen Spiegel gestanden zu haben. Deine Rückseite hat jetzt ihr Eigenleben, und es kann peinlich sein, wenn du es nicht kennst.

9. Das große Geld gib für deine BHs aus. Sie tragen eine wertvolle Last – und du den anderen Schatz.

10. Kauf dir ein tolles Outfit. Da die Schwangerschaft im Schnitt neun (zehn) Monate dauert, bist du mit Sicherheit wenigstens in einem Urlaub oder bei einem größeren Event richtig schwanger. Wenn du es dir nicht leisten kannst, frag deine schwangeren Freundinnen und ihre Freundinnen, ob du dir was leihen kannst. Denn das meiste von ihnen passt dir ohnehin. Außerdem machen sie das sicher gern, denn sie wissen, dass es sich auch für sie auszahlen wird.

verändert, von einem Hautarzt kontrolliert werden muss. Und weil die Schwangerschaft eine besonders fruchtbare Zeit für Leberflecke ist, ist hier besondere Aufmerksamkeit angeraten. Ich weiß nicht, wie du denkst, aber ich habe immer dazu geneigt, diese Gewächse entfernen zu lassen, egal ob sie sich verändern oder nicht. Das Gleiche habe ich bei meinen Kindern machen lassen – aber erst, als sie mindestens zwölf Jahre alt waren. Also alles mit der Ruhe, liebe Freundin.

Und noch ein Letztes zu möglichen Angriffen auf deine Haut in der Schwangerschaft: Viele von uns, auch ich, haben in der Schwangerschaft eine verstopfte Nase (solange das Baby wächst, kannst du dich als riesige Schleimhautmembran vorstellen) und putzen sich so oft die Nase, dass die Haut um die Nasenlöcher ganz rissig wird. Als Erstes wasch die Hände, bevor du die Nase putzt und nach dem Schneuzen. Zweitens verwende eine einfache Fettcreme mit Sonnenblocker, um den Bereich zu beruhigen und zu glätten, bevor du Concealer aufträgst. Das Dritte habe ich nach eigenem Gutdünken gemacht, aber es scheint zu helfen und kann nicht schaden (frag trotzdem sicherheitshalber deinen Arzt): Ich habe nachts etwas Antibiotika-Salbe aufgetragen, nachdem ich mein Gesicht gewaschen hatte. Wie meine Freundin Stephanie entdeckte, sind schwangere Frauen für Hefepilze höchst anfällig – sie bekam eine leichte Infektion im Bereich der Nase. Händewaschen ist auf jeden Fall eine gute Vorbeugung … Und im Notfall verschreibt der Arzt eine unbedenkliche Salbe.

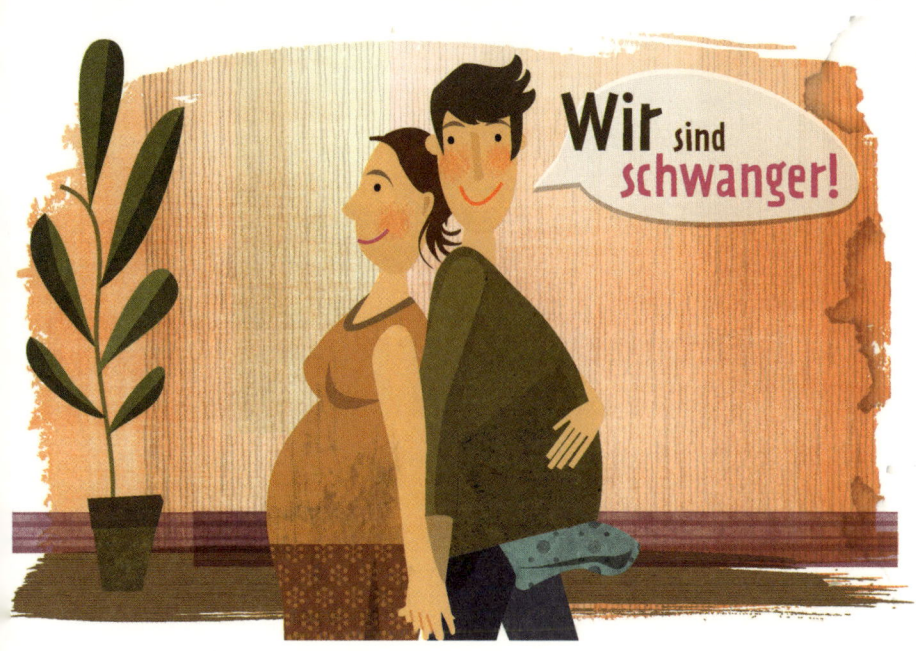

Die lieben Männer

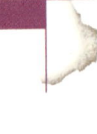

Wer bist du, und was hast du mit meiner Frau gemacht?

Eine schwangere Frau ist meist so sehr mit ihren eigenen Emotionen, Gedanken und Sorgen beschäftigt, dass sie nur wenig Zeit oder Interesse dafür aufbringt, wie ihr Mann mit der Schwangerschaft zurechtkommt. Meiner Meinung nach ist das nur allzu verständlich. Schließlich sind es wir Frauen, die von einem fremden Wesen in Beschlag genommen werden, deren Hormone völlig verrückt spielen und die am Ende für die Auslieferung der Ware zuständig sind. Die Männer müssten sich eigentlich nur um uns kümmern, doch genau darin liegt das Problem. Sich um uns zu kümmern kann – wenn man danach geht, was die Männer meiner Freundinnen mir erzählt haben – eine äußerst fordernde und einschüchternde Aufgabe sein. Einer von ihnen hat sogar vorgeschlagen, diesem Kapitel den Untertitel zu geben »Wer bist du, und was hast du mit meiner Frau gemacht?«.

Fort ist die Frau, die er geheiratet hat. Die jetzige Frau sieht nicht nur anders aus, sondern scheint auch ein völlig anderer Mensch zu sein. Und viele Männer finden das ganz und gar nicht gut. Selbst wenn ein Mann vorher von seiner Frau nicht sonderlich begeistert war (was wir nicht hoffen wollen!), so war sie ihm doch immerhin vertraut. Nun sieht sie zwar noch aus wie seine Frau, verhält sich aber

230

wie eine völlig andere Person. Ich kann natürlich nicht für alle Paare sprechen, aber für meinen Mann ist die Angelegenheit ganz einfach: gleich = gut, anders = schlecht. Es gefiel ihm überhaupt nicht, wenn er nicht wusste, wer ihn nach seinem Arbeitstag zu Hause erwarten würde: die vertraute, ausgeglichene Gattin oder die überempfindliche Schwangere mit dem Terminkalender in der Hand, die bei ihm eingezogen war. Wie oft kam es vor, dass er nach Hause kam und ich schon wie ein Tiger in Angriffsstellung auf ihn lauerte. Er sollte mir dann vielleicht helfen, die Wiege aufzustellen – und zwar sofort, bevor er ins Badezimmer ging. Oder er sollte sich sofort wieder ins Auto setzen, um mir saure Gurken zu besorgen. Am meisten fürchtete er jedoch die Gespräche, die folgendermaßen begannen: »Du hast ja keine Ahnung, was es heißt, schwanger zu sein. Du weißt überhaupt nicht, was ich durchmache.« Er gab mir in diesem Punkt zwar vollkommen recht, hasste jedoch diese Art Diskussion.

Schließlich wusste er, dass ich so lange keine Ruhe geben würde, bis er sich hingesetzt und alle meine momentanen Sorgen und Nöte angehört hatte: dass er die Schwangerschaftsbücher nicht las, die ich für ihn gekauft hatte, und dass er mir nie mehr sagte, dass ich sexy aussehe. Außerdem hatte ich Angst, ich wäre zu egoistisch, um eine gute Mutter zu sein, und wollte von ihm hören, ich sei die großzügigste und liebevollste Person, die er kennt. Und so weiter und so weiter … Irgendwie musste er doch verflixt noch mal verstehen, was ich durchmachte, oder ich würde uns beide umbringen bei dem Versuch, es zu erklären!

Schere, Papier und Stein

Wenn ein ansonsten glücklich verheiratetes Paar in einer Krise steckt, hilft es normalerweise, in aller Ruhe darüber zu reden. Dies trifft jedoch nicht zu, wenn die Frau in anderen Umständen ist. Wenn du der Prämisse zustimmst, dass Frauen von der Venus und

Männer vom Mars stammen, dann sind die Frauen während der Schwangerschaft wie Scheren, und die Männer sind entweder Papier oder Stein. Schon allein aus biologischen Gründen sind in dieser Zeit Kommunikationsschwierigkeiten zwischen Mann und Frau vorprogrammiert. Am Ende der neun (zehn) Monate wird dies keinem von euch mehr schlaflose Nächte bereiten. Lass dich von dieser unbefriedigenden Kommunikation nicht beunruhigen. Wenn erst das Baby da ist und ihr euch beide physisch und emotional erholt habt, wird sich das Problem von selbst lösen. Da das Elternsein im Gegensatz zur Schwangerschaft eine Aufgabe ist, die man gemeinsam bewältigt, werdet ihr auch eure Freuden und Sorgen wieder miteinander teilen. Schließlich seid ihr dann beide zu gleichen Teilen mit der großen Frage konfrontiert: »Wie um alles in der Welt ziehen wir ein Kind groß?«

Irgendwann wird der Moment kommen, wo du deinen Mann geradeheraus fragst, ob du dich wie eine Verrückte benimmst. Das ist wirklich absolute Zeitverschwendung, denn seine Antwort ist völlig bedeutungslos. Ein Mann, der auch nur einen Funken Überlebensinstinkt besitzt, hat gleich zu Beginn deiner Schwangerschaft gelernt, dass es besser ist, dir nur das zu sagen, was du hören möchtest. Mit anderen Worten: Er wird lügen. Ich weiß das, denn ich habe Männer gemeinsam mit ihren Frauen und allein oder mit anderen Männern befragt. In Gegenwart ihrer Frauen erzählen sie begeistert, wie tapfer diese sich während des ganzen Martyriums verhalten haben, wie wunderbar und mütterlich sie sich entwickeln und wie sehr sie sie bewundern. Befinden sich ihre Frauen jedoch außer Hörweite (und Wurfweite), klingt alles gleich ganz anders. Besonders wenn diese sonst so zurückhaltenden Herren von anderen Männern schwangerer Frauen angestachelt werden, nehmen sie kein Blatt vor den Mund. Ihre Frauen seien schizophren, schmollten ständig, weil man sie angeblich gekränkt habe, täten nichts anderes mehr als schlafen und essen und führten sich einfach auf wie die reinsten Zicken. Schließlich setzen sie dem Ganzen noch mit der dämlichen Bemerkung die Krone auf: »Ich verstehe nicht, was das ganze Theater soll. Meine Mutter hat fünf Kinder bekommen, und zwar ohne Auto, geschweige denn eine Putzfrau. Und sie ist nicht total durchgedreht.« Solche Worte können einen auf die Palme bringen, aber lass dich davon bloß nicht provozieren. Den meisten Männern will es einfach nicht in den Kopf, dass eine Schwangerschaft ein solches Gefühlschaos auslösen kann.

Der Mann meiner Freundin Maryann ist als Mediziner sozusagen vom Fach und sollte es eigentlich besser wissen. Trotzdem ist es für ihn der reine Zufall, dass sich der Nervenzusammenbruch seiner Frau in den ersten fünf Monaten ihrer Schwangerschaft ereignete. Er lässt sich durch nichts davon überzeugen, dass ihr Verhalten eine Reaktion auf die ganzen physischen und emotionalen Veränderungen ist, die sie durchmacht. Ausgeschlossen, dass ihre Schwangerschaft eine mögliche Erklärung sein könnte für ihre Labilität oder ihren unersättlichen Appetit auf alles – vom Essen bis zum Sex. Für ihn ist es einfach undenkbar, dass eine Schwangerschaft allein zu solchen Verirrungen führen kann. Da muss schon ein Gehirntumor oder eine geistige Verwirrung dahinterstecken.

Jeder dieser Herren hat seine Horrorgeschichte parat. Einer erzählt von seiner Frau, die den ganzen Tag im Schlafanzug im Bett verbracht hat. Ein anderer beschreibt, wie seine werte Gattin einen Kellner in ihrem Lieblingsrestaurant an Leib und Leben bedrohte, nachdem er ihr gesagt hatte, die Schwarzwälder Kirschtorte sei aus. Natürlich darf auch die Geschichte von der Schwangeren nicht fehlen, die in Tränen aufgelöst nach Hause kommt, weil man ihr an der Tankstelle die Windschutzscheibe nicht geputzt, ein anderer Fahrer sich vor ihr auf der Spur eingeordnet oder ein Kollege im Büro in ihrer Nähe geraucht hat. (Letzteres ist ein ständig wiederkehrendes Thema: Schwangere Frauen sind zutiefst verletzt, wenn man ihren besonderen Zustand ignoriert und sie wenig rücksichtsvoll behandelt. Sie erwarten nicht, dass man ihnen ihre üblichen

Verpflichtungen abnimmt, sondern nur, dass man ihnen ein wenig Respekt entgegenbringt, während sie diese in schwangerem Zustand erledigen.)

Mann ist nicht gleich Mann

Natürlich gibt es auch Männer schwangerer Frauen, auf die diese Beschreibung nicht zutrifft. Auf zehn Männer, die glauben, mit dieser Defensivtaktik die Schwangerschaft ihrer Frau am besten zu überstehen, kommt einer, der sich seiner Frau nie näher gefühlt hat als während dieser Zeit. Wir alle kennen das Märchen von dem außer-

WISSEN

Das »Couvade-Syndrom«

Ein Nachteil (wenn auch ein relativ unbedeutender) bei extrem mitfühlenden Männern kann sein, dass sie sich mit der Schwangerschaft nicht nur gefühlsmäßig, sondern auch physisch identifizieren. Das kann zu dem merkwürdigen Phänomen führen, das man als »Couvade-Syndrom« bezeichnet und bei dem der Mann wie seine schwangere Frau dick, emotional labil und von Übelkeitsattacken heimgesucht wird.

Für mich ist das eine schreckliche Vorstellung. Wenn dein Mann nämlich ebenfalls Schwangerschaftssymptome entwickelt, kümmerst du dich schon – bevor es dir überhaupt bewusst wird – um ihn (und nicht umgekehrt). Wenn ihr beide erkältet seid, geht es deinem Mann schließlich auch grundsätzlich schlechter als dir. Warum sollte er also nicht auch schwangerer sein können als du? Sag ihm, er soll zur Arbeit gehen und sich um seinen eigenen Kram kümmern.

gewöhnlichen Mann, für den die Schwangerschaft seiner Frau auch die seine ist und der diese Erfahrung so intensiv wie möglich mit ihr teilen möchte. Das ist der Mann, der seine Frau nicht nur zu ihrem monatlichen Besuch beim Frauenarzt begleitet, sondern auch noch die Videokamera zur Untersuchung mitbringt. Ich persönlich muss mich da immer ein bisschen wundern. Habt ihr vielleicht auch den Eindruck, dass diese Männer ein bisschen zu viel Zeit haben? Ich weiß nicht – nur so ein Gedanke.

Mein Mann ist ein schlechtes Beispiel, denn ihm waren beinahe alle Aktivitäten zuwider, die mit Schwangerschaft und Entbindung zusammenhängen. (Er ist mit Leib und Seele Vater, aber wenn man unsere Kinder per DHL hätte liefern können, wäre er zutiefst dankbar gewesen). Erstens passt es ihm ganz und gar nicht, wenn irgendjemand im Haus mehr umsorgt werden muss als er. Wurde ich von Übelkeitsattacken geplagt, hatte er eine Lebensmittelvergiftung. Hatte ich während der Schwangerschaft Blutungen, entdeckte er bei sich ein Geschwür oder war herzkrank. Zweitens hat er panische Angst vor allem, was mit Körperfunktionen zu tun hat. Nachdem wir nun seit fünfzehn Jahren zusammen sind, beleidigt es ihn immer noch, wenn ich auf der Toilette sitze und gleichzeitig meine Unterhaltung mit ihm fortführe. du kannst dir also vorstellen, wie begeistert er davon war, mich zu einer gynäkologischen Untersuchung zu begleiten.

Während der Schwangerschaft war er immer sehr besorgt, mir und dem Baby könnte etwas passieren. Als gegen Ende die Purzelbäume des Babys besonders heftig wurden, machte es ihm Angst, die Bewegungen mit seiner Hand mitzuverfolgen. Seiner Meinung nach war es meine Aufgabe als Mutter, dieses Herumgeturne zu beenden, bevor sich jemand dabei wehtat. Wenn bei mir die Wehen einsetzten, schlief er sofort ein (genauer gesagt, er wurde bewusstlos), ganz gleich zu welcher Uhrzeit, ob Tag oder Nacht. Er konnte es schwer ertragen, mit anzusehen, wie ich mich quälte. Mehr als vor dem

Durchtrennen der Nabelschnur graute ihm nur noch davor, mich beim Einkaufen von Babykleidung und -möbeln zu begleiten. Es war für ihn der reinste Horrortrip, mit mir durch Babyfachgeschäfte zu tigern und die Melodien verschiedener Spieluhren zu vergleichen. (Allerdings waren diese Einkaufsexkursionen für die meisten der werdenden Eltern, mit denen ich mich unterhalten habe, alles andere als ein Kinderspiel.) Aber als unsere Kinder erst einmal auf der Welt waren und ich die Entbindungen gut überstanden hatte, wurde mein Mann zu einem großartigen Vater. Mach dir also keine Sorgen, wenn der Vaterinstinkt deines Mannes noch etwas zu wünschen übriglässt. Er wird sich schon noch einstellen.

Ehemänner als Geburtshelfer

Fast jedes Paar, das sein erstes Kind erwartet, meldet sich zu einem Geburtsvorbereitungskurs an. Die Motivation dazu beruht auf den folgenden zwei Sachverhalten: Alle anderen haben es auch gemacht und – der Frauenarzt hat ihnen dazu geraten.

Die meisten Frauen, die ihr erstes Kind bekommen, hoffen inständig, dass ein Kurs nach der Lamaze- oder Bradley-Methode ihnen helfen wird, während der Wehen und der Entbindung auf Medikamente zu verzichten, oder ihnen wenigstens die Zeit erleichtert, bevor sie Medikamente bekommen. Ihre Männer fügen sich meist stillschweigend, da sie schon lange vorher aufgegeben haben, sich irgendeinem Wunsch ihrer schwangeren Frauen zu widersetzen. Für fast neunzig Prozent der Männer, mit denen ich gesprochen habe, ist ein Geburtsvorbereitungskurs obligatorisch. Im Allgemeinen dachten diese Herren kein einziges Mal daran, sich vor dieser Verpflichtung zu drücken – bis sie ungefähr die erste Viertelstunde im Kurs gesessen hatten. Zunächst erscheint so manchem Mann ein Geburtsvorbereitungskurs sogar als Chance, endlich an etwas teilzuhaben, das bisher allein ihren Frauen vorbehalten war.

Auf die Frage, was sie rückblickend darüber dachten, verdrehten die Männer meiner Freundinnen fast ausnahmslos die Augen. Sicher, man habe so manches gelernt, was man vorher nicht gewusst habe, und natürlich habe der Kurs auch ein bisschen geholfen. Ob er ihnen gefallen habe? Nein. Erstens knüpfen Männer in diesen Kursen nicht so schnell Kontakt wie Frauen. Sie fühlen sich den anderen Kursteilnehmern nicht automatisch besonders verbunden, nur weil diese auch bald Eltern werden. Die Frauen dagegen kennen bereits nach dem ersten Treffen die Telefonnummern der anderen Teilnehmerinnen und deren Schwangerschaftsgeschichten auswendig. Bei den Geburtsfilmen bekommen Männer entweder Angst, oder es wird ihnen schlecht. Und der Anblick eines Raumes voll dicker Frauen, inklusive der eigenen, die mit gespreizten Beinen auf dem Rücken liegen, um das Pressen zu üben, versetzt sie nicht gerade in Entzücken. Sie hassen es, mit einem Kopfkissen unter dem Arm vom Parkplatz zum Kursraum zu gehen, als wären sie auf dem Weg zur Gruppenmeditation.

Es mag zwar gemein sein, aber am meisten hatten alle Befragten an den Kursleiterinnen auszusetzen. Ich weiß nicht, was es mit diesen Frauen auf sich hat, und möchte ganz bestimmt nicht einen ganzen Berufszweig schlechtmachen, aber einige von ihnen sind wirklich etwas seltsam. Ich für meinen Teil habe bei zwei meiner Schwangerschaften einen Geburtsvorbereitungskurs besucht, und beide Kursleiterinnen waren nicht einmal verheiratet, geschweige denn Mutter. Die erste hatte besondere Ehrfurcht vor der Geburt und beschrieb die Wehen als zärtliches Fest der Liebe, das mein Mann und ich miteinander teilen würden. Ich glaube, in Gedanken sah sie uns nackt und schweißüberströmt dieses Fest begehen, bei dem mein Mann mir die schwierigen Momente mit Massagen und Zärtlichkeiten erleichtert. Hätte sie selbst bereits ein Kind zur Welt gebracht, wäre ihr klar gewesen, dass ein Mann, der seine Frau während der Wehen berührt, Gefahr läuft, in die Hand gebissen zu werden – wenn nicht gar, sie ganz zu verlieren.

Unser zweiter Kurs war privat und fand gegen Ende meiner Schwangerschaft bei uns zu Hause statt. Schon beim zweiten Treffen hatte mein Mann eine ziemliche Aversion gegen die Flower-Power-bewegte Kursleiterin entwickelt und bestellte sich während ihres Vortrags Essen beim Chinesen. Die Leckereien verzehrte er dann vor ihren Augen, ohne ihr wenigstens einen Glückskeks anzubieten. Wenn sie vorschlug, Videos von Entbindungen anzusehen, warf er ihr einen bitterbösen Blick zu, weil sie ihm den Appetit verderben wollte. Er bot ihr sogar an, das Doppelte für den Kurs zu bezahlen, wenn sie sich bereit erklärte, unsere Teilnahmebestätigung zu unterschreiben, ohne eine einzige weitere Stunde zu halten.

Aber ich komme vom Thema ab. Worauf ich eigentlich hinaus will, ist Folgendes: Meiner Meinung nach sollte man sich keinesfalls unter Druck setzen lassen, nur weil man zurzeit überall hört, Männer hätten ihre schwangeren Frauen bei dem Martyrium der Entbindung zu begleiten. Versteh mich nicht falsch – meiner Meinung nach sollte jeder Mann, der bereit dazu ist, während der Wehen und der Entbindung dabei sein, insbesondere während der Entbindung, denn sie ist zweifellos eines der großen Wunder im Leben. Du solltest dir aber auch überlegen, ob du bei der Entbindung nicht zusätzlich noch weiblichen Beistand haben möchtest. Natürlich wäre eine Frau von Vorteil, die bereits selbst ein Kind zur Welt gebracht hat, aber sicher wird dir jede einfühlsame Freundin eine große Stütze sein. Vielleicht hast du Glück und deine Hebamme im Krankenhaus kümmert sich sehr liebevoll um dich. Diese Frauen sind wirklich großartig und werden in dieser schwierigen Situation sofort zu Freundinnen.

Da im Moment der Trend hin zu größeren Entbindungsräumen geht, müsste normalerweise mehr als genug Platz für dich, deinen Mann, deinen Arzt, deine Hebamme und ein oder zwei Freundinnen sein. Besonders wenn sich deine Wehen über mehrere Stunden hinziehen – was ich dir jetzt schon prophezeien kann –, wirst du froh sein, wenn dir außer dem Typ, dem du die ganze Misere zu verdanken hast, noch jemand anderes Gesellschaft leistet. Und nicht nur du wirst die Anwesenheit einer Freundin zu schätzen wissen, auch dein Mann wird insgeheim dankbar sein, dass er zwischendurch vor der Tür eine Verschnaufpause einlegen kann.

Männer haben ihre eigenen Ängste

Ich will damit nicht sagen, es sei deine Aufgabe, dich darum zu kümmern, aber du solltest dir gelegentlich in Erinnerung rufen, dass nicht nur du in naher Zukunft zu einem Elternteil wirst. Du bist nicht die Einzige im Haus, die sich Sorgen macht. Auch Männer haben ihre Sorgen. Im Folgenden sind die verbreitetsten Ängste in willkürlicher Reihenfolge aufgeführt:

1. Er kann nicht mehr das Baby sein

Viele von uns sind mit Männern verheiratet, die eines gewissen Maßes an mütterlicher Fürsorge bedürfen, um glücklich zu sein. Sie werden gerne umsorgt und verhätschelt und befürchten zu Recht, dass du für sie weniger Zeit hast, wenn du dich um das Baby kümmern musst. Wie mein Mann so treffend bemerkte: »Du bist wie ein Kuchen. Jedes Mal, wenn du schwanger wirst, wird mein Stück kleiner.«

2. Die Familie wird in Geldnöte geraten

Auch wenn euch nicht sofort der Gerichtsvollzieher auf den Leib rückt, muss dein Mann zumindest auf die langersehnte Stereoanlage verzichten. Geldsorgen sind für Männer oft das größte Schreckgespenst. Schließlich erwartet man seit jeher von ihnen, dass sie finanziell für das Baby sorgen (zumindest in der Zeit, wo du nicht arbeiten kannst), und sie wissen nicht, ob sie der Aufgabe gewachsen sind. Selbst wenn ihr Doppelverdiener seid und du bald nach der Entbindung wieder zu arbeiten anfangen möchtest, steht es außer Frage, dass Babys teuer sind – und mit zunehmendem Alter immer teurer

239

werden. Die meisten von uns haben jedoch entschieden, dass sich das finanzielle Opfer lohnt. Schließlich wären wir sonst gar nicht erst schwanger geworden.

3. Seine Frau wird hässlich werden
Nun, das ist vielleicht zu hart ausgedrückt. Vielleicht wäre es treffender, zu sagen, dass er einfach nur Angst hat, die neue und voluminösere Ausgabe seiner Frau nicht mehr so anziehend zu finden. Vielleicht hat er auch von Frauen gehört, die während der Schwangerschaft den ganzen Tag nur noch im Bademantel herumlaufen und es mit der Körperpflege nicht mehr so genau nehmen. Wer weiß, ob seine Frau nicht auch so wird?

4. Seine Frau wird nie mehr wie früher aussehen
Erinnere dich, dass dein Mann sich in eine Frau mit einem bestimmten Aussehen verliebt hat. Während der Schwangerschaft verändert man sich äußerlich von Grund auf. Natürlich gibt es Männer, die ihre schwangeren Frauen sexy oder niedlich finden. Aber selbst diese Männer fragen sich gelegentlich, ob ihre Frauen wirklich alles daransetzen werden, ihre alte Figur wieder zu bekommen und wie früher auszusehen. Du brauchst dir bloß Grace Kelly, Elizabeth Taylor oder andere frühere Schönheiten anzusehen. Sie wurden nie wieder so schön wie in »Vater der Braut« oder »Das Fenster zum Hof«, nachdem sie ein paar Kinder zur Welt gebracht hatten. (Wir wären froh, wir sähen so aus, oder?) Du siehst, auch die Schönsten sind davor nicht gefeit.

5. Er erkennt seine Frau nicht wieder
Die meisten Herren der Schöpfung würden zu gerne glauben, dass dieser ganze schwangerschaftsbedingte Wahnsinn nur vorübergehend ist. Trotzdem werden sie das Gefühl nicht los, dass ihre Frau nie mehr ganz die alte sein wird. Männer können nur schwer nachvollziehen, welche emotionalen Auswirkungen die Schwangerschaft auf eine Frau hat. Schließlich haben sie noch nie unter dem prämens-

truellen Syndrom gelitten, geschweige denn eine Schwangerschaft am eigenen Leib erlebt. Insgeheim vermuten sie deshalb, dass diese Launen nichts mit dem Baby zu tun haben, sondern auf eine Psychose hinweisen. Wenn ihnen Freunde mit Kindern von Wochenbettdepressionen erzählt haben, befürchten sie, dass auch du nach der Entbindung nicht wieder zur Vernunft kommen wirst.

6. Er wird auf dem Weg ins Krankenhaus versagen

In den Alpträumen von uns Frauen werden die Babys vertauscht. Unsere Männer dagegen haben schlaflose Nächte, weil sie Angst haben, im entscheidenden Moment zu versagen. Auf jeder Fahrt zum Krankenhaus, ob zu einem Besichtigungstermin, einem Geburtsvorbereitungskurs oder einfach bei einer Testfahrt, werden sie sich vorstellen, wie sie im Ernstfall krampfhaft versuchen, den Weg zu finden, und vor lauter Panik keinen klaren Gedanken mehr fassen können. Aber mach dir keine Sorgen, dass dein Mann sich nicht mehr an den Weg zum Krankenhaus erinnern kann. Du wirst dich auf jeden Fall daran erinnern und ihm während der ganzen Fahrt zuschreien, wie er fahren soll.

7. Er muss das Baby eigenhändig zur Welt bringen

Er stellt sich vor, dass das Auto kaputtgeht, ein Schneesturm wütet oder sich irgendein anderes Desaster genau in dem Moment ereignet, in dem du dringend ins Krankenhaus musst. Am Ende bleibt ihm nichts anderes übrig, als das Kind mit eigenen Händen zur Welt zu bringen. Diese Angst ist nicht völlig unberechtigt. Wer hat schließlich noch nicht von einem Paar gehört, das es aufgrund widriger Umstände nicht mehr ins Krankenhaus geschafft hat. Mein Schwager zum Beispiel fuhr während eines New Yorker Schneesturms im Januar sein Auto aus der Garage, um meine Schwägerin zur Entbindung ins Krankenhaus zu bringen. Er hatte die Fahrertür offen gelassen, damit er klar nach hinten sehen konnte, während er die rutschige Auffahrt rückwärts hinabfuhr. Dabei blieb die Autotür in einer Schneewehe stecken und wurde weggerissen. Aber wenn du

glaubst, dass ihn das davon abgehalten hat, rechtzeitig im Krankenhaus zu sein, dann hast du dich getäuscht. Der Mensch ist zu den
erstaunlichsten Dingen fähig, wenn er in Panik gerät. Eine fehlende
Autotür muss also kein Grund dafür sein, dass die Entbindung nicht
in einem professionellen Rahmen stattfinden kann.

8. Er wird während der Entbindung ohnmächtig

Ich glaube, die meisten Männer befürchten, im Entbindungsraum
in Ohnmacht zu fallen (oder noch schlimmer: bei Bewusstsein zu
bleiben und alles mit ansehen zu müssen?). Schließlich ist das ein
beliebtes Klischee aus Fernsehen und Kino. Wehen und Geburt sind
aber keine raschen Vorgänge, von denen man unvorbereitet überrascht wird, sondern vollziehen sich eher langsam und bedächtig.
Deshalb ist es ziemlich unwahrscheinlich, dass man dabei in Ohnmacht fällt. Vielleicht erbricht man sich, aber in Ohnmacht fällt man
bestimmt nicht.

9. Er soll die Nabelschnur durchtrennen

Dies kann nun wirklich ein guter Grund sein, in Ohnmacht zu fallen. Zum einen erinnert die Nabelschnur fraglos an ein bestimmtes
männliches Körperteil. Daher wird sich so mancher Mann scheuen,
sie zu beschädigen. Außerdem können beim Durchtrennen Blut und
andere obskure Sekrete herausspritzen. Wenn dein Mann sich vorher darüber nicht im Klaren ist, kann es sein, dass sich seine Ohn-
machtsängste bestätigen. Meine Freundin Dona untersagte ihrem
Mann strengstens, die Nabelschnur ihrer Tochter zu durchschnei-
den. In Anbetracht seiner beiden linken Hände keine schlechte Idee.
Da es sowieso nicht ganz oben auf seiner Wunschliste stand, war er
nicht allzu traurig, diese Aufgabe den Ärzten zu überlassen.

10. Er kann seiner Frau die Schmerzen nicht ersparen

Dies ist eine häufige und wirklich rührende Sorge bei Männern. Die
meisten meiner Freundinnen haben mir erzählt, dass es für ihre
Männer bei der Entbindung am schlimmsten war, mit ansehen zu

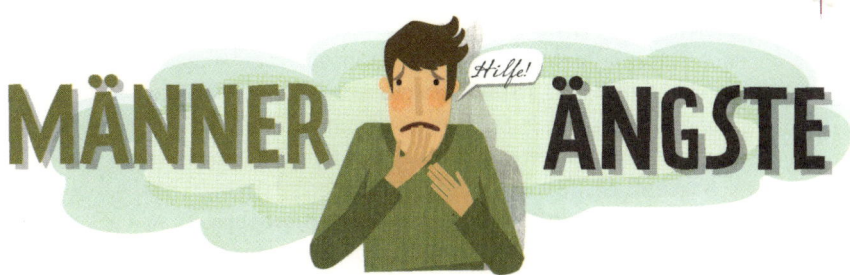

MÄNNERÄNGSTE

Hilfe!

müssen, wie die Frau, die sie lieben, leiden muss. Sie wissen nicht, wie sie ihr helfen können, und fühlen sich angesichts dieser passiven Rolle sogar schuldig. (Und wenn nicht, sorgen die meisten Frauen während der Wehen dafür.) Mein Mann bat mich bei jeder Entbindung gleich zu Anfang, mir eine PDA geben zu lassen. Er war der Meinung: »Wir wissen, dass dies früher oder später weh tun wird. Warum tust du uns also nicht den Gefallen und lässt dir die Spritze gleich geben?«

11. Er wird nie wieder Sex mit seiner Frau haben

Für eine beträchtliche Anzahl Männer wurden Brüste und Vaginas nur für eines geschaffen: für den Mann. Verstandesmäßig sind sie sich bewusst, dass sie diese Organe mit dem Neugeborenen teilen müssen, aber sexuell gesehen wollen sie davon nichts wissen. Viele Männer haben sich gefragt, ob sie wohl jemals wieder mit ihren Frauen Geschlechtsverkehr haben wollen, nachdem sie gesehen haben, wie zwischen ihren Beinen der Kopf des Babys hervorgetreten ist. Meine Freundin Patti ließ es gar nicht erst so weit kommen, sondern nahm ihrem Mann das Versprechen ab, sich während der Entbindung unter keinen Umständen dieser Zone zu nähern. Hätte der Arzt ihr angeboten, einen Spiegel dort unten hinzuhalten, damit sie und ihr Mann beobachten können, wie der Kopf des Babys hervortritt, hätte sie ihm wahrscheinlich den Spiegel am Schädel zerschlagen und die sieben Jahre Unglück bereitwillig in Kauf genommen.

12. Seine Frau wird sterben

Beide Geschlechter geben zu, die irrationale Angst zu haben, dass die Frau bei der Geburt stirbt. Die Frau macht sich aus offensichtlichen Gründen Sorgen, und der Mann befürchtet, nicht nur einen geliebten Menschen zu verlieren, sondern außerdem mit dem Baby alleine dazustehen. Bis auf wenige Ausnahmen ist für Männer die Pflege von Neugeborenen reine Frauensache. Sie können sich nur schwer vorstellen, dem Kind all die Pflege und Zuwendung zu geben, die es benötigt. Für den Mann ist das Baby ein fremdes Wesen, das noch nicht ganz zur Familie gehört. Er hat Angst, das Baby abzulehnen, falls es seiner Frau in irgendeiner Weise Schaden zufügt. Da du im Moment wahrscheinlich ein wenig empfindlich bist, möchte ich dich noch einmal daran erinnern (auch wenn du es sowieso schon weißt): Es kommt heutzutage nur noch äußerst selten vor, dass Frauen bei der Geburt sterben.

13. Er ist für immer an diese Frau gekettet

Auch wenn man kinderlos verheiratet ist, ist der Gedanke an eine Trennung schlimm genug. Man weiß jedoch, dass eine klare Trennung möglich ist und jeder der Partner sein eigenes Leben fortführen kann. Sind aber Kinder aus der Verbindung hervorgegangen, wird jeder Partner über Jahrzehnte immer sehr präsent im Leben des anderen bleiben, ob man nun will oder nicht. Kinder sind ein gemeinsames, fortlaufendes Projekt, das bestehen bleibt, ganz gleich, in wen man sich verliebt oder wie sehr man sich vielleicht eines Tages entfremdet. Die gute Nachricht ist, dass Kinder einen so auf Trab halten, dass man vielleicht nicht einmal bemerkt, dass die Beziehung schon lange in die Brüche gegangen ist.

14. Er wird ein schlechterer Vater werden als sein eigener

Ein guter Vater ist der Stoff, aus dem Helden gemacht werden. (Wegen seiner Mutter, egal wie gut oder schlecht sie war, macht man später eine Psychotherapie.) Wenn ein Mann seinen eigenen Vater bewundert und liebt, befürchtet er manchmal, es selbst nicht so gut

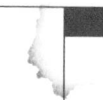

hinzukriegen. Schließlich ist er ja nur ein dreizehnjähriger Junge in einem Männerkörper, während sein Vater ein richtiger Vater war. Wenn er erst ein eigenes Kind hat, wird er erkennen, dass sein Vater auch kein Übermensch ist, sondern ein genauso unsicherer, aber hingebungsvoller Vater war, wie er selbst es nun ist.

15. Er wird wie sein eigener Vater werden

Das ist schon eher die Realität. Viele Männer wuchsen mit Vätern auf, die alles andere als perfekt waren, manche sogar ganz ohne Vater. Wenn dein Mann von dem väterlichen Können seines eigenen Vaters nicht allzu begeistert war, hat er nun vielleicht Angst, selbst Vater zu werden. Es gibt keine Bücher oder Kurse, aus denen man lernen könnte, was gute Eltern ausmacht. Wenn du Glück hast, lernst du es, indem du deinen eigenen Eltern nacheiferst. Diejenigen, die ohne Vorbilder aufwuchsen, hängen damit natürlich ganz schön in der Luft. Oder noch schlimmer: Sie entwickeln unrealistische Phantasien, wie ein guter Papa hätte sein sollten. Phantasien, die sich meist stark an Märchenfiguren und Vätern aus Fernsehserien orientieren.

Jungen Vätern und Müttern können wir Freundinnen nur raten, ganz dem eigenen Instinkt zu vertrauen. Ihr werdet das Kind schon schaukeln! Das Wichtigste an der ganzen Sache ist, für das Baby da zu sein und es zu lieben. Wenn ihr viel Zeit mit ihm verbringt, lernt ihr den Rest ganz von allein. Wir Freundinnen sind der Meinung, dass die Schwangerschaft durch diese ganzen Sorgen erst so richtig schwierig wird. Also, werdende Väter: Wir Freundinnen sind auch für euch da. Wir werden euch eure Ängste nicht nehmen können, aber wir werden euch beistehen (und euch wahrscheinlich hin und wieder ein bisschen aufs Korn nehmen).

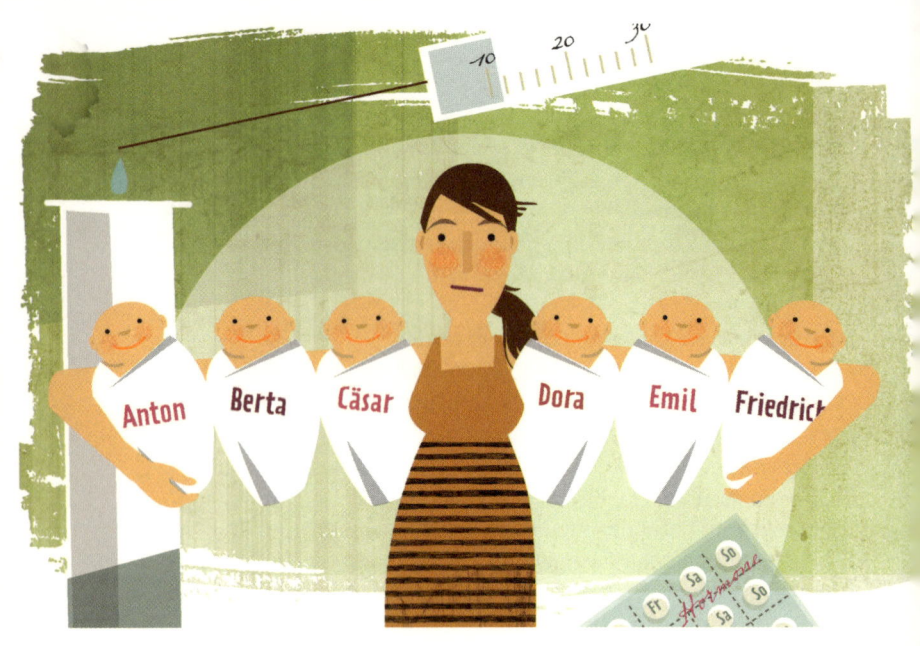

Künstliche Befruchtung,
Fehlgeburten & Co.

Die moderne Chemie hat's möglich gemacht

Die größte Veränderung in den zwölf Jahren seit der Erstausgabe dieses Buches war wohl die Verbindung von Chemie und Schwangerschaft. Heute ist es normal, als Methode der Familienplanung den Eisprung zu bestimmen, die basale Körpertemperatur zu messen und im Badezimmer neben Tampons und Gleitmittel auch Schwangerschaftstests stehen zu haben. Was gibt es nicht alles für Möglichkeiten, den günstigsten Zeitpunkt zur Zeugung eines Babys herauszufinden, sei es aufgrund unserer psychischen Verfassung, der Beschaffenheit des Vaginalschleims, dem Anstieg der Basaltemperatur oder der Verfärbung im Ovulationstest – selbst wer eigentlich keine Bedenken hat, ein Baby zu bekommen, kann da nur schwer dem Bedürfnis widerstehen, es ganz genau wissen zu wollen.

Wer schon länger als sechs Monate oder gar ein Jahr erfolglos versucht hat, schwanger zu werden, versucht es mit Hormontherapien, als Tabletten oder Spritzen, die den Eisprung auslösen; ganz zu schweigen von einem Spermiogramm, der Spermauntersuchung bei den Männern, bis hin zu einer Samenübertragung, der Insemination. Dabei werden Samenzellen in den Körper der Frau gebracht. Und schließlich gibt es noch die Methoden der künstlichen Befruchtung (IVF = In-vitro-Fertilisation), wobei der Embryo vor dem Einsetzen in die Gebärmutter manchmal sogar genetisch untersucht wird.

247

Volltreffer gelandet – und doch nicht relaxed?

Da du dieses Buch liest, vermute ich, dass du tatsächlich ein Kind erwartest. Sicher, viele nicht schwangere Freundinnen kaufen dieses Buch als Geschenk für eine schwangere Freundin; andere blättern es im Buchladen kichernd durch. Doch die Erfahrung hat mir gezeigt, dass der Kauf dieses Buches eine Art »Eintrittsritus« ist für die Freundinnen, die sich »qualifiziert« haben, indem sie den Schwangerschaftstest gemacht haben – und jetzt wird es von vorne bis hinten durchgelesen. Das mag abergläubisch sein, aber wer Probleme hatte, schwanger zu werden und die Schwangerschaft aufrechtzuerhalten, ist extrem abergläubisch.

Jetzt fragst du mich wahrscheinlich, warum ich in einem Buch über Menschen, für die dieses Thema per Definition kein Problem war bzw. die es gemeistert haben, über Fruchtbarkeitsbehandlung spreche. Ich schreibe darüber, weil die Erfahrungen in den kommenden neun Monaten nach einer schwierigen »Empfängnis« ganz andere sein werden als bei einer Frau, die ganz nebenbei schwanger geworden ist. Ich weiß, wovon ich spreche, wurde ich doch erst nach drei mühsamen Jahren, davon beinahe zwei Jahre Therapie, Bluttests, Ultraschalluntersuchungen, Samenübertragung, Gebete, Verhandlungen mit Gott und völligem Niedergeschmettertsein beim Einsetzen der Periode schließlich mit 34 Jahren das erste Mal schwanger.

Fehlgeburt

Meine Freundin Lara wurde gleich beim ersten Versuch schwanger. Es war irgendwie ein Witz, denn ihr »Versuch« hatte darin bestanden, vergessen zu haben, ob sie an diesem Wochenende die Pille genommen hatte. Alles funktionierte wie im Fernsehen. Ihr war nicht einmal übel; immer wieder sagte sie uns, dass sie manchmal sogar vergaß, schwanger zu sein. An einem Wochenende, etwa zehn Wochen nachdem sie uns beim Essen lachend von ihrer Schwangerschaft berichtet hatte, rief ich sie an. Ich wollte sie fragen, ob sie das Wochenende mit mir verbringen wollte, weil unsere Partner beide nicht da waren. Sie rief mich weder am Samstag noch am Sonntag zurück. Ich schloss daraus, dass sie etwas Besseres vorhatte, und hakte es ab.

Am späten Sonntagabend rief mich unsere Freundin Thea dann von Lara aus an; flüsternd berichtete sie mir, dass Lara das ganze Wochenende Krämpfe und eine leichte Blutung gehabt hatte. Meinte ich, Thea sollte darauf bestehen, dass Lara ins Krankenhaus ging? Was wusste ich? Doch die Krämpfe und das entsetzte Weinen von Lara waren so schlimm, dass die beiden zumindest am nächsten Morgen gleich zum Frauenarzt gingen. Als ich dort ankam, hatte Lara bereits eine Ausschabung gehabt und war vollgepumpt mit Beruhigungsmitteln. Und sie war wie gelähmt vor Kummer.

Damals habe ich es verstanden, dass die Vorstellung von einem Baby, unser Traum, wie es sein wird und wie es für immer in unserem Leben sein wird, sich festsetzt, sobald das Baby seine Existenz bemerkbar macht. Die Trauer, die eine Mutter durchlebt, wenn sie ein Baby verliert, ist unglaublich tief und untröstlich. Sie besitzt eine Urgewalt und ist unbeschreiblich. Für die Mitmenschen ist sie in ihrer Intensität nicht nachvollziehbar, und sie ist irgendwie rätselhaft. Und vor allem sind gut gemeinte Trostworte wie »Du kannst ja bald wieder schwanger werden, also gräm dich nicht« oder »Du weißt, dass es wahrscheinlich gut so ist, denn bestimmt hast du dieses Baby verloren, weil irgendetwas mit ihm nicht gestimmt hat« oder »Das ist der Lauf der Natur« nicht nur nicht hilfreich, sondern sie sind tief verletzend und zeugen von Ignoranz oder mangelndem Respekt für die Liebe, die diese Mutter für genau dieses Baby empfindet.

Es überwiegt die Angst

Es ist nur natürlich, dass eine Mutter, die nach einem solchen Verlust wieder schwanger wird, mehr Angst als Euphorie verspürt. Besonders im ersten Trimester, wenn es am häufigsten zu einer Fehlgeburt kommt. Das Gleiche gilt für Frauen wie mich, die sich so lange um ein Baby bemüht haben, es gewünscht und erhofft haben. Als ich endlich schwanger wurde, war ich 24 Stunden lang aus dem Häuschen, und dann setzte sich für die nächsten neun Monate die Sorge fest. Es ist normal, dass schwangere Frauen um manches ziemlichen Wirbel machen, dass sie sich Sorgen machen und zimperlich und launisch sind. Doch manche von uns können nicht sicher sein, dass diese Reise ein gutes Ende nehmen wird. All ihr Freundinnen, die ihr lieber auf alle diese Bücher mit Babynamen, das Einkaufen von Babyausstattung und das Verkünden der frohen Botschaft beim Familienfest verzichten würdet, meine Freundinnen Cindy, Rachel, Pam, Mindy, Lara, Susie und Peggy, ich kenne euren Schmerz! Lasst diese Gefühle zu, macht euch nicht noch Schuldgefühle, weil ihr einfach nicht in der Stimmung seid, in größter Vorfreude Luftsprünge zu machen; zum einen, weil ihr zu viel Angst habt, und zum zweiten, weil ihr nicht riskieren wollt, das Baby aus seiner wenig festen Verankerung in eurer Gebärmutter herauszuschütteln. Was du empfindest, können all diejenigen, die das Gleiche schon mal mitgemacht haben wie du, nur allzu gut nachvollziehen. Aber was du heute empfindest, muss nichts damit zu tun haben, was du morgen und übermorgen und danach empfinden wirst. Vielleicht wirst du in diesen Monaten nie richtig entspannt sein; vielleicht kannst du es sein, sobald du das Ergebnis der Amniozentese bekommen hast (ich war damals allerdings so traumatisiert von der Erkenntnis, dass bei mir das Risiko einer Fehlgeburt beim nächsten Test genauso groß war wie das Risiko, ein Kind mit Down-Syndrom zu bekommen – 1 zu 200 – dass ich mitten in der Untersuchung von der Liege aufstand und das Untersuchungszimmer hemmungslos schluchzend verließ). Vielleicht kann dich der Herzschlag beruhigen. Ich konnte mich erst kürzlich wirklich zurücklehnen, als mein erstes Baby die Highschool abgeschlossen und in ein gutes College gewechselt hat – aber ich bin auch ein Opfer meiner Hormone!

Drei Jahre lang hatte ich mir aus ganzem Herzen ein Baby gewünscht, hatte zahllose Vereinbarungen mit Gott getroffen, dass ich mich niemals über Dehnungsstreifen, Erbrechen oder Hämorrhoiden beklagen würde, wenn ich nur schwanger würde, wenn es endlich geschehen würde. Und dann zickte ich rum, stöhnte über unangenehme Gerüche, über störrische Bettlaken, über einen Ehemann, der unterwegs niemals genug Fastfood heranschaffen konnte für meinen Bärenhunger, und über die Bettruhe, die mir letztlich verordnet wurde. Heute kann ich nicht glauben, dass ich damals Bettruhe für eine Strafe hielt, die mir den »Spaß« an meiner Schwangerschaft verdarb! Heute würde ich für eine solche ärztliche Verordnung meine schlechte Laune und meine Diamantohrringe eintauschen. Aber trotz all meiner kleinen Wutanfälle und meiner Ängste: Mein Kind war bei der Geburt absolut gesund, und ich erlebte drei weitere Schwangerschaften. Und ich liebe alle meine vier Kinder grenzenlos. Du siehst, Gott hat mich für meine Anmaßung und Frechheit nicht gestraft – und auch du wirst für dein gelegentliches Jammern nicht bestraft werden. Ist das nicht beruhigend?

In diesem nächsten Absatz geht es jetzt nicht um Wissenschaft; eigentlich geht es in dem ganzen Buch nirgends um wirkliche Wissenschaft, aber ich schweife ab … Ich habe einfach nur ein Jahr lang recherchiert (so auf meine Art als Freundin, das heißt, ich habe zahllosen Freundinnen zugehört, die eine Fruchtbarkeitsbehandlung durchgemacht haben. Auf diese Weise sind sozusagen informative Anekdoten für ein Buch zusammengekommen). Dabei habe ich festgestellt, dass viele Frauen, die nur schwer schwanger geworden sind, auch Schwierigkeiten hatten, das Baby auszutragen. Wir sprechen hier nicht von medizinischen Forschungen, liebe Freundin, sondern nur von einer persönlichen Vermutung. Meine Freundin Cindy und ich bekamen beide in der Mitte des zweiten Trimesters Bettruhe verordnet. Ich durfte drei Minuten am Tag duschen und nur aufstehen, um zur Toilette zu gehen. Cindy musste ins Krankenhaus, bis ihr Baby »ausgebrütet« war. Beide hatten wir einen Kaiserschnitt, sobald die Lungen unserer kleinen Jungen stark genug waren für das Leben außerhalb der Gebärmutter.

War es der Zufall oder die moderne Medizin, die uns erlaubten, unsere Schwangerschaft auszutragen? Sicher ist nur, dass ich eine Placenta praevia hatte (dabei liegt die Plazenta vor dem Muttermund, der Geburtskanal wird blockiert, und das Baby kann nicht normal geboren werden). Und bei Cindy drohte sich die Plazenta unter Stress abzulösen. Haben wir Mutter Natur hintergangen, weil wir diese Babys behielten? Mit Sicherheit sind die zwei die hübschesten, gewieftesten, charmantesten und verwöhntesten jungen Männer auf diesem Planeten, dass du das weißt!

Wir bekommen heute oft sehr viel später Babys als im körperlich optimalen Alter von 25 Jahren, oft mithilfe medizinischer Behandlung. Manche finden schon fast gar nichts mehr an diesen »Science-Fiction-Babys«. Aber manchmal haben wir dann auch Zweifel daran, ob wir ein Baby austragen können, wenn wir es schon nicht ohne medizinische Intervention zeugen konnten. Wer mit medizinischer Unterstützung schwanger geworden ist, bekommt oft sofort Progesteron, damit der Hormonspiegel hoch genug ist, damit das Baby ausgetragen werden kann – und so ist ein positiver Schwangerschaftstest noch lange nicht die Ziellinie, sondern erst der Beginn eines neuen Wettlaufs. Auch wenn wir das Baby im ersten Trimester behalten, bleiben wir eine »Risiko-Schwangerschaft«. Das ist ein herber Schock für unsere Phantasien – nämlich mitten in der Nacht mit einem leichten Stechen im Bauch aufzuwachen und zu sagen: »Schatz, ich glaube, es ist Zeit«, dann zum Krankenhaus zu fahren, um dort medikamentenfreie dreistündige Wehen zu erleben und danach eine natürliche Geburt ohne Dammschnitt – ganz locker, ohne Probleme. So zumindest hatte ich es mir vorgestellt. Doch die Risikoschwangerschaft ...

Der Lady aller werdenden Mütter, Brooke Shields, gebührt der Nobelpreis dafür, ihre Erfahrung mit der Wochenbettdepression publik gemacht zu haben. Über dieses besondere Thema werde ich später noch sprechen. Für dieses Kapitel sind folgende Details ihrer Schwangerschaft wichtig: ihre Probleme, schwanger zu werden, die Hormone, die sie genommen hat, um ein Baby zu bekommen, und die Ängste, die sie während der Schwangerschaft hatte. Sie meint, das seien wichtige Faktoren für die Entstehung der späteren schweren Depression gewesen. Oh, ja! Wenn wir von etwas träumen, was wir unseren biologischen Imperativ nennen könnten, wenn wir DNS, Hormone bekommen, gesellschaftliche Erwartungen und rührende Bilder von Babys und Kindheit erleben und dann hören müssen, dass wir das nicht erfahren werden, oder nur unvollkommen, dann kann das ein schwerer Schlag sein.

Wenn sich eine Frau in unserer heutigen Welt verwirklichen will, macht sie eine Ausbildung, gewinnt ein wenig Erfahrung und Weisheit, erwirbt finanzielle Sicherheit und – oh ja, ich habe es fast vergessen – findet einen MANN (oder eine Frau – Rosie und Kelli, ich liebe eure Familie), mit dem sie eine Zukunft planen mag – dann ist sie oft schon viel älter als Mitte zwanzig. Und wie viele Frauen merken dann irgendwann plötzlich: »Oh, ich habe vergessen, Kinder zu bekommen!«

Die Uhr tickt ...

Wenn wir plötzlich Mitte dreißig oder Anfang vierzig sind, laufen wir dann vielleicht schnell zu einem Reproduktionsspezialisten, damit er uns hilft, ein Baby zu bekommen oder zwei oder drei, bevor der Vorhang unserer Eizellenfabrik fällt. Manche könnten sich sogar eine Eizellspende vorstellen, wenn es mit den eigenen Eizellen nicht klappt. Dann wird das Ganze noch komplizierter, weil das nicht in jedem Land erlaubt ist.

Aber auch schon eine künstliche Befruchtung mit eigenen Eizellen und Sperma des Partners kann das Risiko einer Mehrlingsschwangerschaft mit sich bringen. »Hurra«, haben viele Freundinnen erst einmal gerufen, bei der Aussicht, durch eine IVF-Schwangerschaft gleich eine vierköpfige Familie zu bekommen. Erst später haben sie dann etwas über die Risiken, die diese Möglichkeit mit sich bringen kann, erfahren.

Zwillinge sind eine besondere Freude und ein Geschenk, gelten aber auch als Hochrisiko-Schwangerschaft. Die Schwangerschaft ist belastender: die morgendliche Übelkeit doppelt so intensiv, die Gewichtszunahme größer, der Druck auf Wirbelsäule und Blase verdoppelt, die Babys holen sich aus den mütterlichen Knochen das notwendige Kalzium usw. Das größte Risiko besteht darin, dass sie fast immer zu früh geboren werden. Eine Frühgeburt kann viele Gefahren für die Babys mit sich bringen; ich muss uns hier nicht mit allen Details erschrecken. Es soll nur als weiteres Beispiel gelten für manche Schwangerschaft, die wir uns so wahnsinnig wünschen, die aber nicht immer nur aus Freude und Dankbarkeit besteht. Wir dürfen manchmal »undankbar« sein, liebe Freundin! Also, nerv die dir Nahestehenden, wenn du es einfach nicht mehr aushältst! Das ist nicht nur deine Schwangerschaft, es ist auch die Schwangerschaft deines Partners, der Großeltern und des gesamten verdammten Dorfes, das man laut Sprichwort braucht, um ein Kind großzuziehen.

Die Geheimnisse, von denen keiner spricht

Manche »Fehlgeburten« sind kein spontaner Abort oder Abgang, wie die medizinischen Fachbücher das nennen, sondern vielmehr die

Folge höchst schmerzhafter Entscheidungen, die die Eltern treffen müssen – wobei sie aus Scham oder Angst, dass die Mitmenschen sie deswegen verurteilen, diesen Kummer im Stillen tragen, ohne Unterstützung von Freunden und Angehörigen. Zum einen kann dies der Fall sein, wenn eine Amniozentese oder Chorionzottenbiopsie ergeben hat, dass das ungeborene Kind genetisch geschädigt ist. Der zweite Fall ist oft Folge einer künstlichen Befruchtung, wenn sich mehrere Embryonen in der Gebärmutter entwickeln; aufgrund der schlechteren Überlebenschancen aller Feten bei einer Mehrlingsschwangerschaft kann der Mutter in einem frühen Entwicklungsstadium die selektive Tötung (Fetozid) desjenigen Embryos mit den geringsten Überlebenschancen angeboten werden.

Da pränatale Untersuchungen wie Amniozentese und Chorionzottenbiopsie nun schon seit längerer Zeit angeboten werden und mehr Mütter sie heute in Anspruch nehmen, einfach weil sie schon über 35 sind, ist es uns bewusst geworden, dass wir auch eine Entscheidung treffen müssen, wenn die Ergebnisse anders als erhofft ausfallen. Meine Freundin Danica wurde nach zwei Fehlgeburten endlich wieder schwanger, und die Schwangerschaft blieb auch bestehen. Auf dem Ultraschall konnte man in der neunten Woche den Herzschlag erkennen; die beiden waren so erleichtert, dass ihr Traum nun endlich wahr würde. Da Danica über 35 war, ließ sie eine Amniozentese machen. Bis die Ergebnisse kamen, hatte sie schon einen bewundernswerten Bauch bekommen.

Und dann der Schock: Die Ergebnisse der Amniozentese sahen nicht gut aus. Eine Entscheidung musste getroffen werden. Sollte man abwarten, dass Mutter Natur diese Schwangerschaft selbst beenden würde oder sollten Danica und ihr Mann Lenny dies veranlassen? Ganz allmählich rangen sie sich zu einem Abbruch durch; niemals war eine Entscheidung qualvoller gewesen. Wäre es besser gewesen, es gar nicht zu wissen? Ich weiß es auch nicht. Ich weiß nur, dass es uns die moderne Diagnostik möglich macht, Informationen über die Gesundheit des Embryos zu bekommen. Diese können unwahrscheinlich beruhigend sein oder aber schreckliche Entscheidungen erfordern, wenn sie schlechte Ergebnisse liefern.

Mehrlinge – zur Sicherheit

Bei einer Befruchtung außerhalb der Gebärmutter werden oft mehrere befruchtete Eizellen in die Gebärmutter eingesetzt. Grundsätzlich heißt es zwar, man solle nicht mehr als drei Embryonen einsetzen, aber mehr sind nicht verboten. Dabei sind die Ärzte keineswegs dumm oder von Profitgier wegen der Prozentzahl der erfolgreichen Schwangerschaften getrieben. Die Erfahrung zeigt vielmehr, dass oft alle Embryonen absterben und sich kein einziger zu einem Fetus entwickelt. Oder die Ärzte wissen, dass die Eizellen der Mutter mit jedem IVF-Zyklus weniger entwicklungsfähig sind oder dass sie die Behandlung abbrechen muss, weil sie einfach zu teuer wird.

Auf jeden Fall bekamen einige meiner Freundinnen nach der letzten IVF-Runde nicht nur die frohe Botschaft, dass sie Mutter werden, sondern dass sie Zwillinge oder sogar Drillinge oder noch mehr Kinder bekommen würden. Gar nicht so selten hört man in den Medien, dass eine Mutter gerade Vierlinge oder Fünflinge bekommen hat. Diese Kinder sind unglaublich winzig und wurden immer Wochen oder Monate zu früh geboren, doch die Eltern strahlen vor Glück. Doch nicht selten leiden diese viel zu früh und untergewichtig geborenen Kinder auch unter Handicaps. Sie müssen künstlich beatmet werden und haben oft Sehbehinderungen. Wenn du einmal so eine große Familie später erlebst, achte darauf, wie viele der Kinder eine dicke Brille tragen.

Kürzlich sah ich eine dieser Verschönerungs-Shows; zu Gast war eine Mutter von Fünflingen, die ihr ganzes Schwangerschaftsgewicht abgenommen hatte. Ihr Mann fand sie trotzdem nicht attraktiv, weil eine koffergroße Hautfalte über ihre Hüftjeans hing. Die

Show finanzierte ihr eine chirurgische Entfernung, aber ich wette, diese Fünflinge haben noch ein Dutzend mehr Tricks im Ärmel, um das Feuer der Leidenschaft dieser Eltern zu löschen. Das tun schon Einzelkinder, irgendwie gehört das wohl zum Elternwerden dazu. Plötzlich sind es zwei oder drei.

Die heutigen Möglichkeiten, den Traum von einer ganzen Familie auf einen Schlag wahr werden zu lassen, mögen auf den ersten Blick wie die Erhörung aller elterlichen Gebete scheinen. Eine einzige Schwangerschaft, einmal zehn Monate Unannehmlichkeiten und Beschwerden und dann ist aus einem Paar eine Bilderbuchfamilie mit zwei oder drei Kindern geworden. Das ist aufregend und spannend und sichert eine Menge Aufmerksamkeit von Familie, Freunden und völlig Fremden. Wie wunderbar nach all den Enttäuschungen, die das Paar schon hat durchmachen müssen.

Die Ersten, die die Eltern in die harte Realität zurückholen, sind die Ärzte. Sie kennen den Tribut, den dies von den Babys und der Mutter fordert, und wissen, welche langfristigen Auswirkungen es auf alle haben kann. Die meisten Ärzte sind schon von Zwillingen wenig begeistert und von Drillingen oder noch mehr Babys überhaupt nicht. Wenn die Gefahren und Risiken einer Mehrlingsschwangerschaft abgewogen werden, kann es sein, dass der Arzt den Eltern die Entscheidung darüber abverlangt, ob ein oder mehrere Embryonen abgetötet werden sollen, damit die restlichen sich besser entwickeln können. Das ist eine salomonische Entscheidungsfrage, und keine Frau (und kein Mann, aber ich glaube, dass Männer das nicht so intensiv empfinden wie Frauen) außer den biblischen Figuren sollte eine solche Entscheidung treffen müssen.

Weißt du, was ich kürzlich gehört habe? Es heißt, dass annähernd 50 Prozent aller in den Ballungszentren von Los Angeles, New York, Dallas, San Francisco und Boston im Jahre 2007 an Privatschulen angenommenen Kinder das Produkt eines assistierten Reproduktionsverfahrens seien. Ich kann dir natürlich keine verlässlichen Statistiken liefern, aber diese Zahlen wurden bei einem RESOLVE-Treffen, das ich im letzten Jahr besucht habe, genannt. RESOLVE ist eine nationale Selbsthilfeorganisation für Eltern, die von Unfruchtbarkeit betroffen sind. Wenn du meinst, ich sei übergeschnappt, dann erkundige dich selber. Wie viele zweieiige Zwillinge gibt es in der Krabbelgruppe deiner Nichte? Und beim Klassentreffen, wie viele deiner alten Freunde ziehen Babyfotos heraus von zwei Kids in einem Zwillingsbuggy?

Und so sieht es an der Grundschule meiner Kinder aus: In jeder Klasse mit 40 Fünfjährigen gibt es drei zweieiige Zwillingspärchen, meist ein Junge und ein Mädchen. Es ist mir egal, wie oft Julia Roberts und Geena Davis versichert haben, dass bei ihnen Zwillinge »in der Familie liegen«. Ich glaube, man kann darauf wetten, dass eine Mutter, die um die 40 ist und in den letzten fünf oder sechs Jahren keine Kinder bekommen hat, zur Assistierten Reproduktionstechnologie Zuflucht genommen hat, um eine Familie zu gründen. Und diese IVF ist verantwortlich für die meisten dieser Mehrlinge und auch für manches so sehnsüchtig gewünschte Einzelkind.

Auch ich war dabei

Bevor ich hier als Verleumderin gelte, sollst du wissen, dass ich eine von ihnen bin. Mit dreißig, kurz nach der Hochzeit mit einem süßen, ahnungslosen Ehemann animierte ich ihn das folgende Jahr zu »produktivem Sex« (das heißt, wir machten uns an die Arbeit, wenn ein Ei reif war). Ich täuschte ihn über meine Absichten hinweg, sah lieber geil als enttäuscht aus, und er biss an. Männer können ziemlich beschränkt sein, vor allem, wenn es dabei um viel freien Sex geht …

Nach einem Jahr wilden Treibens kündigte sich noch immer keine Schwangerschaft an, also setzte ich mich über meinen Stolz hinweg und begab mich in eine Praxis für Frauen mit Fertilitätsproblemen.

Es gibt mir heute noch einen Stich, wenn ich eingestehen soll, dass ich in einen »Club« aufgenommen werden wollte, der aus Menschen bestand, mit denen ich eigentlich keine Beziehung eingehen wollte. Ich glaube, im ersten Jahr trug ich eine Baseballmütze und Sonnenbrille. Nein, ich habe kein Ego-Problem, Leute. Es brauchte drei weitere Jahre der Behandlung in dieser Praxis, bis ich endlich schwanger wurde. Das war allerdings noch in den Anfängen der Infertilitätsbehandlung, aber ich wurde tatsächlich schwanger mit meinem ersten Kind, einem Sohn.

Ich hatte eine Woche lang jeden Tag Spritzen bekommen, und per Ultraschall wurden meine Follikel kontrolliert; dann bekam ich eine Injektion des Hormons HCG, was heißt »Humanes Choriongonadotropin«, das die Freisetzung der reifen Eizellen auslösen sollte.

Eines Samstagmorgens, ich sollte für Sportreporter, wohltätige Spender, Pädagogen, Eltern und Athleten einer großen Sportveranstaltung eine Pressekonferenz abhalten, fuhr ich noch schnell in die Praxis. Eine Spermaprobe meines Mannes in einem kleinen Behältnis hielt ich fest zwischen die Oberschenkel geklemmt, und ich hatte es so eilig, dass ich von einer Polizeikontrolle angehalten wurde. Ich war so genervt, dass ich dem Polizisten beinahe diese kostbare Flüssigkeit ins Gesicht gekippt hätte. Doch so gern ich mich mit diesem Kleingeist angelegt hätte, noch wichtiger war es mir, diesen kleinen Behälter mit Sperma zu schützen und ihn schließlich der Krankenschwester Connie zu überreichen.

Kaum hatte ich dank meiner Zurückhaltung das Problem mit dem Polizeibeamten gemeistert, überfuhr ich eine Taube. Sie war so mit dem toten Aas auf der Straße beschäftigt, dass sie nicht schnell genug wegfliegen konnte. In dem Moment, in dem ich ihren leblosen Körper im Rückspiegel auf der Straße liegen sah, wurde mir klar, dass ich der letzte Mensch wäre, dem Gott ein Kind anvertrauen würde.

Jämmerlich weinend fuhr ich auf den Parkplatz und schleppte mich die Treppen hoch in die Praxis von Dr. Danzer. Widerwillig übergab ich das Sperma meines Mannes der Schwester Connie. Ich weinte bitterlich, als ich sagte: »Sie sind alle tot«, und rutschte mit dem Rücken in jämmerlicher Hoffnungslosigkeit die Laborwand hinunter. »Schauen Sie sich das an«, befahl Connie vom Mikroskop her. Ich war völlig apathisch, doch Connie bedrängte mich so, und also tat ich, was sie sagte. Ich ging zum Mikroskop, um die Dezimierung der möglichen Iovine-Population selber zu sehen. Schockiert sah ich ein paar Spermien hüpfen, als tanzten sie Salsa. Ich schöpfte doch wieder ein wenig Hoffnung. Als schließlich das gereinigte, aufbereitete und in ein förderliches Medium gebrachte Sperma bei der intrauterinen Insemination direkt in meine Gebärmutterhöhle eingebracht wurde, geschah ein Wunder. Unser kleiner Junge wurde gezeugt. Okay, in diesem intimen Augenblick wohnte mir Schwester Connie statt meines Partners bei, aber was soll's. Ich teilte noch das Nachglühen mit Connie und fragte, wie lange ich warten müsste, bis ich aufstehen und meine Hosen wieder anziehen konnte. Schließlich wartete die LA Times auf mich.

Und das Ende vom Lied?
Dieser ganze Reproduktionsalptraum hinterließ bei mir zwei psychotische Tendenzen: zum einen extremen Aberglauben (ja, ich bin richtig besessen von Ritualen und magischem Denken) und die stille Überzeugung, dass, wenn etwas Schlimmes geschehen würde, es die Schuld meines Mannes wäre, denn:

- A. Er führte die Rituale, die ich vorgab, nicht mit voller Überzeugung aus, wenn überhaupt.
- B. Er konzentrierte sich nicht jede Minute des Tages auf die Schwangerschaft.
- C. Er behandelte mich nicht als dieses kostbare Gefäß, das ich doch war. Im Gegenteil: Er wirkte in meiner Gegenwart nervös und ängstlich.

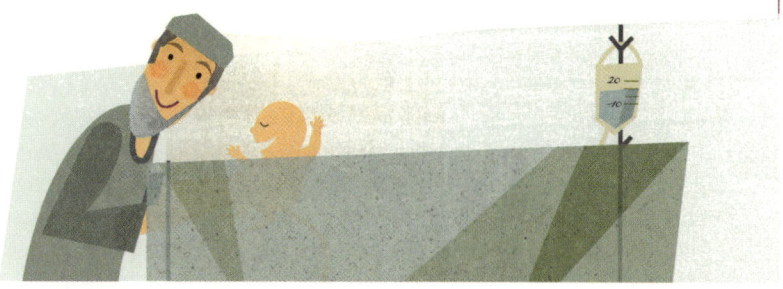

Ganz unter uns Freundinnen: Auch nach beinahe zwanzig Jahren habe ich ihm das, glaube ich, immer noch nicht vergeben – aber sagt ihm nicht, dass ich es euch gesagt habe.

Kaiserschnitt

Kaiserschnitte werden immer häufiger, in manchen Ländern sind sie schon bald so verbreitet wie natürliche Geburten. Als Begründung wird vieles angeführt – von der Bequemlichkeit für den entbindenden Arzt über die geringere Gefahr von möglichen Schadensersatzklagen gegen die Ärzte wegen Geburtsschäden über die Angst, die weiblichen Teile zu verletzen, bis zur Möglichkeit, gleichzeitig eine Bauchstraffung durchzuführen oder dem Bedürfnis der Frau, nach diesen unberechenbaren neun (zehn) Monaten endlich etwas unter Kontrolle zu haben mit diesem kleinen Wesen da drin.

Dieser ziemlich verrückten Liste muss man noch die Mehrlingsgeburten hinzufügen. Es gibt heute nicht viele Ärzte, die entspannt daneben sitzen, wenn eine Gebärende von Zwillingen oder noch mehr Babys sich bemüht, in aller Ruhe zu hecheln, bis jedes Kind der Reihe nach geordnet herausfindet. Zuallererst: Zeit ist Geld. Zweitens kommen diese Babys oft zu früh und sind empfindlicher als termingerechte Einzelgeburten; sie können weder Sauerstoffmangel noch

Geburtsstress verkraften. Au weia, unter diesen Umständen würde selbst ich mich überzeugen lassen.

Mein erstes Baby, das wir Pu Yi nennen, nach dem letzten Kaiser von China – das heiligste und kostbarste Baby, das jemals in diese Welt geboren wurde –, das Kind, das ich mit Schwester Connie gezeugt hatte, wurde durch geplanten Kaiserschnitt entbunden. Natürlich wurde es das. Von der Empfängnis bis zur Geburt hatte der Junge ziemlich viel Unruhe verursacht, immer kurz davor, sich zu verabschieden. Mein inbrünstiger Wunsch, ihn zu behalten, alle die Medikamente und das Progesteron hielten ihn schließlich in mir drinnen, doch dafür bekam ich eine Placenta praevia. Und dann, natürlich, als es Zeit gewesen wäre, dass er herauskommt und all den Ärger, den er verursacht hatte, gutmacht, mussten wir ihn holen. Auch wenn es vier Wochen zu früh war: Jetzt ging es darum – er oder ich. Ich entschied mich für ihn, aber mein Arzt entschied sich für uns beide, Gott sei Dank.

Versagensgefühle nach der Geburt

Nach diesem holprigen Weg, ein Kind zu bekommen, war es mir egal, ob natürliche Geburt oder Kaiserschnitt. Ich probierte die Lamaze-Atemtechnik nicht einmal, weil all dieses Schnaufen und Keuchen für mich damals nie eine Option war. Später fühlte ich mich irgendwie betrogen. Ich war ein Opfer der Natur, und meine ganze Erfahrung, dachte ich, erfolgte aus zweiter Hand durch Spezialisten und Techniker. Ich war ein »Gastkörper«, keine Mama; die Leute in OP-Kleidung legten das Baby rein, ließen es gedeihen und holten es heraus.

Ich fühlte mich so betrogen um etwas, nach dem sich meine Seele sehnte, dass ich, als ich wieder schwanger wurde (auf altmodische Weise – stell dir vor), zu einem anderen Frauenarzt ging. Ich suchte einen Arzt auf, der sich für natürliche Geburten einsetzte. Es war der

nette Dr. Crane, der meine nächsten drei Babys auf diese Weise entbunden hat. Der Wahrheit halber: Beim letzten Baby fragte ich ihn,
ob er es nicht lieber per Kaiserschnitt entbinden wollte. Er schaute
mich an, als sei ich der Psychopath, den er schon lange in mir ver-
mutet hatte. Ich erklärte ihm, dass ich doch schon beides ausprobiert
hatte und letztlich beides gleich befriedigend fand.

Ich sorgte mich nämlich, ob ich da unten so gedehnt würde, dass
meine Gebärmutter eines Tages unvermutet herausfallen könnte.
Da blickte er mir fest in die Augen und sagte: »Vicki, der Schaden ist
schon bei der ersten vaginalen Geburt geschehen, jetzt kommt es auf
eine nicht mehr an.« Da schlich ich aus seinem Sprechzimmer und
sagte, ich würde wiederkommen, wenn die Fruchtblase geplatzt ist.

Doch um auf den Kummer zurückzukommen: meine Freundinnen
Maria und Mindy bereiteten sich beide intensiv auf die Geburt vor.
Sie wollten nicht nur eine vaginale Geburt, sondern auch eine ohne
Schmerzmittel. Beide hatten mehr als zwanzig Stunden lang Wehen.
Sie hatten fürchterliche Schmerzen, und ein Ende war nicht in Sicht.
Ihre Partner waren abwechselnd mitfühlend, riefen dann nach einem Narkosearzt und versuchten anschließend sofort wieder, ihre
Partnerinnen an ihr naives Versprechen – keine Schmerzmittel, egal
was da kommen mag – zu erinnern. Ich nenne diese Ehemänner Gol-
den Retrievers, weil sie unbeirrt liebevoll, loyal und dumm handeln,
auch wenn höchst augenscheinlich ist, dass auch ihre Partnerin sich
nicht hatte vorstellen können, wie intensiv, anhaltend und grausam
der Wehenschmerz sein kann. Die Gebärende ist halb besinnungslos
und bettelt um Medikamente, und diese Jungs stellen Fragen wie:
»Kannst du nicht noch ein wenig atmen?« Die Jungs können froh
sein, dass sie nicht irgendwann ihre Atmung und Meditation sonst
wohin gesteckt bekommen …

Es war letztlich die Beharrlichkeit der Ärzte, die die in den Wehen
liegenden Mütter und ihre hilflosen Männer dazu brachte, nach-

zugeben und ihre gestressten Babys per Kaiserschnitt zu befreien. Doch sowohl Maria wie Mindy fühlten sich, als hätten sie im größten Moment ihres Lebens versagt. Ihre Babys wurden durch Kaiserschnitt entbunden und waren unglaublich gesund und robust. Doch die Mütter brachen erschöpft und enttäuscht zusammen. In dem einen Fall heilte die Zeit nach und nach Trauma und Kummer, im anderen verwischten weitere erfolgreiche vaginale Geburten die Erinnerung. Du willst ein Rezept gegen Wochenbettdepression haben ...?

Frauen mit einem ungeplanten Kaiserschnitt haben beinahe immer irgendwie das Gefühl, gegen ihren Wunsch um die Geburtserfahrung gebracht worden zu sein. Manchmal meinen sie, der Arzt oder ihr Partner habe kein Vertrauen in sie gehabt, dass sie die Wehen durchstehen und die Kraft einer vaginalen Entbindung aufbringen könnten. Manchmal geben sie sich selbst die Schuld und meinen, schwach gewesen zu sein und sich nicht unter Kontrolle gehabt zu haben. Und beinahe immer haben sie das Gefühl, dass, kaum war die Entscheidung getroffen, die Operation schon geschehen war. Da geht es nicht mehr um Schmerzen, sondern um die Angst, um das Drama und darum, dass sie nicht länger die Kontrolle über die Geburt hatten. Zwei Jahre lang konnte meine Freundin Amy das Video ihrer Geburt mit der plötzlichen Notlage des Babys, die zu einem Notkaiserschnitt führte, nicht ansehen. Jedes Mal fing sie an zu weinen, sie bekam Panik und fühlte sich als Opfer, wenn sie versuchte, es mit mir anzuschauen.

Die perfekte Mutter

Ich weiß nicht, wann der Mythos der schlanken, athletischen, gebräunten, ehrgeizigen, natürlichen und sich selbst aufopfernden Mutter Teil unserer Kultur geworden ist. Mit Sicherheit geschah es während meiner reproduktiven Ära. Meine Mutter und ihre Freundinnen betrachteten mich als Spinnerin, wenn ich meine Überzeugungen über richtige Mutterschaft kundtat; heute denke ich, sie

264

hatten ein kleines bisschen recht. Natürlich bin ich froh, dass ich ihrem Rat, zu rauchen, um nicht so viel zuzunehmen oder möglichst viel Thunfisch und Seebarsch zu essen, nicht gefolgt bin, doch als es um Schwangerschaft, Entbindung und Mutterschaft ging, hätte ich es sicher leichter gehabt, wenn ich manchmal auf sie gehört hätte. Ich hätte mir selbst nicht so viel Druck gemacht.

Wenn du mich fragst: An den Mythos der perfekten Mutter zu glauben ist ebenso eine Krankheit wie Bulimie, Magersucht oder Ritzen. Ich weiß nicht, wann wir begonnen haben zu glauben, wir könnten alle und jederzeit die perfekte Schwangerschaft und Geburt erleben. Aber wir haben es, und das ist eine Sünde. Da wir diejenigen sind, die diesen Unsinn akzeptiert haben, sind wir die Einzigen, die ihn auch wieder über den Haufen werfen können. Also meine Freundinnen, auch wenn es euch heute noch nicht wichtig zu sein scheint, es ist meine Aufgabe als eure ältere Schwester euch mitzuteilen, dass dieses Streben nach Perfektion Unsinn ist – und nun macht mit dieser Info, was ihr wollt.

Kinder zu kriegen mag etwas so Selbstverständliches sein wie der tägliche Sonnenaufgang. Aber es ist jedes Mal doch auch wieder ein Wunder. Wenn du gelegentlich Ängste hast, dann zeugt das nur von dem demütigen Empfinden, dass das Wahrwerden dieses Traums eine Gnade und kein Recht ist. Und wenn dein Traum wahr wird, wirst du das noch viel mehr zu schätzen wissen.

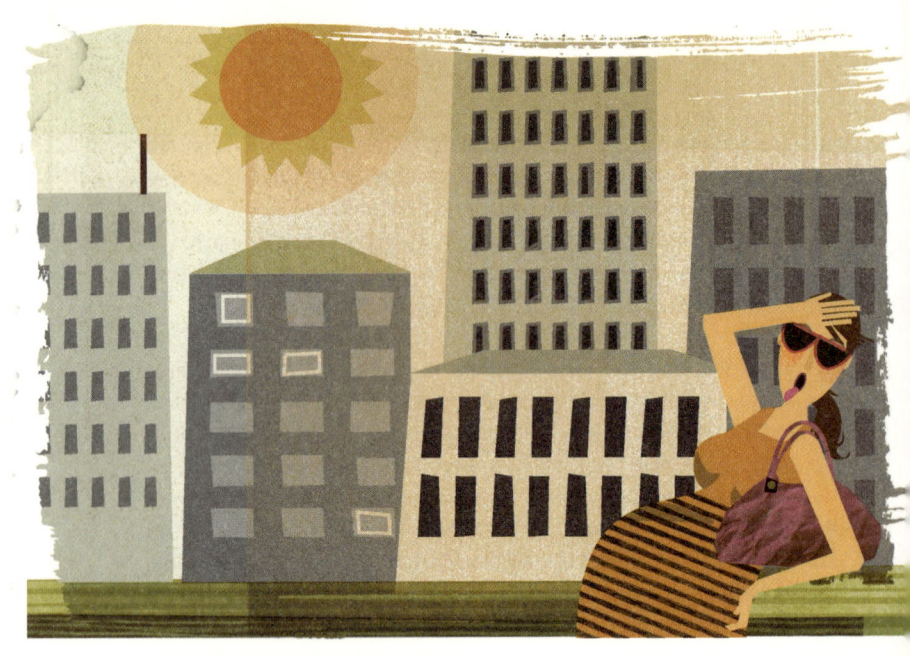

Die letzte Durststrecke

Jetzt geht es ums Durchhalten

Ehrlich gesagt habe ich noch nie eine Frau getroffen, die einen Monat vor ihrem errechneten Entbindungstermin noch nicht bereit gewesen wäre, diesen Schwangerschaftsmarathon zu beenden. (Außer meiner Freundin Mindy, die aufgrund ihres Nestbautriebs gerade ihr Haus renovieren ließ und nicht einmal wusste, ob bis zu ihrem Entbindungstermin schon der Fußboden gelegt sein würde.) Ganz gleich, wie enthusiastisch man den acht (neun) Monaten entgegengesehen hat – irgendwann wird es auch der Geduldigsten zu viel. Und wer wollte einem das verübeln? Das Atmen fällt schwer, selbst die größten Klamotten sind zu eng, nachts kriegt man kein Auge mehr zu, man leidet an chronischem Sodbrennen und Blähungen und ist sich völlig im Klaren darüber, dass dieses Baby irgendwie, irgendwann auf die Welt kommen muss – und zwar bald! Meistens ist man sich zu diesem Zeitpunkt allerdings auch bewusst, dass es einfacher ist, für ein Baby zu sorgen das noch im Bauch ist, als für eines, das schon auf der Welt ist.

Jetzt gibt es auch nicht mehr viel zu tun. Deine Freunde hast du alle noch einmal gesehen, der Geburtsvorbereitungskurs liegt hinter dir, die Geschenke fürs Baby sind verstaut, und im Kinderzimmer ist alles bestens organisiert – das Baby muss nur noch kommen. Wenn du außer Haus gearbeitet hast, bist du wahrscheinlich schon im Mut-

267

terschutz oder wirst ihn in Kürze antreten. Auf einmal hast du jede Menge Zeit, in der deine Stimmung zwischen Langeweile, Aufregung und Furcht hin und her schwankt. In dieser angespannten Situation musst du dir dann auch noch ständig die gut gemeinten Kommentare der anderen anhören: »Mensch, du hast ja einen riesigen Bauch bekommen! Wann ist es denn so weit?« Und jede Woche, wenn du zur Maniküre gehst oder deine Einkäufe erledigst, wird man dich fragen: »Ist es etwa immer noch nicht da?« Mutter und Schwiegermutter werden dich täglich anrufen, weil sie angeblich ein bisschen mit dir plaudern möchten, wollen aber eigentlich nur wissen, ob die Wehen bereits eingesetzt haben und du ihnen nicht Bescheid gesagt hast. Vielleicht solltest du ihnen erzählen, dass selten etwas passiert, wenn man es erzwingen will. In diesem Kapitel geht es um die körperlichen und emotionalen Veränderungen, auf die du dich einstellen musst, um den letzten Monat der Schwangerschaft gut zu überstehen. Wenn es dir so vorkommt, als ob diese Zeit überhaupt kein Ende nähme, dann blättere zum nächsten Kapitel, und du wirst sehen, dass du es bald geschafft hast: Es handelt nämlich vom Aufbruch ins Krankenhaus.

»Ich bekomme keine Luft mehr!«

Wenn du unter einem Meter fünfundsiebzig bist und ein durchschnittlich großes Baby erwartest, wirst du es schwierig, wenn nicht gar unmöglich finden, tief Luft zu holen. Die Plazenta – das Zellgebilde, in dem dein Baby lebt – dehnt sich nach oben aus und drückt schließlich auf Zwerchfell und Lungen. Da sich in dieser Phase die meisten Babys bereits in der Startposition befinden, kommen einem hauptsächlich Po und Füße in die Quere. Vielleicht haltet ihr mich für verrückt, aber diese Atembeschwerden hatten für mich etwas Beunruhigendes. Da ich sowieso etwas zur Klaustrophobie neige, hat mir dieses leichte Erstickungsgefühl fast den letzten Nerv geraubt. Um mehr Raum für mich und das Baby zu schaffen, stellte ich mich dann so aufrecht wie möglich hin, verschränkte meine Arme unter der Brust und streckte sie nach oben.

In diesem Stadium der Schwangerschaft ist es erleichternd, sich mit Händen und Knien auf den Boden zu begeben, weil das Baby in dieser Position durch sein eigenes Gewicht nach unten gezogen wird und das Rückgrat und die Organe entlastet werden. Möglicherweise wird dir diese Stellung sogar so guttun, dass du am liebsten den Rest deiner Schwangerschaft im Vierfüßlerstand verbringen würdest. Probier sie ruhig auch während der Wehen aus.

Natürlich gerät man gegen Ende der Schwangerschaft auch deshalb so leicht aus der Puste, weil man fünfzehn bis zwanzig Kilos zusätzlich mit sich herumzuschleppen hat.

Eine weitere, typische Schwangerschaftserscheinung, die die Atembeschwerden noch verschlimmern kann, ist die sogenannte »Schwangerschaftsrhinitis« – auf gut Deutsch: eine ständig verstopfte Nase. Da die Nasenhöhle mit derselben weichen Membran ausgekleidet ist wie die Vagina, ist sie meist genauso geschwollen. Aber während geschwollene Vaginawände und Schamlippen die sexuelle Erregung fördern, hat man von geschwollenen Nasennebenhöhlen nur Atembeschwerden und keinen Spaß. Verwunderlich ist an diesem ärgerlichen Zustand, dass er fast im selben Moment verschwunden ist, in dem das Baby geboren wird. Bis dahin kannst du außer Schneuzen nicht viel dagegen tun.

»Ich kann nichts mehr essen!«

Das ist an sich kein großes Problem, sollte aber doch erwähnt werden. Das Baby verdrängt nicht nur Lunge und Zwerchfell aus ihrer eigentlichen Position, sondern drückt auch auf deinen Magen. Bei jeder Mahlzeit kriegst du nur noch ein paar Bissen herunter, weil

269

einfach nicht mehr so viel Platz ist. Das ist dir wahrscheinlich sogar ganz recht, aber freu dich nicht zu früh, du verlierst dadurch kaum an Gewicht, weil du zwar bei jeder Mahlzeit weniger, dafür aber umso öfter isst. Was sollte man auch sonst tun? Einige meiner Freundinnen haben berichtet, dass sie gegen Ende tatsächlich ein paar Pfund abgenommen haben (natürlich noch vor dem Einsetzen der Wehen), aber auch dann meist nicht über den ganzen letzten Monat hinweg.

Häufig treten nun auch Verdauungsstörungen auf, die dir den Appetit auf die üppigen Mahlzeiten verderben, die so typisch für das zweite Schwangerschaftsdrittel sind. Die weniger Glücklichen unter uns haben schon die meiste Zeit ihrer Schwangerschaft unter Sodbrennen und knurrendem Magen gelitten, doch gegen Ende verstärken sich diese Beschwerden meist noch. Der Po des Babys drückt dann so stark gegen das Zwerchfell, dass die Speiseröhre sich dehnt und die Nahrung nicht mehr im Magen halten kann, wo sie eigentlich hingehört. Vielleicht wirst du wieder auf die leichte Kost der ersten Schwangerschaftsmonate zurückgreifen, es sei denn, du schenkst der alten Weisheit Glauben, dass scharfes Essen das Einsetzen der Wehen fördert. Was du auch immer isst – säurebindende Tabletten gegen Sodbrennen sind das ideale Dessert.

»Ich kann nicht schlafen!«

Am meisten hatte ich gegen Ende meiner Schwangerschaft mit Schlaflosigkeit zu kämpfen. Egal wie müde ich war – ich konnte nicht einschlafen, wenn ich abends zu Bett ging. Eine Nachbarin meinte dazu belustigt, dass die Natur uns auf diese Weise auf die vielen schlaflosen Nächte vorbereiten will, die eine junge Mutter erwarten. Soll das heißen, dass wir durch Fastenkuren besser aufs Verhungern vorbereitet sind, falls wir je davon betroffen sein sollten? Meiner Meinung nach richtet die Natur, die den Chamäleons die

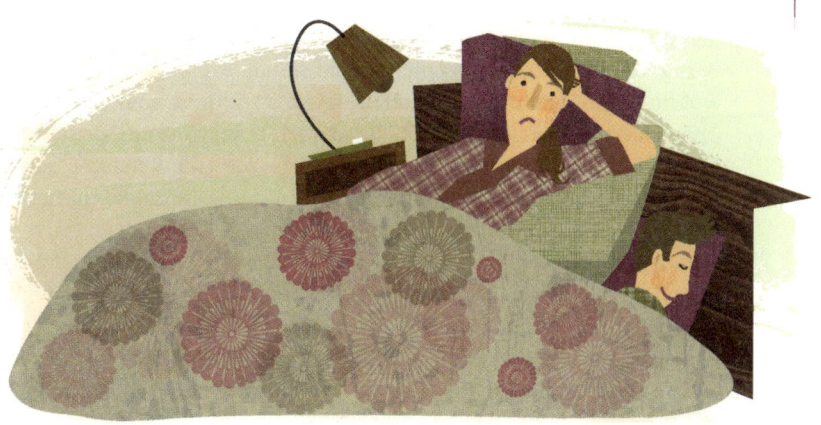

Gabe der Tarnung gegeben hat, es nicht so dumm ein und verordnet uns als Heilmittel gegen wenig Schlaf noch weniger Schlaf.

Nein, es gibt zwei Gründe für deine Schlaflosigkeit. Erstens hat dein Baby inzwischen jeden Teil deines Körpers in Beschlag genommen – mit Ausnahme vielleicht von Gesicht und Füßen (und die sind geschwollen, weil du Wasser hast). Zweitens bist du völlig mit dem beschäftigt, was vor dir liegt: Wehen, Entbindung, Muttersein – da wird es dir schwerfallen, nachts das Denken und Grübeln einzustellen. (Was einer gewissen Ironie nicht entbehrt, da du ja tagsüber in letzter Zeit keinen klaren Gedanken mehr fassen konntest.) In dieser Situation wirst du deine Kopfkissen wieder schätzen lernen. Sie werden zu deinen besten Freunden werden – und zwar nicht nur deine bisherigen Lieblingskissen, sondern auch die neuen Kissen, die du dir zusätzlich kaufen oder von deinem Mann stibitzen wirst. Wir Freundinnen sind uns einig, dass du jetzt mindestens drei Kissen brauchst – eins, das du dir zwischen die Knie klemmst, um so deine Hüften zu entlasten (später mehr darüber), eins zur Stütze deines Bauchs und eins für Kopf und Schultern. Du kannst dir auch eines dieser Stillkissen kaufen, die heutzutage in fast jedem Katalog angeboten werden. Ich hatte eines und habe es mutig mit ins Bett genommen, nachdem ich mich an seine riesigen Ausmaße gewöhnt hatte. Es war unglaublich bequem, errichtete aber eine unüberwindbare Barriere zwischen mir und meinem Mann. Da mein Mann dieses Riesenkissen meinen neuen »Liebhaber« nannte, gab ich ihm den Namen »Phil«. Zum Glück – oder Unglück, je nach meiner Laune, fand mich mein Mann nicht besonders unwiderstehlich und beklagte sich nie über diese Barrikade zwischen uns. Wenn du mich fragst – ich glaube, er war dankbar dafür. Meine Beziehung zu Phil wurde jedoch jedes Mal dann auf eine harte Probe gestellt, wenn ich mich umdrehen wollte. Zuerst wälzte ich mich von einer Seite auf die andere, dann griff ich mir Phil mit beiden Armen und Beinen und drehte mich, als kämpfte ich mit einem Krokodil. Unser Bett wackelte jedes Mal so stark, dass mein Mann beinahe herausfiel und das Kissen irgendwo im Zimmer landete.

Leider können wir, was deine Nachtruhe betrifft, nicht mit einem wirklich guten Ratschlag aufwarten. Dein Arzt würde mich wahrscheinlich lynchen, aber meiner Meinung nach hat jede Frau, die am Ende einer gesunden Schwangerschaft ohne besondere Vorkommnisse angelangt ist, sich hin und wieder ein Glas Wein vor dem Zubettgehen verdient. Ein kleiner Schlummertrunk zusammen mit einem heißen Bad (nicht zu heiß natürlich) kann wahre Wunder vollbringen, wenn man angespannt ist und an Schlaflosigkeit leidet wie die meisten werdenden Mütter.

Mit schuld an dieser Schlaflosigkeit können auch Wadenkrämpfe sein, die Schwangere häufig bekommen. Ich habe keine Ahnung, warum man sie bekommt, weiß aber, dass unwahrscheinlich viele darunter zu leiden haben. In einem Moment schmiegt man sich noch an sein Kissen und träumt vom Sex mit irgendeinem Fremden, und im nächsten versucht man verzweifelt, einen Muskel zu massieren, der sich wie ein gerissenes Gummiband zusammengezogen hat. Wenn ich meine Waden streckte und den Fuß dabei anzog, bekam ich immer einen solchen Wadenkrampf, dass ich dachte, man würde mir meine Achillessehne ohne jegliche Betäubung entfernen. In diesem Fall bleibt dir nicht viel anderes übrig, als so lange zu laufen, bis der Krampf aufgehört hat.

»Ich kann nicht mehr laufen!«

Eine schwangere Frau kann man, wie jeder weiß, schon von hinten erkennen, ohne ihren Bauch gesehen zu haben. Erstes Erkennungszeichen sind die Schuhe – für gewöhnlich große, breite und ganz sicher flache Modelle, vielleicht sogar Hausschuhe, wenn die Frau wirklich keinen Wert mehr auf ihr Äußeres legt. Die Ärmste hat möglicherweise so viel Wasser in Armen und Beinen, dass nichts anderes mehr passt. Ihre Füße versuchen schlurfend bei jedem Schritt in den großen, unförmigen Schuhen Halt zu finden. Der Abstand zwischen ihren Füßen ist meilenweit: Der rechte stützt den rechten Hüftknochen, der linke, einen Meter davon entfernt, den linken Hüftknochen. Abgerundet wird das Ganze durch den watschelnden Gang, durch den der Eindruck entsteht, als würde sie ihren Bauch im Schubkarren vor sich herschieben. Bevor ich zum ersten Mal schwanger wurde, sah ich verächtlich auf diese schlurfenden Frauen herab und fragte mich, wie tief ihr Selbstwertgefühl wohl gesunken sein musste, dass sie sich so in der Öffentlichkeit zeigten. Wenigstens im Sitzen könnten sie ihre Beine geschlossen halten, dachte ich entrüstet. Meine Mutter, die hochschwanger ganze sechzig Kilo auf die Waage gebracht hatte, schüttelte angesichts dieser armen Seelen jedes Mal den Kopf und flüsterte mir zu, sie würde sich mit mir öffentlich nicht zeigen, wenn ich mich als Schwangere auch so gehenließe.

Bis zu einem gewissen Grad habe ich mich dann doch gehenlassen, und zu diesem Zeitpunkt war es mir vollkommen egal, oder ich bemerkte es gar nicht mehr, wer sich mit mir in der Öffentlichkeit zeigte. Wenn meine Mutter glaubte, ich würde mich für sie quälen, um gut auszusehen, hatte sie sich geschnitten – schließlich tat ich es nicht einmal für meinen Mann. In diesem Stadium war mein Frauenarzt der Einzige, für den ich mich noch immer zusammenriss. Wenn ich zu meinen Untersuchungen in seine Praxis kam, sah ich mit frisch rasierten Beinen und Achselhöhlen, Parfüm, Schuhen mit Absätzen, sauberem Haar (sogar in Locken gelegt) und einem Hauch von Make-up immer aus wie die Gewinnerin aus einem Schwangeren-Schönheitswettbewerb. Wenn ich mich nicht einmal mehr diese eine Stunde im Monat hätte zusammenreißen können, hätte ich in meinen Augen alle Selbstachtung verloren. Nach dem Termin eilte ich sofort nach Hause und machte es mir in einem riesigen, lockeren Kleidungsstück wieder richtig bequem.

Natürlich wirkte ich bei meinem Arzt auch deswegen so adrett, weil ich bei ihm nicht weit laufen musste. Hätte er mich laufen sehen, wäre ihm aufgefallen, dass ich meine Knie nicht mehr zusammenbrachte und meine Hüftgelenke so locker waren, dass ich bei jedem Schritt das Gefühl hatte, meine Oberschenkelknochen würden aus der Gelenkpfanne springen. Du musst wissen, dass deine Knochen wie durch elastische Bänder in der richtigen Position gehalten werden. In der Schwangerschaft dehnen sich diese Bänder, damit sich deine Knochen weiten können, um für das Kind und die Geburt Platz zu schaffen. Wie bereits erwähnt, weitet sich auch der Brustkorb, damit sich das Baby auch in diesem Bereich ausbreiten kann. Und sicher hörst du gern, dass sich dein Becken ebenfalls weitet und so der kleinen Wassermelone den Weg nach draußen erleichtert. Die Dehnung der Bänder ist also prinzipiell eine gute Sache. Allerdings ist es weniger angenehm, wenn man mitten in der Nacht aus dem Bett springt, um auf die Toilette zu rennen, und sofort hinfällt, weil die Beine aus der Steh- und Gehposition gerutscht sind. Ich weiß noch genau, dass ich das Gefühl hatte, ich wäre in ein Loch getreten, weil ich das Gleichgewicht nicht mehr halten konnte und sich meine Beine asymmetrisch in die Hüftgelenke eingefügt hatten. Wenn du gerne mal wieder einen Spagat machen würdest, ist jetzt der richtige Moment gekommen, denn du bist nun sehr beweglich. Allerdings brauchst du jemanden, der dich wieder hochhebt, wenn du im Spagat auf dem Boden sitzt. Ohne Hilfe müsstest du wahrscheinlich in dieser Stellung verharren, bis der Kopf des Babys hervortritt und dich aus dem Gleichgewicht bringt.

Jetzt weißt du, warum es in der fortgeschrittenen Schwangerschaft beinahe unmöglich ist, zu gehen. Selbst wenn du nicht schwanger wärst, würden dich diese biologischen Veränderungen lahmlegen. Aber jetzt befindet sich ein ausgewachsenes Baby samt Fruchtwasser und Plazenta in deinem Bauch. Wenn dies dein erstes Baby ist, wird es bald tiefer in dein Becken rutschen (oder ist bereits gerutscht), um sich auf die Geburt vorzubereiten. Dieses Rutschen oder »Senken«, wie es in der Fachsprache genannt wird, wird dir das Atmen ungemein erleichtern, weil das Baby nun nicht mehr auf dein Zwerchfell drückt. Das Laufen wird dadurch allerdings noch schwieriger. Erinnerst du dich noch an den Wettbewerb in Kinderzeiten, bei dem man mit einem Luftballon zwischen den Knien über eine Wiese laufen musste? So ähnlich fühlt es sich an, wenn man im neunten Monat ist und das Baby ins Becken gesunken ist. Statt eines Luftballons musst du jetzt allerdings eine Wassermelone balancieren.

Am Rande bemerkt

Wo wir gerade von Babys sprechen, die zwischen den Oberschenkeln sitzen – meine Freundin Colleen hat den reizenden Ausdruck »Vagina-Pups« für das merkwürdige Geräusch erfunden, das zwischen deinen Beinen herauskommen kann, wenn dein Baby tief liegt und stark auf den Muttermund und den umliegenden Bereich drückt. Das kann sehr verdächtig klingen.

Um noch einmal kurz auf die Gewichtszunahme zu sprechen zu kommen – du kannst dich natürlich auch nicht mehr so gut bewegen, weil fünfzehn bis zwanzig Kilo Fett, Wasser und Baby deinen

Körper polstern. Jede Übergewichtige hat einen etwas watscheligen Gang, selbst wenn die Bänder nicht so stark gedehnt sind und kein Kopf zwischen den Beinen hervorzukommen droht. Du rennst jetzt nicht mehr, wenn das Telefon klingelt, könntest um keinen Preis der Welt in die Höhe springen und gerätst schon aus dem Gleichgewicht, wenn du aus dem Auto aussteigen musst. Viele meiner Freundinnen haben erzählt, dass sie während der letzten Wochen ihrer Schwangerschaft hingefallen sind. Zum Glück nehmen die Babys davon normalerweise keinen Schaden.

»Mir tut mein Rücken weh!«

Wenn du gegen Ende der Schwangerschaft eine Massage bekommen kannst, dann gönne sie dir. Erkundige dich am besten bei anderen Müttern, Krankenschwestern oder den Leiterinnen von Geburtsvorbereitungskursen, ob sie eine Masseurin kennen, die speziell mit den Wehwehchen von Hochschwangeren vertraut ist. Es gibt sogar Massagetische mit einem ausklappbaren Mittelteil, so dass du auf dem Bauch liegen und dein Baby bequem in einer Art Mulde ablegen kannst. Ich fand das einfach phantastisch, denn nachdem ich ungefähr sechs Monate auf der Seite gelegen hatte, lechzte ich förmlich danach, mich wieder einmal auf den Bauch zu legen. Noch eine letzte Bemerkung: Nur eine andere Frau kann das nötige Feingefühl aufbringen, das für die Massage einer Hochschwangeren nötig ist. Auch wenn du sonst liberal und aufgeschlossen gegenüber männlichen Masseuren bist, ist es wirklich besser, sich während der Schwangerschaft von einer Masseurin behandeln zu lassen.

Übrigens rät man den Männern in allen Schwangerschaftsbüchern, die ich über die Jahre gelesen habe, sich mit Massage und Druckmassage zu befassen, um ihren Frauen Schwangerschaft und Entbindung zu erleichtern. Das sah in den Büchern immer sehr innig und harmonisch aus, aber keine meiner Freundinnen wurde während ihrer Schwangerschaft mit Massagen verwöhnt. Als ich mich eines Abends schlecht fühlte und meinen Mann bat, mir meine Lendenwirbelsäule zu massieren, tat er das auf so phantasielose Weise und ohne seine Finger zu bewegen, dass ich danach einen roten Fleck auf dem Rücken hatte. Meine Freundinnen berichteten ausnahmslos, dass sie ihre Männer, die ihnen während der Wehen zögerlich über den Rücken streichen wollten, angeschrien hätten: »Fass mich bloß nicht an!« (Mehr über die Abneigung, während der Wehen berührt zu werden, im Kapitel »Ehemänner als Geburtshelfer«.)

Viele Frauen leiden während ihrer Schwangerschaft unter heftigen Schmerzen, die vom Rücken über den Po bis in ihre Beine ausstrahlen. Dieses Phänomen, auch Ischiasbeschwerden genannt, tritt in der Schwangerschaft recht häufig auf. Denn das Gewicht deines Bauches konzentriert sich auf einen Bereich, der nur ungefähr dreißig Zentimeter lang ist. Dadurch wird die Wirbelsäule stark nach vorne gezogen, und du musst den oberen Rücken unnatürlich weit nach hinten beugen, um den Zug nach vorne auszugleichen. Wenn deine Brüste schwer sind, ist das noch eine zusätzliche Belastung für die Schultern und den oberen Rücken. Am besten kannst du dich entspannen, wenn du dich mit einem Kissen zwischen den Beinen und einem weiteren unter Kopf und Schultern auf die linke Seite legst und etwas ausruhst. (Die linke Seite wird von Ärzten allgemein empfohlen, da in dieser Lage das Blut ungehindert vom Herzen zu Beinen und Baby fließen kann.) Du kannst es auch mal mit dem Vierfüßlerstand versuchen, den ich bereits beschrieben habe. Oder setz dich im Schneidersitz auf den Boden. Du kannst dabei deinen Bauch bequem auf den Unterschenkeln ablegen und die Wirbelsäule entlasten. Wenn dies alles nichts hilft, erkundige dich am besten bei deinem Arzt, ob du ein unbedenkliches Schmerzmittel einnehmen darfst.

»Ich glaub, ich explodiere!«

Um den achten (neunten) Monat herum glauben die meisten Erst-
gebärenden fälschlicherweise, dass ihr Bauch unmöglich noch größer werden kann. Sie sind so rund, als hätten sie einen Fußball ver-
schluckt, ihre Haut ist straff, und alle Kleider aus der Boutique für
Umstandsmode sitzen perfekt. Und dann kommen die letzten vier
Wochen …

Der Bauch einer Hochschwangeren ist kein anmutig gerundeter
Bauch, sondern eher wie die dünne Hautschicht, die über Ellbogen,
Knie und den knochigen Po des Babys gespannt ist. Man erkennt, wie
ich immer sage, dass eine Frau kurz vor der Entbindung steht, wenn
ihr Bauch »eckig« wird. Das Baby ist jetzt so groß und kräftig, dass
man seine Körperteile häufig ganz deutlich erkennen und ertasten
kann. Wenn dein Bauch noch keine merkwürdigen Formen annimmt
und dein Nabel noch nicht nach vorne steht, braucht das Baby noch
ein bisschen. Du kannst dich darauf verlassen: Wenn dein Nabel sich
nach vorne stülpt, hast du es bald geschafft.

»Mein Arzt sagt, es könnte jeden Moment losgehen!«

Je näher dein Entbindungstermin rückt, desto öfter musst du zu deinem Frauenarzt gehen – zuerst alle vierzehn Tage, während der letzten drei oder vier Wochen sogar wöchentlich. Wahrscheinlich ist dir
schon aufgefallen, dass dein Arzt selten, wenn überhaupt, eine vaginale Untersuchung durchgeführt hat, seit deine Schwangerschaft
festgestellt wurde. Nun wird er dich jedoch wieder genauer unter
die Lupe nehmen und nach Anzeichen für die bevorstehende Geburt
suchen. Er wird dir zum Beispiel mitteilen: »Ihr Gebärmutterhals
ist zu fünfzig Prozent verstrichen und Ihr Muttermund einen Zentimeter geöffnet.« (Das bedeutet, dass die Geburt kurz bevorsteht.

Mehr darüber im Kapitel »Die letzte Durststrecke«.) Du wirst die Praxis äußerst angespannt und in der vollkommenen Überzeugung verlassen, dass noch in dieser Nacht die Wehen einsetzen werden – falls du überhaupt noch zum Abendessen kommst. Freunden und Verwandten rätst du am Telefon, sich bereitzuhalten, weil es wahrscheinlich bald losgeht. Wenn das Baby drei Tage später immer noch nicht da ist, wartest du ungeduldig auf den nächsten Arzttermin, um mehr über deinen Gebärmutterhals und Muttermund zu erfahren. Ich weiß zwar nicht warum, aber wir alle stürzen uns auf diese Informationen, als hätten sie weiß Gott was für eine Bedeutung. Im Prinzip sagen sie überhaupt nichts aus. Bei unzähligen Frauen tut sich wochenlang überhaupt nichts, obwohl ihr Gebärmutterhals zu siebzig Prozent verstrichen und ihr Muttermund drei Zentimeter geöffnet ist. Und es gibt ebenso viele Frauen, denen beim Abendessen die Fruchtblase platzt und die ihr Baby noch vor dem Frühstück in den Armen halten, obwohl ihr Arzt ihnen ein paar Stunden vorher erzählt hatte, ihr Muttermund sei völlig geschlossen.

Ich könnte die nächsten zwanzig Seiten damit zubringen, dir immer wieder vor Augen zu führen, wie wenig man sich auf solche Informationen verlassen kann. Du würdest mir trotzdem nicht glauben, so wenig, wie du mir vorhin geglaubt hast, als ich dich davor warnte, in dem errechneten Geburtstermin mehr als einen Anhaltspunkt zu sehen. Ich weiß das, denn bei mir war es nicht anders.

»Ich halte das keinen Tag länger aus!«

Jetzt, wo du deinen Bauch an die vierzig Wochen mit dir herumgeschleppt hast, beginnst du dich für diverse Hausmittel zu interessieren, die angeblich die Wehen einleiten. Du willst das Ganze endlich hinter dich bringen. Ich komme hier auf ein etwas heikles Thema zu sprechen, aber es wäre wirklich naiv so zu tun, als hättest du noch nie davon gehört oder nie daran gedacht, eines dieser Mittel auszuprobieren. Du weißt schon, wovon ich spreche – lange Spaziergänge, wilder Sex, scharfes Essen, Rizinusöl oder das Einführen eines Klistiers sind die »Hausmittelchen«, mit denen man eine nicht enden wollende Schwangerschaft angeblich »kurieren« kann. Ein Restaurant in Hollywood hatte sogar einen Salat auf der Speisekarte, von dem behauptet wurde, er leite die Wehen ein. Wochenlang wurde darüber im lokalen Nachrichtenprogramm berichtet. Ärzte und Wissenschaftler nahmen das Häufchen Blätter und die weiteren Zutaten genau unter die Lupe und kamen dann zu den verschiedensten Ergebnissen über die Ursachen der Zauberwirkung. Einige waren der Meinung, es läge am Koriander (ein Gewürz, das in der mexikanischen und chinesischen Küche häufig verwendet wird). Andere vermuteten, der exotische Balsamico-Essig im Dressing verursache die Kontraktionen. Wie dem auch sei – bei jedem Restaurantbesuch konnte man einige hochschwangere Frauen beim genussvollen Verzehr dieses Salats beobachten.

Um die Wehen in Gang zu bringen, setzen Ärzte und Fitnessfanatiker bevorzugt auf das Laufen. Ich persönlich fand eine Oxytozin-Infusion effektiver, aber meine Vorliebe für die jeweils kürzeste und schmerzloseste Version ist dir ja bereits bekannt. Bei drei meiner Schwangerschaften war ich an einem Punkt angelangt, wo ich alles getan hätte, und versuchte, die Sache mit einer Lauftherapie ins Rollen zu bringen. Ich lief im tiefen Sand am Strand, hastete durch Einkaufszentren (ich muss ausgesehen haben wie ein Lastkahn in voller Fahrt) und nahm, wann immer möglich, die Treppen anstatt des Aufzugs. Leider verstand keines meiner Babys den Wink und dachte mitnichten daran, seinen Weg nach draußen anzutreten. Erst als meine Fruchtblase platzte, zeigte meine Lauferei plötzlich Wirkung. Da hatte ich dann gerade noch genug Zeit, ein paarmal um den Block zu laufen, bevor ich so starke Kontraktionen bekam, dass man mich im Krankenhaus sofort in ein Entbindungszimmer brachte.

Dir sollte klar sein, dass nach dem Platzen der Fruchtblase die Geburt innerhalb weniger Stunden erfolgen muss, da das Baby nicht mehr geschützt ist und sich infizieren kann. Wenn du das Gefühl hast, dass deine Fruchtblase geplatzt ist, oder du ununterbrochen auf die Toilette musst, solltest du umgehend deinen Arzt anrufen. Eventuell wird dein Arzt auch in Betracht ziehen, deine Fruchtblase zu sprengen, sollte sich das Baby am Entbindungstermin (so unsicher der auch sein mag) noch nicht bemerkbar gemacht haben. Als sich bei meinem vierten Kind der Geburtstermin näherte, hätte ich sogar eigenhändig versucht, meine Fruchtblase zum Platzen zu bringen, wenn ich mit meiner Hand über meinen riesigen Bauch bis in die Nähe meiner Scheide gekommen wäre. Aber, wie heißt es im Fernsehen immer so schön: »Versuchen Sie diesen Stunt nicht zu Hause nachzumachen. Er sollte nur von Profis durchgeführt werden.« Meine Freundin Caroline schwört, dass wilder Sex am Ende der Schwangerschaft die Wehen auslöst. Soweit ich weiß, konnte man sogar wissenschaftlich nachweisen, dass im Sperma eine ähnlich wehenauslösende Substanz enthalten ist. Vermutlich wacht das Baby nach seinem neun- (zehn-)monatigen Schlaf auf, wenn der Muttermund vom besten Stück des Mannes massiert wird, und macht sich auf den Weg. Aber da Caroline für ihre Unersättlichkeit allseits bekannt ist, war das Ganze vielleicht auch nur ein Trick, damit sich ihr Mann ihrer erbarmte, obwohl er eigentlich lieber den zweiten Teil der Sportschau gesehen hätte.

Die »harte Tour«

Es gibt eine Methode, die man als »Muttermundsdehnung« (eine heftige Vaginaluntersuchung) bezeichnet. Sie wird natürlich vom Arzt durchgeführt, und zwar erst, wenn er oder sie sich eingehend vergewissert hat, dass das Baby vollständig entwickelt und bereit zur Geburt ist. Ich vermute, dieses Verfahren funktioniert ähnlich wie leidenschaftlicher Sex (allerdings ohne den angenehmen Nebeneffekt) und soll ebenfalls deinen Muttermund ein bisschen wachkitzeln. Wenn du dich mit deinem Arzt darauf einigst, dann stell dich darauf ein, dass damit Schmerzen verbunden sind, die starken Menstruationskrämpfen ähneln, und du ähnlich starke Blutungen wie zu Beginn der Periode hast. Diese »Muttermundsdehnung« löst nicht zwangsläufig Wehen aus (jedenfalls nicht bei mir). Soviel ich weiß, ist die Wahrscheinlichkeit, dass die Wehen einsetzen, größer, wenn die Krämpfe einige Stunden andauern, als wenn sie bald nach der Untersuchung schwächer werden und dann ganz aufhören, wie es bei mir der Fall war. Bei meiner Freundin Amy schlug zum Beispiel die Kombination aus einer »Muttermundsdehnung« durch ihren Arzt und einem Klistier, das sie sich noch am selben Abend zu Hause verabreichte, voll an. Ungefähr um vier Uhr morgens war sie mitten in den Presswehen. (Ist das nicht merkwürdig – die Vorstellung, jemand führt mir einen dreißig Zentimeter langen Stahlhaken ein, um meine Fruchtblase zu sprengen, lässt mich völlig kalt, aber nur bei dem Gedanken an ein Klistier wird mir schon schwindlig.)

Jede Hochschwangere sieht dem großen Ereignis mit anderen Gefühlen entgegen. Ich habe schon erwähnt, dass ich es immer kaum erwarten kann, wenn die Schwangerschaft endlich zu Ende ist und ich Mutter bin – ein Zustand, der mir schon immer viel lieber war. Vielleicht hast du etwas mehr Geduld, was bei einer Frau kurz vor der Entbindung ein wirklich bewundernswerter Zug wäre. Wahrscheinlich kannst du es genauso wenig erwarten, dein Baby endlich in den Armen zu halten, aber dank deines gesunden Menschenverstandes und deiner Gelassenheit kannst du es vielleicht eher akzeptieren, dass diese Situation nicht berechenbar ist. Es hat natürlich etwas unglaublich Romantisches, mitten in der Nacht mit unverkennbaren Wehen aufzuwachen, dem Ehemann zärtlich ins Ohr zu flüstern: »Liebling, es ist so weit!« und wie berauscht im Dunkeln zum Auto zu eilen, das für die Fahrt zum Krankenhaus schon bereitsteht. Aber so rührend diese Vorstellung auch sein mag, ich habe immer versucht, meinen Arzt dazu zu überreden, meine Wehen zu einem Zeitpunkt einzuleiten, der für das Baby, den Arzt und mich gleichermaßen günstig war. So konnte ich sicher sein, dass das Baby zur Geburt bereit, mein Arzt satt, ausgeruht und nicht verreist war und ich meine Haare gewaschen, meine Beine rasiert und meine Fußnägel lackiert hatte. Außerdem mussten wir nicht mitten in der Nacht zum Krankenhaus rasen, wo man sich in der Dunkelheit verfahren kann. Wie macht man es nun am besten? So wie ich natürlich (nicht ernst nehmen!).

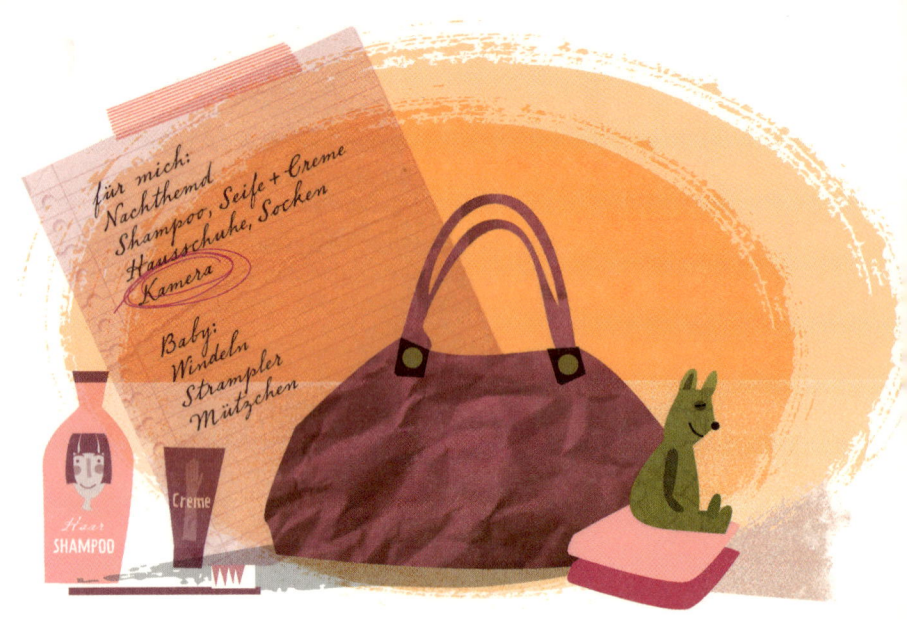

für mich:
Nachthemd
Shampoo, Seife + Creme
Hausschuhe, Socken
Kamera

Baby:
Windeln
Strampler
Mützchen

SHAMPOO

Creme

Der Klinikkoffer

Was du jetzt alles bereitstellen solltest

Ins Krankenhaus musst du außer dir selbst auch einen Koffer mitbringen. Wahrscheinlich steht deine Tasche schon lange, bevor die Wehen anfangen, bereit – es sei denn, dein Baby kommt früher als erwartet oder du hast immer noch nicht akzeptiert, dass du schwanger bist. Sollte es jedoch Zeit fürs Krankenhaus sein und du hast deinen Koffer nicht gepackt, dann geh einfach ohne. Mach dir keine Sorgen deswegen, denn bevor das Baby da ist, brauchst du sowieso noch nichts. Wenn nach der Geburt die größte Anspannung vorbei ist, kannst du jemanden bitten – aber besser nicht deinen Mann – eine Tasche für dich zu packen und zum Krankenhaus zu bringen. Wenn es unbedingt dein Mann sein muss, gib ihm lieber eine Liste mit, auf der jedes gewünschte Stück genau aufgeführt ist. Wenn du ihm nur allgemeine Anweisungen erteilst wie: »Bitte pack mir etwas für die Fahrt nach Hause ein und noch ein paar Sachen zum Duschen«, kann es durchaus sein, dass er dir ein Cocktailkleid und Turnschuhe, einen Rasierapparat und Rasiercreme mitbringt.

Du kannst dir, deinem Mann und dem Krankenhauspersonal die Sache erleichtern, wenn du nur eine kleine (na ja gut – mittlere) Tasche mitnimmst, denn wahrscheinlich wirst du während deines Krankenhausaufenthalts mindestens einmal in ein anderes Zimmer verlegt. Jemand muss also deine Tasche tragen. Außerdem ist die

Gefahr geringer, beim Umzug etwas zu verlieren, wenn du weniger Sachen dabeihast. Mach dir keine Gedanken, dass du in einer Tasche mit normalem Umfang (also kleiner als ein Überseekoffer) nicht alles unterbringst, was du im Krankenhaus brauchst, denn eigentlich benötigst du nicht mehr als ein paar Toilettenartikel und etwas zum Anziehen für dich und das Baby. OK – und einen iPod, Mineralwasser, Süßigkeiten für alle außer dir selbst, Klatschzeitschriften und eine Packung Feuchttücher.

Outfit für die Fahrt nach Hause

Da ich nicht weiß, ob du dein Baby während einer Hitzeperiode oder im Schneesturm zur Welt bringen wirst, kann ich beim besten Willen nicht entscheiden, was du anziehen sollst (so gern ich es auch tun würde). Ich kann dir jedoch ein paar allgemeine Ratschläge geben.

- Nimm am besten ein weitgeschnittenes Kleidungsstück mit, auch wenn du dich noch so sehr nach deiner alten Jeans und schlanken Taille sehnst. Du wirst nach der Entbindung immer noch einen Bauch haben und wahrscheinlich noch für einige Tage (oder Wochen) schwanger aussehen. Mit Umstandskleidern bist du am besten beraten, auch wenn dir der Gedanke daran ganz und gar nicht behagt. Aber du kannst ganz beruhigt sein – es wird alles nur halb so schlimm werden. Wenn es so weit ist, kann nämlich zumindest eine Person neue Kleidung in kleinen Größen tragen – dein Baby. In nächster Zukunft wird dir sowieso niemand mehr allzu viel Beachtung schenken – wenigstens nicht, solange sich dein Baby im gleichen Raum befindet.
- Trag am besten flache Schuhe. Nachdem du die Geburt hinter dich gebracht hast und eine ganze Weile im Bett gelegen bist, wirst du noch etwas erschöpft und wackelig auf den Beinen sein. Wenn du dein Baby sicher nach Hause tragen willst, wirst du bestimmt nicht auf Pfennigabsätzen daherschwanken wollen. Vielleicht hast du zu diesem Zeitpunkt auch immer noch Was-

ser in den Beinen und sicher keine Lust, dich in enge Schuhe zu zwängen.

- Zieh eine Bluse an, durch die deine Haut gut »atmen« kann, und die Schweiß absorbiert. Du musst dich im Krankenhaus abmelden, das Baby in den Autositz setzen und nach Hause fahren – da kann man ganz schön ins Schwitzen kommen. Außerdem kann man davon ausgehen, dass das Baby dir mindestens einmal auf deine Kleidung spuckt, bevor ihr zu Hause ankommt.

- Wenn du stillen möchtest, solltest du dir auf jeden Fall eine Bluse oder ein Kleid aussuchen, das sich zu diesem Zweck vorne problemlos öffnen lässt. In den nächsten Wochen wirst du deinen Busen so oft entblößen, dass du gar nicht mehr dazu kommst, dich zu schämen. Du wirst, ohne mit der Wimper zu zucken, mitten in einem Monster-Truck-Rennen stillen und selbst dem Mann vom DHL (der wieder ein Geschenk fürs Baby bringt) mit entblößter Brust die Tür öffnen. Das Schockierendste aber ist, dass es dir bald nichts mehr ausmachen wird, dein Baby vor deinem eigenen Vater zu stillen. Schrecklicher Gedanke! Wahrscheinlich glaubst du mir kein Wort, aber wenn du dich erst einmal eine Stunde lang im Schlafzimmer versteckt hast, während die Familienfeier ohne dich im Wohnzimmer stattfindet, wirst du deine Vorsätze bald aufgegeben haben und dich mit an den Kaffeetisch setzen.

- Mach dich schön. Du brauchst dich nicht aufzudonnern, denn wie bereits erwähnt, wirst du sowieso nicht im Mittelpunkt stehen, aber denk daran, dass man dich einige Dutzend Mal fotografieren wird, bevor du das Krankenhaus verlässt und dein Zuhause betrittst. Schmink dich ruhig ein wenig, mach dir deine Haare zurecht, und versuch dich zu entspannen. Vergiss aber auf keinen Fall, dir die Zähne zu putzen – um des Babys willen. Dann halt dir dein Kind wie einen Schutzschild vors Gesicht und, falls das auch nichts nützt, droh damit, jedem die Kamera zu entreißen, der eine Nahaufnahme von dir macht.

Schone deine besten Nachthemden

Wir Freundinnen können dir nur raten, hübsche Nachthemden und dazu passende Morgenmäntel zu Hause zu lassen. Eine Geburt und ihre Nachwirkungen sind eine blutige Angelegenheit, und wenn du deine schönsten Stücke trägst, wirst du sie die nächsten Wochen in Fleckensalz einweichen müssen. Nimm unkomplizierte Sachen mit, die sich gut waschen lassen und um die es dir nicht leid tut, wenn du sie wegwerfen musst. Du wirst sie ohnehin nicht lange tragen müssen, denn heutzutage werden junge Mütter so schnell wieder nach Hause geschickt, dass sie gerade noch Zeit haben, ihre Zähne zu putzen und eine Dusche zu nehmen.

Pack dir Shampoo, Seife und Creme ein

Nach der Entbindung gibt es nichts Schöneres, als zu duschen und sich die Zähne zu putzen. Es ist wahrscheinlich schon Stunden her, seit du das letzte Mal dazu gekommen bist, und es tut fast genauso gut, sich wieder sauber zu fühlen, wie sieben Kilo verloren zu haben. Verwöhn dich und pack dir ein gutes Shampoo, Duschgel oder Seife und etwas Creme ein. Bedenke jedoch, dass Neugeborene eine äußerst empfindliche Nase haben. Das kleine Wesen muss womöglich ununterbrochen niesen, wenn das ganze Zimmer nach Armani riecht. Am besten du verwendest milde Düfte und verzichtest ganz auf Parfüm und Cologne. Wenn du dein Baby stillen möchtest, spar deinen Busen aus, egal ob du nun Creme oder Puder verwendest: du fändest es auch nicht toll, wenn jemand Puder über dein Essen streut.

Lass deinen Schmuck zu Hause

Wenn dir dein Ehering noch nicht das Blut am Ringfinger abdrückt, kannst du ihn im Krankenhaus tragen. Aber deinen übrigen Schmuck solltest du zu Hause lassen, wo er nicht so leicht verlorengeht. Du brauchst nicht einmal eine Armbanduhr, denn deine stets einsatzbereite Hebamme wird eine tragen, und falls nicht, so habe ich noch keinen Raum auf der Entbindungsstation gesehen, in dem nicht eine riesige Wanduhr hing, wie wir sie früher in der Schule hatten. Wer weiß, vielleicht siehst du ohne deine Ohrringe und Anhänger so nackt aus, dass dein Göttergatte dadurch inspiriert wird, dich mit einer kleinen Aufmerksamkeit für deine Tapferkeit bei der Entbindung zu belohnen.

Nimm ein oder zwei Kissen mit

Wir haben schon über die innige Beziehung gesprochen, die Schwangere zu ihren Kissen haben. Du wirst sie dir beim Schlafen zwischen die Beine klemmen, sie gegen deine Brust drücken, und du wirst sie sogar ins Krankenhaus mitnehmen. Sie haben dir schon bisher gute Dienste geleistet, aber nie wirst du sie mehr zu schätzen wissen als in dem Moment, wo du dich auf deinem Krankenhausbett sanft an sie schmiegen kannst. Ich habe keine Ahnung, mit welchem Material die Standardkissen im Krankenhaus gefüllt sind, aber vermutlich handelt es sich um Sägemehl oder zerbröckelten Gips. Auf deinen eigenen Kissen wirst du nicht nur bequem schlafen (was du dir verdient hast), sie werden dir und dem Baby auch beim Stillen eine große Hilfe sein. Am schönsten ist es natürlich, dass sie nach zu Hause riechen. (Nur deine besten weißen Bezüge solltest du aus bekannten Gründen nicht mitnehmen.)

Nimm Hausschuhe mit

Ich weiß, dass Krankenhäuser völlig steril sein sollen, aber ich habe da so meine Zweifel. Wenn du dich nur in deinem Zimmer ausruhst, genügt dir vielleicht ein Paar dicker Socken, um deine Füße warm und sauber zu halten. Aber wenn du auf der Station auf und ab laufen sollst, um deine Darmtätigkeit wieder in Gang zu bringen, kannst du ein Paar Hausschuhe gut gebrauchen (am besten flach, bequem und nicht zu hässlich). Es ist auf jeden Fall ratsam, die federgeschmückten Modelle zu Hause zu lassen, weil du darin wahrscheinlich noch Gleichgewichtsprobleme haben wirst. Oder deine Beine sehen damit so gut aus, dass sie deinen Mann erregen und ihm Appetit auf Sex machen. Welche Vorstellung!

Nimm viele Socken mit

Wir Freundinnen raten dir, möglichst viele dicke Socken einzupacken. Das erste Paar wirst du während der Wehen tragen – dabei bekommen viele Frauen kalte Hände und Füße (im wörtlichen und übertragenen Sinn). Dein Arzt hat sicher nichts dagegen, dass du deine Socken während der Geburt anbehältst. Sie werden aber dabei wahrscheinlich Blutflecke bekommen, und du wirst sie danach wegwerfen wollen. Die anderen Socken trägst du im Krankenhausbett, damit deine Füße nicht kalt oder schmutzig werden, wenn du zur Toilette gehen musst. Einige davon wirst du hinterher sicher aussortieren müssen. Manchmal bemerkt man einfach zu spät, dass die Binde voll ist, und diverse Flüssigkeiten laufen schon auf dem Weg ins Badezimmer am Bein herunter und in die Socken. (Mal dir diese Situation besser nicht zu plastisch aus. Glaub mir einfach und lies weiter).

Nimm Schwangerschaftsunterwäsche mit

Im Gegensatz zu den Socken wirst du deine Unterwäsche während Wehen und Geburt nicht benötigen, da die meisten Ärzte sie für eher störend halten. Für deinen Krankenhausaufenthalt solltest du jedoch mit mindestens drei oder vier Garnituren rechnen, egal wie lange du bleibst. Nachdem das Baby auf der Welt ist und die Nachgeburt ausgestoßen wurde, wird dich eine Schwester mit Binden versorgen und auf eine Einmal-Unterlage umbetten. Während der ersten Stunden nach der Geburt ziehst du vielleicht am besten gar keine Unterwäsche an, denn höchstwahrscheinlich bekommst du Eispackungen, um deine geschwollene Scheide zu kühlen. Außerdem wird alle paar Stunden jemand nachsehen wollen, wie es »da unten« bei dir aussieht.

Nach der Phase mit den Eispackungen wirst du wieder deine eigene Unterwäsche anziehen wollen – aus Schamgefühl und um die Binden richtig befestigen zu können. Mit Schwangerschaftsunterwäsche bist du jetzt am besten beraten, auch wenn du während der

TIPP

Papa-Spickzettel

Lass diese Passage offen auf dem Kissen deines Mannes liegen oder kleb sie über eure Toilette:

An alle werdenden Väter:
Wir Freundinnen möchten dir dringend ans Herz legen, kurz nach der Geburt deine Liebste mit einem Geschenk zu beglücken. Mit Schmuck liegst du eigentlich nie daneben, da er deiner Frau schon passen wird, wenn sie ihr altes Gewicht noch nicht wieder erreicht hat. Mit einem Geschenk kannst du all deiner Bewunderung und Anerkennung Ausdruck verleihen.

Wenn man schön großzügig dafür belohnt wird, einen verlorenen Hund gefunden zu haben, hat deine Frau sich jetzt für ihre Meisterleistung allemal ein lang ersehntes Schmuckstück verdient.

Schwangerschaft ein absoluter Tanga-Freak warst. In Tangas halten die Binden einfach nicht richtig, die du für die bis einige Tage nach der Geburt anhaltenden Blutungen brauchen wirst. Und außerdem wird dir deine geliebte Muschi nach einer normalen Entbindung und einer Naht eher als übles Folterinstrument vorkommen. Ich kann dir wirklich nur raten, dir weite Unterhosen zuzulegen, die weich, bequem und billig sind.

Nimm Lippenbalsam mit

Bei einer Entbindung trocknen die Lippen aus (selbst bei Frauen, die die Lamaze-Atmung nur angewendet haben, um nach dem Anästhesisten zu schreien), weil dem Körper dabei viel Flüssigkeit entzogen wird. Außerdem bekommst du in vielen Krankenhäusern während der Geburt nichts zu essen und zu trinken. Gegen das Austrocknen deiner Brustwarzen kannst du nichts tun, aber für die Lippen wirkt ein guter Balsam wahre Wunder. Denk also daran, ihn einzupacken.

Nimm einen Kugelschreiber mit

Eigentlich wollte ich auch vorschlagen, Papier einzupacken, aber dann haben mich meine Freundinnen daran erinnert, dass einem zum Schreiben keine Zeit bleibt: Man muss das Stillen lernen, bekommt Besuch, muss schlafen und sich entspannen, damit man auf die Toilette gehen kann. Wenn du glaubst, dass es ohne dein Tagebuch nicht geht, dann nimm es mit, aber lass bitte Dankschreiben und Kuverts für die Geburtsanzeigen zu Hause.

(Meine Freundin Dorothea, die gerade ihr zweites Kind zur Welt gebracht hat, empfiehlt, alle Umschläge für die Geburtsanzeigen bereits während der letzten langweiligen Wochen der Schwangerschaft zu adressieren und zu frankieren (oder zumindest die Adressaufkleber zu beschriften). Nach der Entbindung musst du dann nur noch der Druckerei die wichtigsten Informationen durchgeben und später deine Mutter oder eine Freundin bitten, die Briefe für dich in die Umschläge zu stecken und einzuwerfen.

Aber zurück zum Kugelschreiber. Du wirst während deines Krankenhausaufenthalts für Dinge wie Babyfotos und Menüwünsche mehrere Formulare auszufüllen haben. Die Schwester hat nach einer Stunde meist einen Bleistiftstummel ohne Radiergummi für dich aufgetrieben. Höchstwahrscheinlich bekommst du damit einen Krampf in der Hand, oder die Mine bricht ab, noch bevor du zu den Menüwünschen fürs Abendessen gekommen bist. Ein Kugelschreiber ist sicher nicht das wichtigste Utensil fürs Krankenhaus, gehört aber zu den kleinen Dingen, die das Leben ungeheuer erleichtern können.

Pack dir was zum Essen ein

Meine Freundin Dona hatte doch wirklich die Frechheit, mir zu erzählen, dass in ihrer Klinik auf der Entbindungsstation für Patientinnen und deren Ehemänner mehrere Stunden täglich ein Buffet aufgestellt wurde! Sie vermutete sogar, dass Patienten von anderen Stationen sich dort des Öfteren bedienten. Mach dir lieber keine Hoffnungen, in deinem Krankenhaus ein ähnliches Arrangement vorzufinden. Normalerweise scheitert man da nämlich schon bei dem Versuch, außerhalb der normalen Essenszeiten ein Glas Saft oder einen kleinen Imbiss zu bekommen.

Nach den ganzen Anstrengungen der Geburt bist du wahrscheinlich völlig ausgehungert. Außerdem muss dein Körper sich anschließend auf die Milchproduktion vorbereiten. Gerne würdest du deshalb das nette Angebot deines Mannes annehmen, dir von der Cafeteria schnell etwas zum Essen zu holen. Du bist dir hoffentlich im Klaren darüber, dass du den Mann die nächste Stunde nicht mehr zu Gesicht bekommst: Während er darauf wartet, dass man dein Käsebrötchen einpackt, wird er sich in ein viergängiges Menü stürzen. Wehen und Geburt sind schließlich auch an ihm nicht spurlos vorbeigegangen.

Du wirst dir selbst dankbar sein, wenn du vorausgeplant und einige Flaschen Wasser, Saft und haltbare Snacks wie Müsliriegel, Trockenobst oder Cracker in deinem Koffer verstaut hast. Am besten verzichtest du jetzt auf Schokolade und Kekse, auch wenn du sie noch so gerne isst. Dein Körper ist nach einer Entbindung völlig geschwächt und benötigt etwas sehr viel Nahrhafteres. Außerdem haben viele Babys Schwierigkeiten, die Milch zu verdauen, wenn ihre Mutter die ganze Nacht Schokolade gegessen hat.

Nimm dir etwas zum Lesen mit

In den meisten Krankenzimmern gibt es einen Fernseher, aber vielleicht möchtest du ja lieber lesen, wenn du schon einmal dazu Zeit hast. Aus persönlicher Erfahrung weiß ich, dass man als junge Mutter keinen klaren Gedanken fassen kann. Daher würde ich dir zu einer Lektüre raten, bei der du dich nicht zu sehr konzentrieren oder nachdenken musst, denn zu beidem bist du im Moment nicht fähig. Ein oder zwei Zeitschriften werden dich intellektuell genug fordern, besonders wenn sie komplizierte Psychotests über dein Sexualleben enthalten.

Nimm deine eigenen Binden mit

Es ist wahrscheinlich je nach Krankenhaus verschieden, aber als ich meine Kinder bekam, hat man mir die Art Binden gegeben, die man mit einem Gürtel oder einer Sicherheitsnadel befestigen musste. Solche Dinger kannte ich nur von einem uralten Aufklärungsbuch.

Welche Relikte! Du brauchst jedenfalls Binden mit Klebestreifen – und zwar in Maxigröße. Nimm dir eine große Packung mit, denn du wirst die ersten Tage, auch wenn du einen Kaiserschnitt hattest, eine ganze Menge davon benötigen, manchmal vielleicht sogar zwei gleichzeitig. Wenn du Glück hast, bekommst du sie im Krankenhaus und brauchst deine eigenen nicht zu benutzen, aber geh lieber auf Nummer sicher.

Nimm einen Still-BH mit

Wenn du bereits weißt, dass du dein Baby stillen möchtest, oder du dir unsicher bist, es aber versuchen möchtest, solltest du einen Still-BH mit ins Krankenhaus nehmen. Auch wenn du nicht stillen willst, wirst du deren Halt und Schutz als wohltuend empfinden. Du solltest auf jeden Fall weiterhin einen Schwangerschafts-BH tragen, da deine Brüste durch den Milcheinschuss schwerer und voller werden.

Zwar möchten Neugeborene sofort nach der Entbindung an der Brust der Mutter saugen und sollten auch angelegt werden, sie bekommen aber zu diesem Zeitpunkt noch keine Muttermilch. Du hast wahrscheinlich schon vom Kolostrum gehört – der gelblichen Flüssigkeit, die sich in der Brust bildet, bevor die richtige Milchproduktion beginnt. Während dieser Phase kannst du dich in aller Ruhe mit dem Stillen vertraut machen, denn das Baby braucht noch nicht allzu viel Nahrung, und deine Brüste haben noch eine handliche Größe. Wenn die Milch dann einschießt, geht's richtig los. Meine weichen, vollen Brüste wurden innerhalb weniger Stunden so groß und hart wie zwei Fußbälle. Ich glaube, nur der Hunger hielt mein Baby davon ab, beim Anblick dieser Riesenbrüste vor Furcht zu erstarren. Damals wurde mir zum ersten Mal klar, welch wichtige Rolle mein Still-BH in Zukunft spielen würde. Ich trug ihn bei Tag und Nacht, denn mit milchgefüllten Brüsten zu schlafen kann ausgesprochen unbequem sein. Angeblich gehen Französinnen ja mit »Schlaf-BHs« zu Bett, weil der Busen ihrer Meinung nach ständigen Halt benötigt. Da ich inzwischen weiß, was der weibliche Busen so alles zu leisten hat, bin ich der Meinung, dass er nicht nur einen hübschen Büstenhalter, sondern einen Karibik-Urlaub für zwei verdient hätte. Apropos Still-BHs, du solltest auch Stilleinlagen mitnehmen (runde Einmal-Einlagen, die die auslaufende Milch auffangen). Man schiebt sie zwischen Brustwarze und Stillklappe in den BH. So bleibt dein Büstenhalter länger sauber, und du musst dich nicht um einen Berg Wäsche kümmern, wenn du vom Krankenhaus kommst.

Vielleicht lohnt es sich auch, einmal Brust- oder Milchauffangschalen aus Latex oder Plastik auszuprobieren. Sie liegen eng an den Brustwarzen an und nehmen nicht nur mehr Flüssigkeit auf, sondern verhindern durch einen kleinen Luftraum, dass der Stoff auf deinen wunden Brustwarzen aufliegt.

Nimm ein Buch übers Stillen mit

Stillen kann unter Umständen schwieriger sein als das Erlernen der Kochkunst. Ich weiß, dass es ein völlig natürlicher Vorgang ist, aber trotzdem sind schon Frauen in Tränen ausgebrochen, weil sie es nicht geschafft haben, ihr Baby richtig anzulegen. Deshalb eine wichtige Information für Neulinge: Die Milch fließt nicht einfach aus einem Loch an der Spitze der Brustwarze, wie ich immer geglaubt habe. Sie kommt vielmehr aus mehreren kleinen Öffnungen, die über die ganze Brustwarze verteilt sind, und fließt nur, wenn das Baby die Warze fest umschließt und den gesamten Warzenhof gegen seinen Gaumen presst.

Bevor du in Panik ausbrichst, lass dir gesagt sein, dass dir in fast jedem Krankenhaus jemand vom Personal zeigen kann, wie man stillt. Manche Schwestern sind sogar eigens darauf spezialisiert und nennen sich »Laktationsberaterinnen«. Aber auch ein guter Ratgeber mit Illustrationen kann dir weiterhelfen. Wenn du etwas Ruhe hast und dein Baby schläft, blättere ein bisschen in dem Buch. Wenn das Baby dann schreiend und hungrig aufwacht, weißt du in etwa, was du zu tun hast. Solltest du trotzdem Schwierigkeiten mit der Technik haben, wird sofort eine Schwester deine Brust in die eine und den Kopf des Babys in die andere Hand nehmen und so lange herumprobieren, bis es funktioniert. Dir bleibt währenddessen nichts anderes übrig, als so ruhig wie möglich dazusitzen und zuzusehen, wie du von einer völlig Fremden recht unsanft behandelt wirst.

Nimm eine Kamera mit

Eine Geburt ist wahrscheinlich die wichtigste Erfahrung deines Lebens, und du solltest dieses Ereignis auf vielen Fotos festhalten. Bis zum Ende deiner Tage wirst du dir von Zeit zu Zeit gerührt die Fotos von dem Tag ansehen, an dem dein Kind geboren wurde. Heutzutage sind Videokameras bei der Geburt sogar beliebter als Fotoapparate. Und jeder kennt wohl jemanden, der jedes einzelne Detail der Geburt auf Video festgehalten hat und dem diese Kassetten heilig sind. Für mich haben weder Videokamera noch Fotoapparat unterhalb meiner Gürtellinie etwas zu suchen, aber das liegt eher daran, dass ich den Typen in den Entwicklungslaboren nicht traue. Was ist, wenn ich eines Tages berühmt werde und einer von ihnen ein paar der Negative zurückbehalten hat oder, schlimmer noch, wenn mein sechsjähriger Sohn die Videokassette findet und denkt, es handele sich um eine Aufnahme vom »König der Löwen«?

Denk daran, dass Wehen und Geburt sehr viel länger dauern, als du planst (oder dir vorstellen kannst). Du musst also schon im Voraus sorgfältig kalkulieren, sonst geht deinem Mann vielleicht der Film aus, oder die Batterie ist genau dann zu Ende, wenn das Baby kommt. Wenn er das Ereignis auf Video aufzeichnet, sollte er statt

Batterien den Stromanschluss benutzen oder zusätzlich einige Batterien dabeihaben.

Ärzte scheinen eine künstlerische Ader zu haben und erklären sich oft gern bereit, Fotos zu schießen, wenn der frischgebackene Vater sich zu schwach dazu fühlt oder die Hände für sein Kind freihaben möchte. Der Kinderarzt meines Sohnes war ein großartiger Fotograf. Er fotografierte nicht nur während der Geburt, sondern auch, als man das Baby auf die Säuglingsstation brachte und wir die Großeltern trafen. Sein Ärztekittel hatte eine ähnliche Wirkung wie ein Presseausweis: Er durfte überall mit hinein und konnte fotografieren, was er wollte, ohne dass ihn jemand hinausschmiss.

Nimm deine Telefonliste mit

Sicher gibt es einige Leute, die einen Anruf erwarten, wenn das Baby da ist. Ein paar werden vielleicht nicht mehr mit dir sprechen oder dich nicht mehr zu ihrer Geburtstagsparty einladen, wenn du ihnen nicht sofort Bescheid sagst, dass man den kleinen Frechdachs auf die Säuglingsstation geschoben hat. Höchstwahrscheinlich wird sich dein Mann um die Telefonate kümmern müssen, da du vor lauter Erschöpfung oder Glück einer so komplizierten Apparatur wie einem Telefon nicht mehr gewachsen bist. Aber vergiss nicht, dass sich auch für deinen Mann gerade die Welt völlig verändert hat. Falls er überhaupt an irgendwelche Telefonate denken kann, dann wird er vielleicht gerade noch der Person absagen, mit der er am nächsten Morgen zum Frühstück verabredet war.

In den langweiligen Tagen, bevor die Wehen beginnen, kannst du eine Liste mit Namen und Telefonnummern, nach Dringlichkeit geordnet, zusammenstellen. deine Eltern sollten beispielsweise an erster Stelle stehen, da du bei der ganzen Sache schließlich die Heldin bist. Anschließend die Eltern deines Mannes, eure Großeltern,

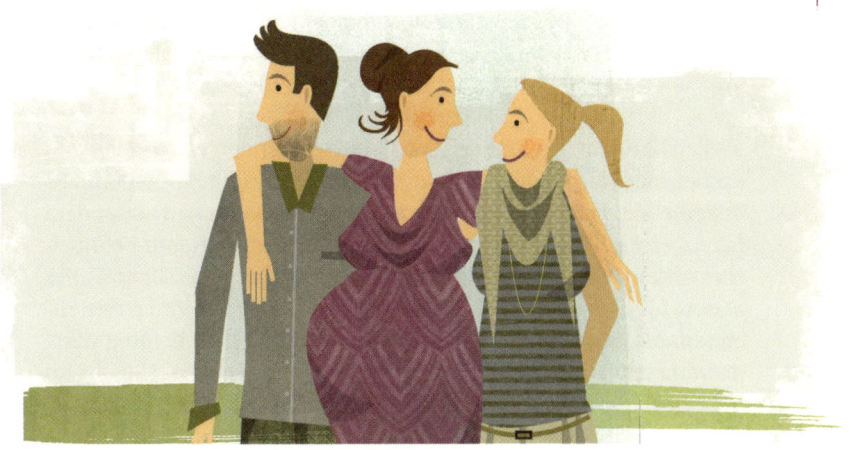

engste Freunde und Nachbarn (wenn du sie noch nicht angerufen hast, als die Wehen eingesetzt haben). Wenn die Telefonnummern in einer bestimmten Reihenfolge geordnet sind und dein Mann irgendwann die Lust verliert, hat er zumindest die wichtigsten Anrufe abgehakt (bevor er neben deinem Bett im Krankenhaus einschläft oder sich auf die Suche nach etwas Essbarem macht).

Nimm eine Freundin mit

Auch wenn sie nicht in eine kleine Reisetasche passt, solltest du dir überlegen, ob du nicht eine Freundin zur Entbindung mit ins Krankenhaus nehmen möchtest. Jede warmherzige und liebevolle Freundin wird dir eine große Hilfe sein. Aber eine Frau, die bereits selbst ein Kind bekommen hat, kann noch besser nachvollziehen, was du durchmachst. Kinderkriegen ist Frauensache – wie ich in diesem Buch schon von Anfang an gesagt habe –, und es tut unglaublich gut, dabei andere Frauen um sich zu haben, die dich beruhigen, mit dir sprechen und dir Mut machen. Vielleicht hast du ja das Glück, eine Freundin wie Amy zu haben, die bei jeder Wehe meine Füße massierte. Ich werde nie vergessen, mit welcher Ruhe sie ununterbrochen für mich da war.

Vielleicht denkst du dir, dass solch intime Stunden wie Wehen und Entbindung nur Mann und Frau allein gehören sollten. Du befürchtest, die Magie dieses Moments zu zerstören, wenn sich außer dem Erzeuger des Kindes noch eine weitere Person im Raum befindet. Nur zu deiner Kenntnisnahme: Erstens wird in deinem Zimmer alles andere als eine private Atmosphäre herrschen, auch wenn du ein sogenanntes Privatzimmer hast. Bevor deine Hebamme kommt, wirst du wahrscheinlich von mehreren, völlig fremden Personen vaginal untersucht. Der Anästhesist wird hin und wieder hereinschauen, ein, zwei Schwestern werden sich um dich kümmern und am Ende ihrer Schicht abgelöst. Zweitens ziehen sich die Wehen ewig hin und schaffen auch den aufopferungsvollsten Ehemann. Nach fünf Stunden unterhält er sich wahrscheinlich mit seinen neuen Freunden im Wartezimmer, während du in deinen Wehenpausen fernsiehst. Bevor du einen Wutanfall bekommst, weil dein Mann schlappmacht und zum dritten Mal erwähnt, dass er Hunger hat, gestatte ihm lieber eine Pause und bitte eine Freundin, sich zu dir zu setzen. Wenn

TIPP

Ruhestörung

Wenn du mitten in der Nacht, also nach zehn Uhr abends oder vor acht Uhr morgens, entbinden solltest, werden sich nur deine Eltern, Geschwister und Freunde mit Kindern über einen sofortigen Anruf von dir freuen. Freunde, die dieses Wunder noch nicht selbst miterlebt haben, werden einen Anruf lediglich als Störung ihrer Nachtruhe empfinden und von deinen sensationellen Neuigkeiten lieber erst nach einer Tasse Kaffee hören wollen.

du dir einen Moment nur für euch beide bewahren möchtest, dann bitte jeden, außer deinen Mann (der zu diesem Zeitpunkt wahrscheinlich gerade bei Kaffee und Kuchen sitzt), den Raum zu verlassen, wenn es an der Zeit zum Pressen ist. So könnt ihr ganz intensiv miteinander erleben, wie aus euch beiden eine Familie wird.

Was du für das Baby brauchst

Ist das nicht ein komisches Gefühl, Sachen für jemanden einzupacken, den man noch nicht einmal gesehen hat? Nicht, dass das Baby im Krankenhaus nackt bleiben müsste, wenn du nichts von zu Hause mitbringst. Man zieht ihm oder ihr sofort Windel und Strampelanzug an und wickelt das Neugeborene in eine Decke (die ich aus irgendeinem sentimentalen Grund, an den ich mich nicht mehr richtig erinnern kann, habe mitgehen lassen). Manchmal setzen sie dem Winzling auch noch ein Strickmützchen auf, damit er oder sie es schön mollig warm hat.

Du brauchst unbedingt einen Autositz!

Das Einzige, was du auf jeden Fall für die Nachhausefahrt vom Krankenhaus brauchst, ist ein richtiger Autositz, der den geltenden Sicherheitsanforderungen entspricht. Autositze werden in den unterschiedlichsten Modellen und in Preisklassen von sechzig bis zu einigen hundert Euro angeboten. Einige können für Neugeborene und später auch für Kleinkinder benützt werden, da die Sicherheitsgurte und die Befestigung des Sitzes verstellbar sind. Nimm dir beim Kauf wirklich Zeit, denn ein guter Autositz kann dein Baby vor all den furchtbaren Dingen schützen, an die wir nicht einmal denken wollen. Frag deine Freundinnen, informier dich in Verbrauchertestheften, schau dich in Geschäften um, bis du den Sitz gefunden hast, der dir wirklich zusagt. Viele meiner Freundinnen haben sich schließlich zwei Autositze für ihr Baby angeschafft. Zum einen eine

Art Schale, ein Modell, das nur für Neugeborene bis zum sechsten Lebensmonat vorgesehen ist. Da Neugeborene noch keine Kontrolle über Rückgrat und Nacken haben und sich in einer angewinkelten Position wohl fühlen, ist dieses schalenförmige Modell besonders gut geeignet. Du wirst dich wundern, wie klein dein Baby in einem Autositz aussieht. Wenn du von Anfang an eines der großen Modelle kaufst, wirst du dich auf den Rücksitz neben dein Baby setzen müssen, um seinen wackligen Kopf zu stützen.

Zwischen Autositzen für Neugeborene und ältere Babys besteht vor allem folgender Unterschied: Autositze für Neugeborene werden entgegen der Fahrtrichtung angebracht. Untersuchungen haben gezeigt, dass so ein geringeres Risiko für Babys besteht, bei einem plötzlichen Bremsmanöver ein Schleudertrauma davonzutragen. Wir Freundinnen haben uns alle für ein Modell entschieden, das wie eine Plastikschüssel aussieht, und auf einem Sockel einschnappt, der wiederum mithilfe der Pkw-Gurte befestigt wird. Die Sitzschale, in der das Baby liegt, lässt sich vom Sockel lösen und an einem Tragebügel aus dem Auto heben, damit das Baby nicht aufgeweckt wird, wenn man mit ihm aussteigen will. Man kann den Sitz dann auch zu Hause verwenden. Wenn möglich, solltest du dir eines der Modelle mit Sonnendach besorgen, weil du dich die nächsten Monate ständig darum kümmern musst, dass dem Baby die Sonne nicht ins Gesicht scheint. Ein Baby ist nämlich nicht nur extrem sonnenbrandgefährdet, sondern wird auch ziemlich quengelig, wenn ihm die Sonne ins Gesicht scheint.

Da bei jedem neuen Modell die Sicherheitsvorkehrungen verbessert werden, ist es ratsam, dass du dir einen völlig neuen Autositz anschaffst und nicht einen ausleihst, der dem Kind deiner Freundin zu klein geworden ist. Einige der älteren Sitze, die vor sieben bis zehn Jahren auf dem Markt erhältlich waren, entsprechen nämlich wahrscheinlich nicht mehr ganz den aktuellen Sicherheitsanforderungen.

302

Eins noch, bevor wir wieder auf unterhaltsamere Dinge zu sprechen kommen: Neuesten Untersuchungen zufolge werden Autositze von vielen ansonsten intelligenten Eltern falsch benutzt. Lies dir die Gebrauchsanleitung durch! Wenn es dort heißt, dass der Gurt mit dem »beiliegenden Metallclip« festgezogen werden soll, dann wirf den Metallclip nicht weg, sondern benutze ihn auch! Wenn beschrieben wird, dass der Gurt durch eine Reihe von Verstrebungen unter dem Kindersitz gezogen werden muss, dann zieh den Gurt durch jede einzelne und nicht nur durch die große in der Mitte. Du solltest auch nicht davon ausgehen, dass jeder Autositz auf die gleiche Art funktioniert, sondern die Gebrauchsanleitung jedes Mal durchlesen, wenn du einen neuen Sitz kaufst. Ich weiß, wie mühsam es sein kann, den ganzen Abbildungen zu folgen, aber vergiss nicht, dass es um die Sicherheit deines Babys geht.

Tipp
Lies wenigstens dieses eine Mal in deinem Leben die Gebrauchsanleitung. Wenn du das Gefühl hast, du weißt, wie es funktioniert, solltest du am besten ein paarmal das Montieren und Lösen des Babysitzes üben. Nutze es, dass du vor der Geburt noch gelassen und ruhig genug bist, um diese Technik zu meistern.

Outfit für die Fahrt nach Hause (Fortsetzung)

Es macht ungeheuren Spaß, Babysachen für die Fahrt nach Hause zusammenzustellen. Am besten eignen sich Kleidungsstücke mit wenig Knöpfen, die man nicht über den Kopf ziehen muss, denn es kostet ganz schön Nerven, wenn man das Baby das erste Mal anzieht (und zwar deine Nerven, nicht die des Babys). Ein Strampelanzug ist besser geeignet als ein Kleidchen, da der Sicherheitsgurt zwischen den Beinen des Babys befestigt wird.

Hemdchen

Fangen wir bei der Unterwäsche an – das erste unentbehrliche Stück
ist ein Hemdchen. Du solltest es zu Hause bereits mit einem milden
Babywaschmittel, das in jedem Supermarkt erhältlich ist, gewaschen haben (und so, wenigstens während der ersten drei Monate,
bei allen Kleidungsstücken vorgehen). Einige dieser Hemdchen zieht
man über den Kopf, aber für eine junge Mutter ist es viel angenehmer, wenn sie sich binden oder wie ein Kimono an der Seite schließen lassen. Während der ersten Tage wirst du befürchten, dass dein
Baby erstickt oder sich das Genick bricht, wenn du ihm etwas über
den Kopf ziehst. Da man hier mit logischen Argumenten nur wenig
ausrichten kann, versuche ich erst gar nicht, dir zu versichern, wie
robust ein Baby eigentlich ist. Am besten du suchst nach Babykleidung, die dich nicht in diese Situation bringt.

Bei deinen Einkäufen für die Babyausstattung wirst du auch Hemdchen gefunden haben, die man über den Kopf des Babys zieht und
zwischen seinen Beinen schließt. Diese Modelle nennt man »Bodys«.
Wir Freundinnen finden sie äußerst praktisch, aber nicht unbedingt
für ein Neugeborenes geeignet. Erstens ist da wieder die Angst, das
Baby könnte ersticken. Zweitens kommt man bei Bodys nur schwer
an den Nabel, der meist noch mit Alkohol gesäubert wird, bis der
Rest der Nabelschnur abgefallen ist. Und drittens liegt durch den
Verschluss zwischen den Beinchen das Hemdchen eng am Nabel an,
was für das Baby sicher ziemlich unangenehm ist, solange noch ein
Rest der Nabelschnur vorhanden ist.

Windeln

Nächster Punkt der Babyuniform ist die Windel. Bitte frag mich
nicht, ob es besser ist, sich für Stoff- oder für Einmal-Windeln zu entscheiden. Da ich in Südkalifornien lebe, weiß ich nicht, ob es schlimmer ist, noch mehr Abfall zu produzieren oder zu Wasserknappheit
und Abwasserverschmutzung (durch Chemikalien im Waschmittel)
beizutragen. Bleibt nur zu sagen, dass man Windeln regelmäßig

wechseln und am Rand umknicken sollte, damit der abheilende Nabel trocken bleibt und die Windel an dieser Stelle nicht reibt. Und denk daran, dass alle Babys ein paar Jahre lang Windeln tragen.

Bekleidung für die Füßchen
Babys sollten auf jeden Fall etwas an den Füßchen tragen. Da diese kleinen Lebewesen in den ersten Lebenstagen nur schwer ihre Körpertemperatur regulieren können, muss man Kopf, Hände und Füße stets warm halten. Du kannst deinem Baby entweder einen Schlafanzug mit Füßen oder gestrickte Babyschühchen anziehen, die man im Fachhandel bekommt. Schuhe solltest du aber möglichst meiden. Ich weiß, wie niedlich diese Puppenschuhe im Schaufenster aussehen, aber die Füßchen eines Babys sind so winzig und rundlich, dass Schuhe ihnen ganz und gar nicht behagen. Außerdem ist es fast unmöglich, einem strampelnden Säugling irgendetwas anderes als Socken anzuziehen – und selbst die werden nicht allzu lang an den Füßen bleiben.

Reine Geschmackssache: Was du dem Baby über diese Grundausstattung hinaus anziehst, hängt ganz von deinem Geschmack ab (oder von deinem Sinn für Humor, da Babykleidung sehr witzig sein kann). Du solltest dir allerdings im Klaren darüber sein, dass die meisten Neugeborenen während der ersten Tage fast ununterbrochen schlafen. Aus diesem Grund sind weiche Schlafanzüge oder Strampler besser geeignet als winzige Matrosenanzüge oder Kleidchen. Du solltest auch bedenken, dass Babys nach der momentanen Lehrmeinung auf der Seite oder auf dem Rücken schlafen sollen. Es ist daher für sie angenehmer, wenn sich die Kleidung an der Schulter oder vorne öffnen lässt und nicht auf dem Rücken, damit sie nicht auf Knöpfen oder auf einem Reißverschluss liegen müssen. Und halt dich im Moment noch bei Rüschen, Knöpfen und Kragen zurück.

Kopfbedeckung – ja oder nein?

Für unsere Eltern war es noch undenkbar, dass ein Kind das Haus ohne Hut oder Mützchen verließ. Ein Baby ohne Kopfbedeckung galt bei allen anderen Müttern als völlig vernachlässigtes Kind, das sich auf jeden Fall eine Erkältung holen würde. Meine Schwiegermutter, die in New York lebt, schickte insgeheim jedes Mal ein Stoßgebet zum Himmel, wenn sie sah, wie ich mit ihren kalifornischen Enkeln ohne Kopfbedeckung außer Haus ging. Wäre ich ihre Tochter gewesen – ich bin mir sicher, sie hätte gedroht, mich beim Jugendamt anzuzeigen. Aber da sie sich nicht in meine Angelegenheiten einmischen wollte, schützte sie das Baby heimlich und hielt ihre Hände über seinen Kopf, wenn sie dachte, ich sähe es nicht. Ich muss jedoch zugeben, dass sie recht hatte: Babys verlieren über den Kopf wirklich sehr schnell Wärme. Bei etwas kühleren Temperaturen ist ein Mützchen also eine gute Sache. Im Übrigen liebe ich meine Schwiegermutter, und wenn ich sie mit einem Mützchen glücklich machen kann, warum nicht? (Zumindest immer dann, wenn sie da ist.)

Was die Farbe der Mütze angeht, wählst du am besten zwischen rosa und blau, so ersparst du dir die ständigen Fragen völlig Fremder nach dem Geschlecht des Babys. Im Übrigen gibt es keinen Grund, übervorsichtig zu sein und das Baby wie einen Eskimo anzuziehen. Es sei denn, es ist ein Eskimo.

Schnuller

Egal was du von Schnullern hältst, tu dir einen Gefallen und kauf ein paar. (Eventuell bekommst du sie auch im Krankenhaus, aber verlass dich sicherheitshalber nicht darauf.) Wahrscheinlich wirst du mir für diesen Rat noch dankbar sein, wenn du auf der Nachhausefahrt vom Krankenhaus neben dem Baby auf dem Rücksitz sitzt und es plötzlich untröstlich zu schreien anfängt. Meistens kommen junge Eltern in dieser Situation ins Schwitzen, werden hektisch und fragen sich, ob es nun besser ist, Gas zu geben, um so schnell wie möglich nach Hause zu kommen oder anzuhalten, das Baby aus dem

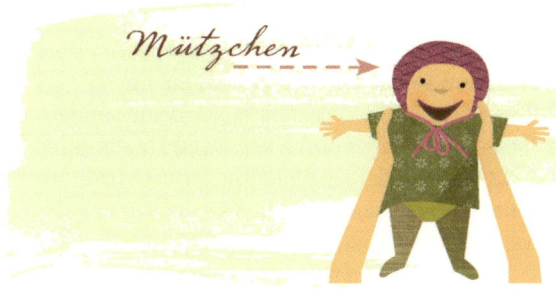

Mützchen →

Autositz zu nehmen und zu füttern oder es für den Rest der Fahrt im Schoß zu halten. Was du auch immer tust, fahr keinen Millimeter, wenn das Baby nicht im Autositz sitzt. Es ist nämlich nicht nur unwahrscheinlich gefährlich, sondern verstößt auch gegen das Gesetz. Ihr seid jetzt Eltern und dürft euch unter keinen Umständen aus einer momentanen Verzweiflung heraus zu Dummheiten hinreißen lassen. Es könnte sonst passieren, dass ihr in Zukunft nur noch Dummheiten macht. Versuche also lieber Folgendes: Steck dem Baby einen Schnuller in den Mund und bewege das Ende leicht hin und her, bis es sich beruhigt und daran saugt. Solltest du dir in deinen schlimmsten Träumen ausmalen, wie dein Kind als Sechsjähriges mit einem Schnuller im Mund eingeschult wird, dann setz das auf die ständig wachsende Liste der Dinge, um die du dir später Sorgen machen kannst.

Decken

Auch bei schönem Wetter sollte man sein Baby in eine Decke wickeln, da es sich darin entspannt und beschützt fühlt. Wenn seine Arme und Beine zu viel Bewegungsfreiheit haben, hat es Angst zu fallen und macht mit einer ruckartigen Reflexbewegung auf sich aufmerksam. Selbst im Autositz kann man das Baby in eine Decke einwickeln. Besonders Hände und Füße sollten immer schön warm eingepackt sein.

»Spucktücher«

Als »Spucktuch« bezeichnet man die Stoffwindeln, die Mütter über den Schultern tragen, wenn sie ihr Baby aufstoßen lassen. Sie verhindern nicht nur, dass deine Kleider Flecken bekommen, sondern auch, dass die Gesichtshaut des Babys durch bestimmte Materialien oder Waschmittelrückstände in deiner Kleidung gereizt wird. Außerdem sind sie ständig im Gebrauch, um den Kleinen Sabber oder Ähnliches aus dem Gesicht zu wischen.

Stoffwindeln fühlen sich mit jeder Wäsche angenehmer an, im neuen Zustand sind sie meist etwas steif. Nach Ansicht von uns Freundinnen sind die sogenannten Mullwindeln oder Musselintücher sogar noch praktischer. Sie sind in den meisten Babyfachgeschäften erhältlich und so preisgünstig, dass du gleich mehrere davon kaufen kannst. Ich habe meine Babys darin eingewickelt, ihnen damit die Nase geputzt, sie als Decke über den Autositz gelegt und immer eins über der Schulter getragen. Sie wurden zu einem so selbstverständlichen Bestandteil meiner Garderobe, dass ich oft das Haus mit einem Tuch über der Schulter verließ, ohne es zu bemerken. Ein ziemlich gewagtes Accessoire, besonders wenn Flecken darauf sind.

Nackenrolle

Vor einigen Jahren fiel mir in einem der unzähligen Kataloge, die ich immer bekomme, etwas Neues auf: ein schmaler, U-förmiger Baumwollring mit Schaumstofffüllung. Mithilfe dieses Ringes kann der Kopf eines schlafenden Säuglings in Autositz, Wippe oder Tragesack gestützt werden. Zuerst wusste ich nicht so recht, ob dies nun eine brillante Erfindung oder nur ein weiterer Schnickschnack ist, den man gutgläubigen werdenden Müttern andrehen will. Ich habe die Nackenrolle jedoch bei zwei meiner Kinder ausprobiert und festgestellt, dass sie eine großartige Sache ist. Da die Nackenmuskulatur eines Säuglings noch schwach und sein Kopf sehr schwer ist, hat man bei einem Baby, das im Autositz schläft, immer den Eindruck, sein Kopf könnte jeden Moment nach vorne fallen. Auf der Nackenrolle kann der schwere Kopf des Babys ruhen, und seine Mutter kann ruhigen Gewissens die Autofahrt genießen. Und wie wir alle wissen, ist jede Sorge weniger ein Geschenk des Himmels.

Sorge aber dafür, dass die Rolle nicht auf das Gesicht des Babys drücken und die Atmung behindern kann.

Tipp
Möglicherweise bist du versucht, noch viele andere Dinge mitzubringen, aber das solltest du dir verkneifen. Wir werdenden Mütter wissen, dass unsere Babys alles verdienen, was es auf der Welt gibt. In Wirklichkeit brauchen sie jedoch wenig mehr als uns. Erstaunlich, oder?

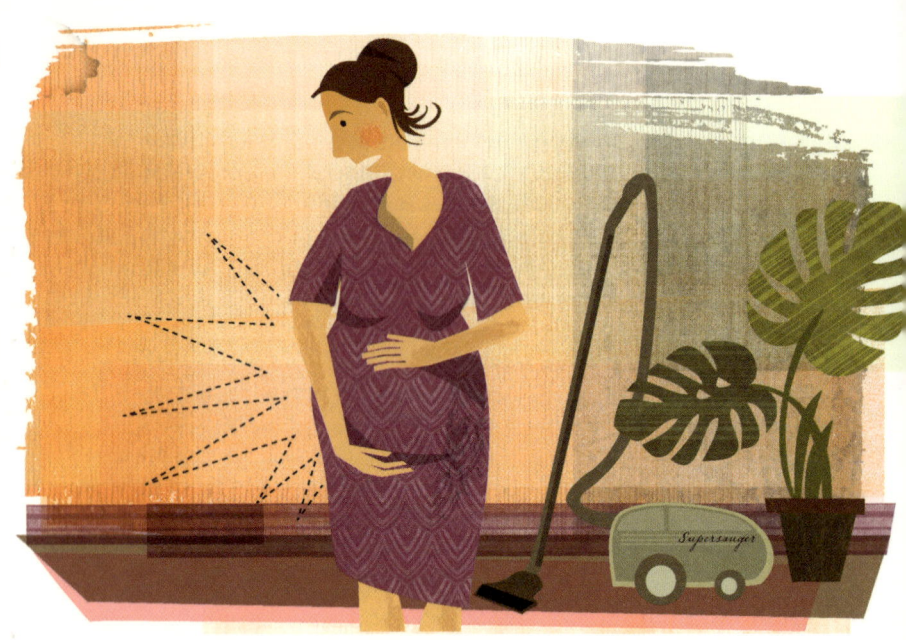

Die Wehen beginnen (endlich!)

Woran du erkennen kannst, dass es los geht

Fast jede Schwangere wird sich beim Thema Wehen zwei bange Fragen stellen: »Wird es weh tun?« und »Woran erkennt man, dass es losgeht?« Die Antwort auf die erste Frage lautet ganz einfach: Ja, es wird weh tun, in den ersten Stunden aber wahrscheinlich erträglich sein. Wichtiger ist im Moment, woran du erkennst, dass die Wehen bald einsetzen werden – oder ob du schon mittendrin bist. Im Folgenden haben wir Freundinnen alle Anzeichen zusammengetragen, die uns dazu einfielen.

Nestbautrieb

Einige Tage vor dem Einsetzen der Wehen kann es sein, dass du den unwiderstehlichen Drang verspürst, das Haus zu putzen, den Kühlschrank abzutauen, alle CDs in alphabetischer Reihenfolge zu ordnen oder irgendetwas anderes Überflüssiges zu tun. Ich meine nicht die panikartigen Putzanfälle, die dich überkommen, wenn deine Mutter überraschend ihren Besuch ankündigt, oder die Tatsache, dass du es doch endlich schaffst, den Toilettenpapierhalter wieder an der Wand zu befestigen, wenn ein Wochenendbesuch deines Bruders und seiner neuen Frau ins Haus steht. Ich spreche von den fieberartigen Putzanfällen, bei denen du mit der Zahnbürste deines

Mannes das Toilettenrohr säuberst und jeden Lichtschalter im Haus abmontierst und desinfizierst. In dieser Zeit sind sonst sehr vernünftige Frauen plötzlich der Meinung, keine Nacht mehr in einem Haus schlafen zu können, in dem die Fußleisten nicht frisch gestrichen sind. Auf diese Art und Weise stellt die Natur sicher, dass alles für die Ankunft des Babys vorbereitet ist. Man nennt diese Anwandlungen daher auch »Nestbautrieb«.

Eine Woche nach ihrem offiziellen Entbindungstermin (der von Anfang an ein hypothetisches Datum ist) wurde meine Freundin Mindy von ihrer Mutter ertappt, als sie schwankend auf einer fast zwei Meter hohen Leiter stand und wie im Wahn die obersten Regalbretter ihres Wandschranks abwusch. Um zu verdeutlichen, wie untypisch dieses Verhalten für Mindy war, muss man hinzufügen, dass ihr »Baby« nun sieben Jahre alt ist und die Regalbretter seither keinen Schwamm mehr gesehen haben. Mindys Mutter war außer sich und versuchte, ihrer Tochter gut zuzureden – so, wie man es bei jemandem tun würde, der kurz davor ist, aus dem Fenster eines Hochhauses zu springen. »Bist du sicher, dass das eine gute Idee ist, Liebling?«, fragte sie. »Warum kommst du nicht wieder herunter und lässt mich das für dich machen?« Aber Mindy konnte einfach nicht aufhören und hatte keinerlei Einsicht in die Absurdität ihres Verhaltens.

Meine Freundin Sondra fing an zu kochen, als sie sich ihrem Entbindungstermin näherte. Sie erklärte ruhig und vernünftig, dass sie für ihren Mann nur ein paar Mahlzeiten einfrieren wolle, die er sich während ihres Krankenhausaufenthaltes und in den ersten Tagen nach ihrer Rückkehr in der Mikrowelle aufwärmen könne. Es klang einleuchtend, bis ich Sondra eines Tages um sieben Uhr früh auf dem Parkplatz sah, wo sie in ihrem Auto darauf wartete, dass der Supermarkt öffnete. Sie füllte die ganze Kühltruhe und bald auch die ihrer Freundinnen. Als sie davon genug hatte, beschloss sie, ihrem Mann etwas kulinarische Abwechslung zu bieten. So vertiefte sie sich in den Morgenstunden, bevor der Supermarkt seine Tore öffnete, in die Raffinessen der chinesischen Küche. Dann begann sie zu grillen, was ihr in die Finger kam – auch wenn sie dabei im Regen stehen und einen Schirm über den Gasgrill halten musste. Um es kurz zu machen: Bei Sondra setzten die Wehen ein, sie ging ins Krankenhaus, brachte ihr Kind auf die Welt und kam zurück nach Hause, bevor ihr Mann dazugekommen war, auch nur eine einzige Lasagne zu verzehren. Anschließend feierte sie die Geburt ihrer Tochter und backte knapp sechs Stunden nach der Entbindung Waffeln für Eltern und Schwiegereltern. (Ich geb's ja zu, Sondra ist vielleicht kein besonders gutes Beispiel.)

Der Mann meiner Freundin Shirley wachte eines Morgens bei Tagesanbruch kurz vor Ende ihrer Schwangerschaft auf und fand das Bett leer vor. In der Überzeugung, dass seine Frau sich bereits in den Wehen befand oder irgendwo im Haus ihr Baby zur Welt brachte, sprang er nackt aus dem Bett, um sie zu suchen. Sie antwortete nicht auf seine Rufe, und er konnte sie im ganzen Haus nicht finden, obwohl ihr Auto noch in der Garage stand. Schließlich entdeckte er sie im Garten, wo Shirley einen Schubkarren voll Dünger einen steilen Hügel hinaufschob. Ihr Baby sollte unbedingt in ein Haus mit Rasen einziehen, und Shirley hatte schon Stunden vor Sonnenaufgang etwas dafür getan. Nie hätte sie zugelassen, dass ein Gärtner den Rasen ihres Babys düngte – nein, das war Aufgabe der Mutter.

Während einer meiner Schwangerschaften richtete sich mein Putzwahn vor allem gegen Fensterbretter und Fensterläden. Ich wollte unbedingt jeglichen Staub aus allen Ritzen und Räumen entfernen und kaufte deshalb verschiedene Hilfsmittel, um ihn abzuwischen, wegzufegen oder vollständig aus der Luft zu filtern. Eines Nachts wachte ich schweißgebadet auf, weil mir klargeworden war, dass der ganze Staub, den ich von Fensterläden und Fensterbrettern gewischt hatte, im Teppich gelandet sein müsste. Mein Mann musste mich gewaltsam davor zurückhalten, den ganzen Teppich im Haus herauszureißen. Ich musste mich damit zufriedengeben, dass er professionell gereinigt wurde – zweimal!

Meine Freundin Jillian, deren Nestbautrieb sich eher auf künstlerische als auf antiseptische Weise bemerkbar machte (und die eine Putzfrau hat, die ihr bei den banaleren Putzpflichten unter die Arme greift), begann kurz vor ihrer Entbindung, fanatisch alle losen Fotos in Alben einzukleben, und versuchte verzweifelt, die Fotoalben ihrer zwei anderen Kinder auf den aktuellsten Stand zu bringen. (Diese Baby-Fotoalben können übrigens zu einer Plage werden, besonders nach dem ersten Baby. Es sammeln sich darin nämlich ganz schnell Zeitungsausschnitte, Arztberichte, Postkarten und alles, wofür man sonst keine passende Ablagemöglichkeit gefunden hat. Du kannst mir glauben, dass die meisten Mütter im Hinblick auf Baby-Fotoalben ein äußerst schlechtes Gewissen haben. Und wenn nicht, dann haben sie entweder viel zu viel Zeit oder – noch besser – sie haben sich erst gar keines angeschafft!)

Aber kommen wir auf Jillian zurück: Sie saß also inmitten von Fotos und Alben auf dem Fußboden mit einem Bauch in der Größe einer Weltkugel und versuchte etwas Ordnung in dieses Chaos zu bringen. Ihr einfühlsamer beziehungsweise ängstlicher Mann kam einige Male vorbei, wagte aber nicht, ihr vorzuschlagen, doch lieber ein Nickerchen zu machen. Nein, Jillian hatte einen Auftrag zu erledigen, und niemand würde sie davon abhalten. Und – wie du sicher geahnt hast – als sie das allerletzte Foto ins allerletzte Album geklebt hatte, machte es »Plop«, und ihre Fruchtblase war geplatzt.

Allgemeines Genervtsein

Ein weiteres Zeichen dafür, dass du im Endspurt bist, ist die immer schlechter werdende Laune. Ich weiß, ich weiß – man sagt, dass Schwangere während der gesamten neun (zehn) Monate ihrer

Schwangerschaft häufig launisch sind, aber es gibt eine ganze Reihe guter Gründe, warum deine Laune nun besonders zu wünschen übriglässt: Erstens schläfst du nur noch wenig und sehr schlecht, zweitens hast du genug davon, ein biologisches Experiment zu sein, und drittens wird dir langsam klar, dass es kein Zurück mehr gibt und alles schwieriger wird, wenn das Baby erst da ist.

Wir Freundinnen glauben jedoch, dass etwas an diesen letzten Wochen voll schlechter Laune dem erfahrenen Beobachter eindeutig zeigt, dass es bei dieser Frau bald so weit ist. Stell dir eine Schwangere als Vulkan vor, als einen großen, alten Berg – das ist sie ja jetzt seit ein paar Monaten –, bei dem man von außen nicht erkennen kann, ob er ruht oder ob die Lava am Brodeln ist. Nur eine dünne Rauchfahne deutet an, dass der Ausbruch kurz bevorsteht. Ich kann mich noch daran erinnern, dass ich meine Freundin Maria bei einem Kindergeburtstag traf, kurz bevor sie ihren Sohn zur Welt brachte. Als ich sie begrüßte, sah sie mich an, als wüsste sie nicht genau, wo sie mich hinstecken sollte, obwohl wir zu diesem Zeitpunkt bereits zehn Jahre miteinander befreundet waren. Für den normalen Betrachter wirkte sie sehr ruhig, fast schon an der Grenze zur Bewusstlosigkeit, aber die anderen Mütter auf dem Fest wussten, dass sie ihr Baby in den nächsten Stunden zur Welt bringen würde. Maria spürte intuitiv, dass sie kurz vor der größten Herausforderung und Veränderung ihres Lebens stand, und schien sich innerlich darauf vorzubereiten. Viele Frauen beginnen sich kurz vor ihrer Entbindung unauffällig aus dem Alltagsleben zurückzuziehen. Sie entwickeln ein Syndrom, das ich als »Fremde in einem fremden Land« bezeichnen würde, das heißt, sie erledigen ihre täglichen Aufgaben, sind aber mit ihren Gedanken ganz woanders. Dinge, die sie normalerweise amüsieren würden, erscheinen ihnen plötzlich trivial oder werden lästig. Sie haben genug vom Schwangersein, wollen die Geburt endlich hinter sich bringen, damit sie keine Angst mehr davor zu haben brauchen. In dieser Zeit sollten Freunde und Familie, besonders Ehemänner, sich sehr rücksichtsvoll verhalten und auf all ihre Fragen mit »Ja« antworten, da jede Konfrontation höchstwahrscheinlich in größere Streitereien ausarten würde.

Meine Freundin Julee, die in einem Maniküresalon arbeitet, war die vergnügteste und ausgeglichenste Schwangere, die ich je kennengelernt habe. Jede Woche versuchte ich sie zum Klagen zu bringen, und jedes Mal wurde ich enttäuscht. Sie fand, dass die Übelkeit nur eine kleine Unannehmlichkeit sei, man das Sodbrennen mit Humor nehmen müsse, und wusste nicht, wie sich Hämorrhoiden anfühlen. Dann kamen die letzten drei Wochen. Es schien, als sei die alte Julee von einem Tag auf den anderen ausgetauscht worden und an ihre Stelle eine Frau getreten, die den ganzen Tag mit gesenktem Kopf ihre Arbeit verrichtete. Sie feilte und lackierte mit einer Inbrunst, als glaube sie, jede Feilbewegung brächte sie dem Ende ihrer Schwangerschaft näher. Sie war kurz vor dem Ziel und bereit, sich jedem zu widersetzen, der sich ihr in den Weg stellen wollte. All der Klatsch und Tratsch im Maniküresalon ging sie nichts mehr an. Sie schien ihn nicht einmal mehr zu hören, und, falls doch, dann muss ihr das Geschwätz angesichts dessen, was ihr bevorstand, völlig bedeutungslos und trivial erschienen sein.

Das Baby rutscht nach unten

Das klingt gefährlich, oder? Die Veränderung ist jedoch sehr unauffällig und oft kaum zu spüren. Am Ende deiner Schwangerschaft wirst du irgendwann bemerken, dass das Baby tiefer sitzt als vorher. Das liegt daran, dass es sich in die Geburtsposition begibt, der Muttermund sich aber noch nicht öffnet. Im Allgemeinen passiert das nur bei der ersten Schwangerschaft, denn bei weiteren Schwangerschaften sind die Bauchmuskeln schwächer und das Baby rutscht allmählich nach unten, wenn es schwerer wird. Dieses Rutschen wird auch als Senkung bezeichnet.

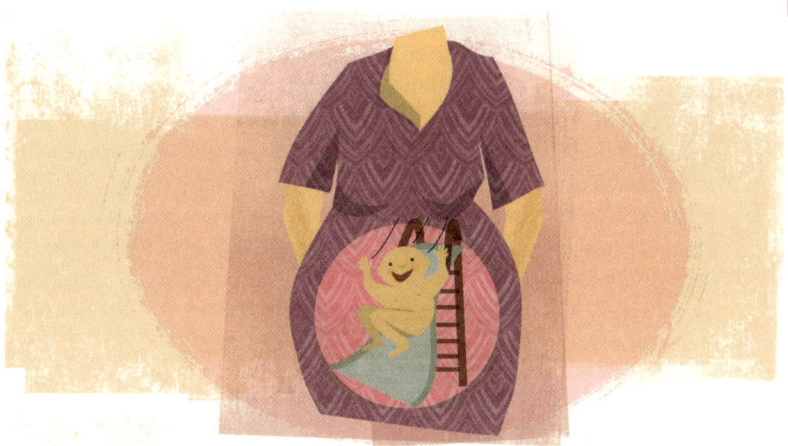

Wie so viele Dinge in der Schwangerschaft hat auch das Rutschen zwei Seiten. Das Gute daran ist, dass man wieder leichter tief Luft holen kann. Dafür nimmt allerdings der Druck auf Magen und Blase zu. Von jetzt an wirst du kaum eine Mahlzeit beenden können, weil du dich nach kürzester Zeit voll fühlst. Das wäre ja noch nicht besonders schlimm, aber deine Blase fühlt sich ständig so an, als ob du in die Hose machen müsstest. Wenn du dann endlich auf der Toilette sitzt, kommen immer nur ein paar Tröpfchen.

Durchfall

Einige meiner Freundinnen haben mir erzählt, dass sie, bevor die Wehen einsetzten, den ganzen Tag über Bauchkrämpfe hatten und ihr Stuhlgang flüssig und wässerig war. Natürlich ist es nicht so einfach, zwischen Bauchkrämpfen, die vom Durchfall ausgelöst werden, und den ersten Kontraktionen zu unterscheiden. Und wenn wir Freundinnen es uns genau überlegen, glauben wir sogar, dass beides sich identisch anfühlt. Aus diesem Grund sollte man bei Bauch-

317

krämpfen im letzten Schwangerschaftsdrittel aufmerksam werden. So, wie du das Bedürfnis hast, vor der Entbindung die Wohnung zu putzen, scheint auch dein Darm eine Art Nestbautrieb zu verspüren. Kurz vor oder während der Wehen entleert er sich meist von alldem, was du in den letzten vierundzwanzig Stunden gegessen hast. Falls das bei dir der Fall ist, sei dankbar, denn dann musst du nicht während der Entbindung zur Toilette rennen, und es gibt keine böse Überraschung beim Pressen. Bis vor kurzem war es in Krankenhäusern üblich, jeder Frau vor der Entbindung einen Einlauf zu machen. Mittlerweile hat man aber eingesehen, dass etwas Stuhlgang noch niemanden umgebracht hat.

Der Schleimpfropf geht ab

Der Schleimpfropf sieht genauso aus, wie er heißt. Man muss sich darunter eine Art blutiges, klebriges Ding vorstellen, das den Muttermund verschließt, damit keine Bakterien in die Gebärmutter eindringen können, während das Baby dort heranwächst. Die Öffnung des Muttermundes kann dazu führen, dass der Schleimpfropf zu klein wird und ausgestoßen wird. Ich werde nie vergessen, wie meine hochschwangere Freundin Lorraine mich ins Badezimmer rief. »Sieh dir das an«, schrie sie und starrte völlig perplex in die Toilette. »Was ist das?« Ich, die ich zu diesem Zeitpunkt selbst noch keine Kinder hatte, hatte nie zuvor etwas so Ekliges in einer Toilettenschüssel umherschwimmen sehen und hielt mich stumm an ihrem Arm fest, da ich sicher war, dass eine von uns in Ohnmacht fallen würde.

Zwei Dinge sollte man über den Schleimpfropf wissen: Man kann davon ausgehen, dass die Wehen bald nach der Ablösung des Pfropfens einsetzen, allerdings nicht zwangsläufig unmittelbar danach. Bei vielen meiner Freundinnen löste sich der Schleimpfropf, und trotzdem begannen die Wehen erst einige Tage später. Und zweitens ist es eine gute Sache, wenn er sich löst. Es tut nicht weh, und da es meistens auf der Toilette passiert, hinterlässt es auch keine Schweinerei. Ach ja, eins noch: Nicht bei jeder Frau geht er vor den Eröffnungswehen und der Geburt ab. Ich zum Beispiel habe meinen Schleimpfropf noch nie gesehen, und du kannst mir glauben, dass ich schon in so mancher Toilettenschüssel danach gesucht habe.

Die Fruchtblase platzt

Jeder hat diesen Ausdruck schon gehört, aber nur wenige Schwangere wissen, was man sich darunter vorzustellen hat (die Membran der Fruchtblase, in der das Baby während der letzten vierzig Wochen umhergeschwommen ist, platzt) und woran man erkennt, dass es passiert ist. Die Fruchtblase platzt als Folge einer Gebärmutterkontraktion oder weil der Kopf des Babys dagegen stößt. Manchmal zerreißt sie wie ein Luftballon, und das Fruchtwasser geht in einem Schwall ab und durchnässt dich, deine Kleidung und alles um dich herum. Es kann aber auch sein, dass sie nur einen Riss hat und das Fruchtwasser tröpfchenweise abgeht. In beiden Fällen hat man jedenfalls ständig das Gefühl: »Ich muss Wasser lassen und kann nicht mehr aufhören!«

Meine Freundin Jillian rannte zur Toilette, als ihre Fruchtblase platzte. Sie pinkelte so viel (oder tat das, was sie für pinkeln hielt – sie hasst allerdings dieses Wort und würde es nie in den Mund nehmen), dass sie mehrmals auf die Spülung drückte, da sie befürchtete, die Toilette würde überlaufen und den Badezimmerboden überschwemmen. Man muss dazu sagen, dass sie bereits vier Kinder hat – was nur wieder zeigt, dass jede Geburt voller Überraschungen steckt. Der Eindruck, der Fruchtwassernachschub sei unerschöpflich, wird noch dadurch verstärkt, dass tatsächlich immer weiter Fruchtwasser ausgeschieden wird. Dein Körper ersetzt es in einer erstaunlich großen Menge, damit das Baby niemals im Trockenen liegt und, was noch wichtiger ist, sich keine Infektionen ausbreiten können. Aus diesem Grund kann es sein, dass du stundenlang tröpfchenweise Fruchtwasser verlierst.

Da bei der Hälfte aller Schwangeren die Fruchtblase platzt, bevor sie ins Krankenhaus gehen, ist es ratsam, gewisse Vorkehrungen zu treffen. Es ist zum Beispiel gut, einen Matratzenschoner oder eine Plastikauflage über die Matratze zu legen (in den meisten Fällen platzt die Fruchtblase im Bett, weil das Baby gegen die Wirbelsäule drückt, wenn du schläfst). Wenn du aufstehst, wird der Schwall aufhören oder stark nachlassen, da der Kopf des Babys dann wieder zum Muttermund hinunterrutscht und ihn wie ein Stöpsel abdichtet. Ich würde dir raten, während der letzten Wochen immer eine Binde zu tragen. Natürlich kann keine Binde, auch nicht die Maxi-Ausgabe, das ganze Fruchtwasser aufnehmen, aber du gewinnst dadurch wenigstens etwas Zeit, um aus der Schlange vor der Kasse im Supermarkt zum nächsten Badezimmer zu rennen.

WISSEN

Fruchtblasenalarm

Zwei Dinge solltest du unbedingt wissen, wenn deine Fruchtblase zerreißt:

1. Es tut überhaupt nicht weh!
2. Du musst deinen Arzt anrufen und dich fürs Krankenhaus fertigmachen, denn die Geburt steht jetzt kurz bevor. Du kannst noch ein paar Tage ohne Schleimpfropf verbringen, aber wenn du dich kurz vor deinem Entbindungstermin befindest oder ihn schon überschritten hast, wird dein Arzt dich sicher nicht länger als ein paar Stunden mit einer tropfenden Fruchtblase herumlaufen lassen.

Die beiden wichtigsten Begriffe vor der Geburt

Wenn du dein Baby bekommen hast, werden die Begriffe »Verstreichen des Gebärmutterhalses« und »Öffnung des Muttermundes« zu deinem Standardwortschatz gehören, aber da wir noch nicht so weit sind, lass mich erklären, was damit gemeint ist.

Die Öffnung des Muttermundes, nach Ansicht von uns Freundinnen der wichtigere Vorgang, bezieht sich auf die Dehnung der Zervix, der kurzen Engstelle zwischen Gebärmutter und Scheide. Unter Verstreichen versteht man, dass sich der an den Muttermund anschließende Gebärmutterhals verkürzt, bis er schließlich nur noch eine Art Membran zwischen Gebärmutter und Vagina ist. Unter dem Ausdruck »Öffnung des Muttermundes« versteht man die Öffnung dieser Membran, so dass der Kopf des Babys austreten kann. Der Grad der Öffnung wird in Zentimetern von eins bis zehn gemessen. Wenn dein Muttermund ein oder zwei Zentimeter geöffnet ist, passt das Baby noch keinesfalls hindurch. Ist er zehn Zentimeter weit offen und dein Arzt könnte theoretisch alle zehn Finger in die Öffnung stecken, ist es bald da!

Du kannst selbst nicht feststellen, wie weit dein Muttermund geöffnet oder dein Gebärmutterhals verstrichen ist, außer du bist ein Schlangenmensch. Diese Informationen wird dir dein Arzt während der letzten Untersuchungen geben. Für Erstgebärende ist es eine unglaubliche Befriedigung, Freunde und Verwandte anzurufen und mitzuteilen, dass der Muttermund nun zwei Zentimeter geöffnet und der Gebärmutterhals zu fünfundzwanzig Prozent verstrichen ist. Bedeutet das, dass die Wehen praktisch schon vor der Tür stehen? Nun, nicht unbedingt. Unzählige schwangere Frauen laufen mit einem zwei bis drei Zentimeter geöffneten Muttermund herum, und ihre Babys lassen trotzdem noch ein oder zwei Wochen auf sich warten (oder sogar drei, tut mir leid).

Andere hochschwangere Frauen verlassen niedergeschlagen die Praxis ihres Arztes, nachdem sie gerade erfahren haben, dass ihr Muttermund sich noch keinen Zentimeter weit geöffnet hat, und trotzdem setzen bei ihnen noch in der gleichen Nacht die Wehen ein.

Bei meiner vierten Schwangerschaft war mein Muttermund einige Wochen so weit eröffnet, dass meine Vagina bei jedem Schritt leicht quietschende Geräusche von sich gab und ich das Gefühl hatte, als ob der Kopf des Babys bereits zwischen meinen Oberschenkeln säße. Aber du brauchst nicht zu glauben, dass das Baby deshalb auch nur eine Sekunde zu früh kam.

Tipp

Wenn dein Muttermund sich öffnet und der Gebärmutterhals verstreicht, dann freu dich ruhig darüber, denn diese Informationen vertreiben dir wenigstens die Zeit. Und wenn sich gar nichts tut, brauchst du dir auch keine Gedanken zu machen, denn es hat nichts zu bedeuten.

Wehen

Das Verwirrende an Wehen ist, dass sie in allen Formen und Stärken auftreten. Ich schätze, dass bei ungefähr neunundneunzig Prozent von uns die Wehen einsetzen, ohne dass wir uns auch nur im Geringsten vorstellen können, was uns erwartet. Und wenn es dann so weit ist, fragen wir uns: »Fängt es jetzt wirklich an?« Wir Freundinnen raten dir Folgendes:

Wenn du denkst, dass die Wehen angefangen haben, bleib ganz ruhig. Es ist kaum anzunehmen, dass das erste Kind bereits zehn Minuten nach der ersten Kontraktion da ist. Du brauchst also nicht sofort den Notruf zu verständigen. Allerdings solltest du die Wehen auch nicht märtyrerhaft erdulden. Wenn du das Gefühl hast, dass sich etwas tut, verständige am besten deinen Arzt, auch wenn du sie oder ihn erst zwei Stunden vorher gesehen hast. Du kannst mir glauben, Ärzte erwarten, dass du sie über den Beginn der Wehen informierst (es gibt ihnen das Gefühl, gebraucht zu werden).

Der Mythos von den falschen Wehen

Dies ist ein guter Zeitpunkt, um das Thema falsche Wehen anzusprechen. Es wird dich sicher beruhigen, wenn ich sage, dass es keine falschen Wehen gibt. Das Gerede von falschen Wehen ist wirklich absoluter Blödsinn und nur eine weitere Sache, die dir das Gefühl gibt, überhaupt nicht Bescheid zu wissen. Jede Kontraktion ist auch eine Wehe, und alle Kontraktionen bereiten auf die Geburt vor. Einige finden unmittelbar vor der Geburt statt, andere eben schon früher. Du bildest dir also nichts ein, wenn du Wehen spürst – geh ruhig ins Krankenhaus und lass dich wieder nach Hause schicken. Das kommt ständig vor. Es bedeutet einfach, dass durch diese Kontraktionen der Muttermund nicht merklich geöffnet wird und es vielleicht noch ein paar Stunden oder Tage dauert, bevor es richtig losgeht.

Meine Freundin Sondra bat mich, sie zum Arzt zu fahren, als sich ihr zweites Baby ankündigte. Ich raste über die Autobahn, weil Sondra bereits Wehen hatte – und da sie schon ein Baby bekommen hatte, wusste sie, wie sich Wehen anfühlen. Ungefähr eine halbe Stunde später wurden wir unverrichteter Dinge wieder nach Hause geschickt – kein Sesam-öffne-Dich. Eine Woche später hatte sie wieder Kontraktionen, aber dieses Mal waren sie stärker und regelmäßiger, also ging sie gar nicht erst zu ihrem Arzt, sondern traf ihn gleich im Krankenhaus. Tja, wieder kein Sesam-öffne-dich. Aber nun hatte Sondra die Nase voll und weigerte sich, das Krankenhaus zu verlassen. Sie teilte ihrem Arzt mit leicht hysterischer Stimme mit, dass sie das Krankenhaus ohne Baby nicht mehr verlassen würde.

Tatsächlich ist es so, dass sich deine Gebärmutter vom Zeitpunkt der Befruchtung an leicht zusammenzieht, aber wahrscheinlich bemerkst du das erst ab Mitte oder Ende der Schwangerschaft. Kontraktionen, die den Muttermund nur unmerklich öffnen, nennt man Braxton-Hicks-Kontraktionen. Sie sollen dich auf die Wehen vorbereiten. Gegen Ende der Schwangerschaft wird sich deine Gebärmutter häufiger und mit steigender Intensität zusammenziehen. Manchmal wird dein Bauch so hart und fest, dass du ein Eurostück daran abprallen lassen könntest. Nach Ansicht der meisten Schwangerschaftsbücher sind Braxton-Hicks-Kontraktionen nicht schmerzhaft, und verglichen mit den produktiven Wehen stimmt das vielleicht auch. Freundinnen, die diese Kontraktionen bereits mehrmals hatten, sind da allerdings anderer Meinung. Auch wenn man vielleicht nicht das Gefühl hat, als werde einem ein Messer in den Bauch gejagt, können sie so stark sein, dass man nicht mehr durchatmen kann und sich irgendwo hinsetzen oder anlehnen muss. Übrigens fühlen sich die ersten Wehen ähnlich an, was wiederum zeigt, wie verwirrend das Ganze doch ist.

Einige Frauen haben ein, zwei Tage leichte Krämpfe, bevor die Kontraktionen so stark werden, dass sie ins Krankenhaus gehen. Meine Freundinnen Janis und Tracy fühlten sich im Anfangsstadium der Wehen matt und kaputt, so als ob sie eine Grippe oder ihre Periode bekämen (weißt du noch, wie das war?). Sie informierten ihren Arzt und warfen hin und wieder einen Blick auf die Uhr, um zu sehen, ob die Krämpfe mit einer gewissen Regelmäßigkeit auftraten. In der Zwischenzeit verständigten sie ihre Familien und blieben zu Hause. Meine Freundin Patti hatte anfangs ebenfalls diese leichten Kontraktionen, wollte aber nicht den ganzen Tag zu Hause warten, ob doch noch etwas passieren würde. Sie und ihr Mann gingen zu einer Matinee ins Kino und danach ins Krankenhaus.

Meine Freundin Amy hatte nicht einmal mehr Zeit, sich eine Schachtel Popcorn zu kaufen, geschweige denn einen ganzen Film anzusehen, denn ihre Wehen kamen jedes Mal völlig unerwartet und mit der Intensität eines Wirbelsturms. Bei der ersten Kontraktion wusste sie, es war Zeit, ins Krankenhaus zu gehen, und wenn sie dort ankam, hatte sie schon das Bedürfnis, zu pressen. Ihre Beschreibung, wie sie mitten in den Wehen versucht, ihre Cowboystiefel in einem winzigen Badezimmer im Krankenhaus auszuziehen, ist wirklich sehr witzig (Cowboystiefel sind auch unter normalen Umständen nicht so einfach auszuziehen). Schnell aufeinanderfolgende, effiziente Wehen haben ihre guten und schlechten Seiten. Sie sind gut, wenn du Angst hast vor langwierigen, ermüdenden Wehen, sind aber schlecht, wenn du dir auf jeden Fall eine Periduralanästhesie geben lassen willst, denn dazu wird dann kaum noch Zeit sein.

Wenn du grippe- und periodeähnliche Symptome verspürst (und dich um deinen Entbindungstermin herum befindest) und die Sache etwas in Schwung bringen möchtest, solltest du es vielleicht einmal mit Laufen versuchen. Aber mach dir keine Gedanken, wenn dir nicht nach Laufen zumute ist. Schlaf ist jetzt ebenso wichtig, und ein kleines Nickerchen kann genau das Richtige sein. Manche Frauen haben mehr als einen Tag lang unregelmäßige und eher schwache Kontraktionen. Die Schmerzen sind nicht so stark, dass sie ins Krankenhaus hasten würden, aber zu stark, um schlafen zu können. Wenn das bei dir der Fall ist, verschreibt dein Arzt dir wahrscheinlich ein Beruhigungs- oder Schlafmittel, damit du etwas zur Ruhe kommst, bevor die Wehen so richtig losgehen.

Ratsam wäre es auch, etwas Leichtes zu essen – vorausgesetzt, du bist dazu nicht zu nervös –, denn wenn du erst einmal im Krankenhaus bist, gibt es wahrscheinlich nichts mehr, bis das Baby da ist. Etwas Suppe oder ein Milchshake können daher nicht schaden.

Geplanter Kaiserschnitt

Ein weiteres, sehr eindeutiges Anzeichen dafür, dass dein Baby bald da sein wird, ist, wenn der Termin für einen geplanten Kaiserschnitt naht. Du vereinbarst mit deinem Arzt einen Termin, zu dem du in ruhigem und entspanntem Geisteszustand ins Krankenhaus kommst, wo dein Baby durch einen schmalen Schnitt oberhalb der Schamhaare herausgeholt wird. Es gibt eine Vielzahl von Gründen für einen Kaiserschnitt, zum Beispiel medizinische Indikationen wie Placenta praevia, Steißlage oder Mehrlingsgeburt. Wieder andere Frauen entscheiden sich bewusst für einen Kaiserschnitt, weil sie sich die vaginale Elastizität eines Teenagers erhalten wollen – vorausgesetzt, ihr Arzt kann diesen Eingriff irgendwie vor der Krankenkasse rechtfertigen. Und dann gibt es Frauen, die die ganze Warterei einfach nicht ertragen können. Wenn sie Glück haben, hilft auch ihnen der Arzt, diese geplante Entbindung versicherungstechnisch abzusegnen. Ich muss dich natürlich darauf hinweisen – sonst habe ich kein gutes Gewissen –, dass für das Baby eine vaginale Entbindung aus vielerlei Gründen besser ist: In der Pressphase wird Fruchtwasser aus den Lungen des Babys gepresst, man benötigt weniger Betäubungsmittel (falls das für dich ein Vorteil ist) und erholt sich schneller. Ein Kaiserschnitt ist jedoch eine sichere Angelegenheit für Mutter und Kind und die Erholungsphase trotzdem überraschend kurz.

Ja, auch ich lese Zeitung und weiß, dass einige gesellschaftliche Gruppierungen angesichts der hohen Zahl unnötiger Kaiserschnitte in den Krankenhäusern empört sind. Ob ich mich darüber aufrege? Nicht besonders. Zu diesem Zeitpunkt deiner Schwangerschaft würdest du dir wahrscheinlich lieber die Fingernägel an den Wurzeln herausziehen lassen, als dich einem Kaiserschnitt zu unterziehen. Du bist der festen Überzeugung, dass zu einer Schwangerschaft die physischen Herausforderungen der Wehen und einer vaginalen Geburt gehören. Versuch am besten, dich nicht zu sehr darauf zu versteifen. Eine ganze Anzahl von Frauen, die ihr Kind unbedingt

10

WEGE

ein Baby auf die Welt zu bringen

1. Via FedEx (du kennst doch den Kurierdienst?).

2. An einem Epidural-Cocktail schlürfend und eine Fernseh-Show anschauend.

3. Mit Dr. Traummann als Geburtshelfer.

4. Mit einem Heinzelmännchen zu Hause, das bei deiner Rückkehr gekocht und alles geputzt hat.

5. Mit sauberen Haaren, sauberen Fingernägeln und frisch pedikürt.

6. Mit Lippenstift und Handspiegel in der Tasche.

7. Mit leerem Magen (sicher, du wirst Hunger bekommen, aber da das richtige Pressen dem beim Stuhlgang entspricht, könnte sonst einiges mitkommen; auch wenn das außer dir sicher niemandem was ausmacht).

8. In einem Entbindungszimmer in der Klinik, wo dein Handy funktioniert.

9. NICHT in einem Auto oder Flugzeug oder bei einem Sportereignis. Da ist schon viel gewonnen.

10. In einem Geburtshaus bei gedämpfter Musik, dem Duft von Aromaölen und sanfter Massage.

vaginal gebären möchten, entbinden schließlich mit Kaiserschnitt, und es gibt wirklich keinen Grund, deswegen enttäuscht zu sein.

Ich habe selbst mit und ohne Kaiserschnitt entbunden und kann nicht sagen, dass ich eins dem anderen vorziehe. Am wichtigsten war mir, ein gesundes Baby zur Welt zu bringen – und zwar egal, wie. Bei meinem vierten Kind bat ich meinen Arzt um einen Kaiserschnitt aus Angst, dass mein Mann nach einer weiteren vaginalen Entbindung in meine Vagina hineinjodeln und anschließend sein Echo hören könnte. Mein Arzt gab mir die enttäuschende Information, dass die Vagina bei der ersten Entbindung am meisten gedehnt wird. So stimmte ich schweren Herzens zu, noch ein weiteres Kind vaginal zu entbinden (allerdings erst, nachdem er mir versprochen hatte, meinen Dammschnitt mit äußerster Sorgfalt zu nähen).

Was tun, wenn es los geht?

In Schwangerschaftsbüchern wird allgemein geraten, nicht zu früh ins Krankenhaus zu fahren, weil man dort sofort eine Kanüle gelegt bekäme, nichts mehr zu sich nehmen dürfe und außerdem dazu angehalten werde, sich hinzulegen (was während der Wehen keine besonders wirksame Haltung ist). Ich wurde allerdings nie gebeten, mich während der Wehen hinzulegen, außer für die PDA, und da war es eine unwahrscheinliche Erleichterung. Einige Stunden nach der Geburt erschien sogar eine Schwester an meinem Bett, um mir zu sagen, ich solle aufstehen und herumlaufen. Aber ich schweife ab …

Wenn du und dein Arzt der Meinung sind, dass es dir gut geht, und du während der ersten Wehen gern zu Hause sein möchtest, solltest du das auch tun. Ich für meinen Teil liebe Entbindungsstationen mit den vielen jungen Müttern und den Babyfotos an der Wand, die Säuglingsstation und das medizinische Fachpersonal. Ich kann mir keinen Ort vorstellen, wo ich mit meinen Wehen besser aufgehoben wäre, egal, wie viele Stunden ich dort verbringen müsste. Aber du hast die Wahl, ob du zu Hause auf und ab laufen willst, um deine Wehen in Schwung zu bringen, oder im Krankenhaus. Im Krankenhaus hast du wenigstens nicht das Gefühl, dass du zwischendurch die Betten machen und die Geschirrspülmaschine ausräumen musst. Und du bist schon dort, wenn's richtig losgeht.

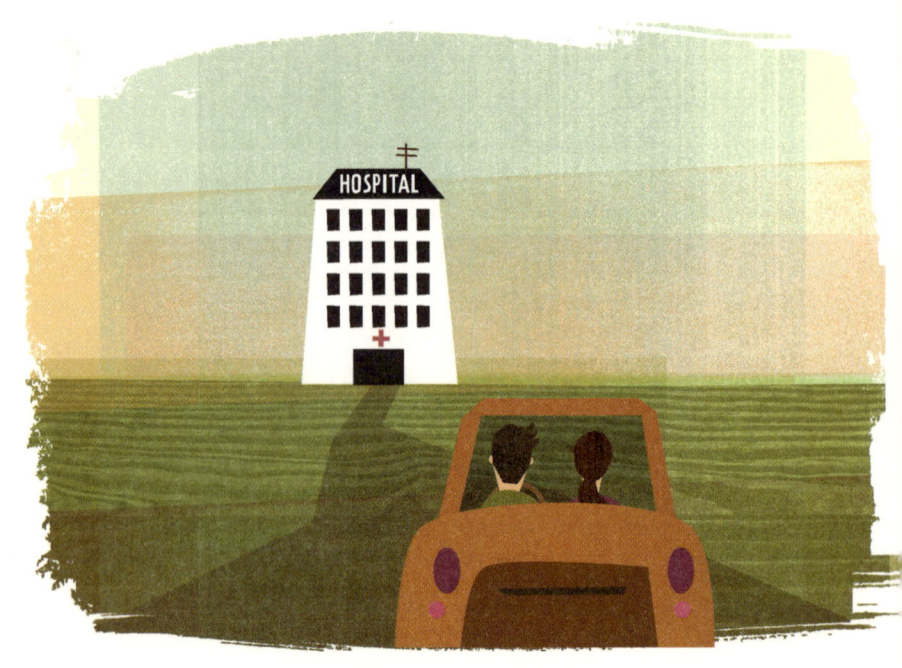

Aufbruch
ins Krankenhaus

Auf los geht's los

Also, liebe Freundin – los geht's! Du und dein Arzt, ihr habt Grund zu der Annahme, dass dein Baby bald kommen wird und es an der Zeit fürs Krankenhaus ist (oder für ein professionelles Geburtshaus deiner Wahl mit kompetentem und fürsorglichem Fachpersonal). Du kannst mir glauben, die Nervosität eines Astronauten, kurz bevor er in die Weltraumkapsel steigt, ist nichts im Vergleich mit der Aufregung, Angst und Anspannung, die du in diesem Moment empfinden wirst. Bis zum Start dauert es noch ein wenig, aber von jetzt an strebt alles auf ein Ziel hin. Neun (zehn) Monate lang hast du dich auf dieses Ereignis vorbereitet, aber du weißt immer noch nicht, was dich erwartet, auch wenn du bereits Kinder auf die Welt gebracht hast.

Ich kann Astronauten und Frauen, die kurz vor der Entbindung stehen, nur den guten Rat geben, vor dem Start noch schnell zu duschen, denn es wird eine ganze Weile dauern, bis sich die Gelegenheit dazu wieder bietet. Wenn deine Wehen noch nicht so stark sind und du nicht das Risiko eingehst, dein Baby auf den Badezimmerfliesen zu bekommen, stell dich kurz unter die Dusche und rasier dir die Achseln, bevor du ins Krankenhaus aufbrichst. Zwei Dinge solltest du allerdings beachten:

Dusche nicht, wenn du allein zu Hause bist, denn eventuell brauchst du jemanden, der dir wieder heraushilft. Nimm kein Bad, wenn du vermutest, dass deine Fruchtblase geplatzt ist, weil dann die Gefahr besteht, dass Bakterien in die Gebärmutter gelangen. Außerdem ist es schon eine ausreichend große Herausforderung, während der Wehen wieder aus der Dusche zu kommen, sich aus der Badewanne zu hieven, ist aber noch ungleich schwieriger.

Die Fahrt

Wenn dein Mann nicht zu Hause ist, verständige eine Freundin, einen Nachbarn, ein Taxi oder den Notruf. Für beinahe alle meine Freundinnen war die Fahrt ins Krankenhaus keineswegs so einfach, wie sie geglaubt hatten. Sie hatten die Zeit vor den Wehen zu Hause und die Zeit im Krankenhaus in ihre Planungen einbezogen, die Fahrt dazwischen aber eher als unwichtiges Detail betrachtet. Als sie dann mit Wehen im Auto saßen, wurde ihnen klar, dass auch die Fahrt es in sich haben und einem Transport in einer Kutsche mit Holzbank und viereckigen Wagenrädern ähneln kann.

TIPP

Fahrverbot

Ich weiß, dass du es sowieso nie in Erwägung gezogen hättest, aber mir ist trotzdem wohler, wenn ich es dir noch einmal ans Herz lege: Versuch nicht, selbst ins Krankenhaus zu fahren. Auch wenn du mit deinen Wehen gut zurechtkommst und glaubst, problemlos fahren zu können, setz dich trotzdem nicht hinters Steuer, denn Wehen können sehr schnell stärker werden. Außerdem ähneln Frauen während der Wehen Leuten unter Alkoholeinfluss – sie denken, sie verhielten sich normal und hätten alles im Griff, sollten aber unter keinen Umständen hinters Lenkrad gelassen werden.

Es ist schon nicht besonders angenehm, während der Wehen aufrecht zu sitzen und sich einen Sicherheitsgurt umschnallen zu müssen. Am besten, du stellst den Beifahrersitz in Liegeposition, falls das möglich ist. Falls nicht, setz dich einfach auf den Rücksitz, wo du dich gut ausbreiten kannst. Egal wie oder wo du sitzt, versuch dich auf jeden Fall anzuschnallen. Dein Fahrer wird nämlich sehr nervös sein und eventuell unerwartet abbremsen müssen. Schließlich hast du dir nicht die letzten neun (zehn) Monate Mühe gegeben, alles gut über die Runden zu bekommen, um dich nun auf der Fahrt ins Krankenhaus einem Unfallrisiko auszusetzen.

Wie die Prinzessin auf der Erbse wirst du jedes Schlagloch und jeden Stein auf der Straße spüren und außerdem wahrscheinlich so gereizt sein, dass du den ganzen Weg über das Verkehrsministerium fluchst (wenn du nicht im Stillen mit deinem Göttergatten haderst, weil er die Kurven so scharf nimmt, so abrupt bremst oder dich überhaupt geschwängert hat). Hier können dir deine Kopfkissen gute Dienste leisten. Nimm also ruhig so viele mit, wie du dir unter den Arm klemmen kannst. (Sie werden dich nicht nur während der Fahrt trösten, du wirst sie auch im Krankenhausbett zu schätzen wissen, wo es meist nur flache, waffelförmige Exemplare aus Polyester gibt, die man in einen Kopfkissenbezug gesteckt hat.) Leg dir ein Kissen unter den Kopf und eins zwischen die Beine, und versuche, dich im Auto auf die Seite zu legen. (Besser wäre, wie gesagt, die linke, aber in einem Moment wie diesem nimmst du einfach die, die dir eher zusagt.) Mach das Radio an und sieh, ob dir das Programm gefällt. Vielleicht beruhigt dich die vertraute Musik, oder das Geplauder lenkt dich ein wenig ab. Du brauchst dich dann auch nicht zu einer Unterhaltung mit deinem Mann verpflichtet zu fühlen, der genauso nervös ist wie du. Nach Meinung der Ärzte ist eine Wehe »produktiv«, wenn man währenddessen nicht sprechen, sondern höchstens stöhnen kann. Sobald die Kontraktion vorüber ist, bist du wieder ganz du selbst und kannst erneut losplappern oder jammern. Wenn du während der Fahrt starke Wehen hast, wird eure Unterhaltung stets von deinen Kontraktionen unterbrochen werden. Wenn dich das Radio stört, bitte deinen Mann, es auszuschalten, auch wenn gerade sein Lieblingssong gespielt wird. Sei einfallsreich und probier alles, was dir guttun könnte: Versuch es mit Schweigen, bitte deinen Mann, dir eine Geschichte oder einen Witz zu erzählen, sing ein Lied, zum Beispiel »So ein Tag, so wunderschön wie heute …«. Ja, du könntest es sogar mit der Lamaze-Atmung versuchen (warum wertvolle Zeit im Krankenhaus damit vergeuden, wenn du in dieser Zeit schon eine PDA bekommen kannst?).

Nimm dir eine Flasche Wasser mit (Zimmertemperatur ist am besten, denn davon bekommst du keine Magenkrämpfe), damit du während der Fahrt ab und zu einen Schluck nehmen kannst. Du solltest aber nicht zu viel oder zu schnell trinken, weil es dir davon übel werden kann. Und schlimmer, als Wehen in einem fahrenden Auto zu haben, ist nur noch, wenn man sich dabei auch noch übergeben muss.

Das Eintreffen im Krankenhaus

Bitte erwarte an dieser Stelle keine Details, denn jedes Krankenhaus hat seinen eigenen Ablauf. Im Folgenden findest du deshalb nur eine allgemeine Beschreibung dessen, was bei der Ankunft im Krankenhaus passiert.

Du solltest dich im Krankenhaus unbedingt rechtzeitig – das heißt spätestens einige Wochen vor dem Entbindungstermin – anmelden, damit man dort auf deine Ankunft grundsätzlich vorbereitet ist. Im Idealfall werden deine Wehen in regelmäßigem Abstand stärker, und du hattest Zeit, das Krankenhaus anzurufen und zu informieren, dass du bereits auf dem Weg bist. Unter diesen Umständen wendest du dich nach deiner Ankunft an die Stationsschwester auf der Entbindungsstation.

Als Nächstes wirst du untersucht und an einen Wehenschreiber angeschlossen, um zu überprüfen, ob du produktive Kontraktionen hast. Wenn ja, wird der Arzt gerufen, und man bringt dich in ein Entbindungszimmer. Wenn nicht, wird man dich bitten, dich wieder anzuziehen und nach Hause zu gehen. Wenn dies der Fall sein sollte, darfst du dich nicht entmutigen lassen, und auf keinen Fall braucht es dir peinlich zu sein.

Ich bin selbst schon einige Male wieder nach Hause geschickt worden – und das, obwohl ich bereits zwei Kinder entbunden hatte und man hätte annehmen können, dass ich Bescheid weiß. Es kann sein, dass du die Frau im Entbindungszimmer neben dir während der Wehen laut stöhnen und schreien hörst. Konzentriere dich in diesem Fall auf dich selbst, und sag dir immer wieder: »Es geht mir gut. Meine Wehen müssen nicht zwangsläufig so verlaufen wie bei der Frau neben mir.« Vertrau mir – diese Worte sind wahr, und es gibt keinen Grund, sich von der Angst einer anderen völlig durcheinanderbringen zu lassen. Es wird alles gutgehen. Übrigens auch bei der Frau nebenan.

In patientenfreundlichen Krankenhäusern tendiert man vermehrt dazu, Entbindungsräume in eher privater Atmosphäre zu gestalten. Oft finden komplikationslose Entbindungen in dem gleichen Raum statt, in dem man sich schon während der Wehen aufgehalten hatte. Diese Entwicklung ist aber nicht selbstverständlich. Vor nicht allzu langer Zeit wurde man noch gerade dann, wenn man es am wenigsten wollte (wenn man nämlich eine Wehe nach der anderen hatte) von einem Wehenraum in einen sterilen und grell beleuchteten OP verfrachtet, um dort – mit Beinstützen und allem Drum und Dran – zu entbinden. Ich habe meine beiden Jüngsten in einem Zimmer mit Fernseher, Telefon, Stereoanlage und gedämpftem Licht zur Welt gebracht.

Nachdem man dich in ein Entbindungszimmer geführt hat, wird man dich bitten, bequeme Kleidung anzuziehen.

Deine neue beste Freundin

Dann triffst du deine Hebamme. Diese Frau wird eine wichtige Rolle in deinem Leben spielen. Sie wird dir bei der Entbindung beistehen und dir dabei eine größere Stütze sein als dein Arzt, dein Mann und jedes Schwangerschaftsbuch. Vertrau ihrem Rat. Sie hat viele Geburten hinter sich gebracht und weiß, wovon sie spricht. Wenn du Glück hast, wird sie so etwas wie eine neue Freundin für dich. Solltest du jedoch sofort spüren, dass du deine Hebamme absolut nicht ausstehen kannst, bitte deinen Mann, sich darum zu kümmern, dass dir eine ihrer Kolleginnen zugeteilt wird. Begründe deine Abneigung nicht damit, dass sie nicht nett und wenig einfühlsam ist oder Mundgeruch hat: In deiner momentanen Situation ist Bescheidenheit angesagt. Sag also lieber, dass du etwas schwierig bist und dass es dir leidtut, so unvernünftig zu sein, aber dass du nicht anders kannst. Wir Freundinnen sind der Meinung, dass du dein Bestes tun solltest, um niemanden vor den Kopf zu stoßen, auf dessen Hilfe du später vielleicht noch angewiesen bist. Vertrau uns – später, kurz vor der Pressphase, wirst du höchstwahrscheinlich mehrere Leute beleidigen und beschimpfen. Vergewissere dich nur, dass du dich auf deine Hebamme verlassen und ihr vertrauen kannst.

Kurz nach der Aufnahme wird man dich über einen Gurt auf dem Bauch an einen Wehenschreiber anschließen, der deine Wehen und die Herztöne des Babys aufgezeichnet. Du solltest wissen, dass Positionsveränderungen von dir oder deinem Baby die Aufzeichnungen stören können. Das bedeutet aber nicht, dass mit dem Baby etwas nicht stimmt, sondern lediglich, dass der Gurt neu angelegt werden muss.

In manchen Krankenhäusern wird man dir eine Kanüle in Handrücken oder Unterarm legen und dich an eine Infusion mit Salzlösung anschließen, um einer möglichen Dehydrierung vorzubeugen. Falls du später dringend ein anderes Medikament benötigst, liegt die

Kanüle dann bereits. Wie du darauf reagierst, lässt sich nur schwer voraussagen. Einige meiner Freundinnen regten sich darüber auf und fanden es sadistisch, einer Frau während der Wehen noch zusätzlich eine große Nadel in den Arm zu stechen. Ich jedenfalls war so sehr mit Wehen und bevorstehender Geburt beschäftigt, dass ich kaum etwas davon bemerkte.

Beeil dich und warte

Nachdem sich die erste Aufregung gelegt hat und du dich etwas eingerichtet hast, wirst du wahrscheinlich nicht allzu viel zu tun zu haben. Besonders beim ersten Kind ziehen sich die Wehen meist über mehrere Stunden hin. Ab und zu werden ein Arzt oder deine neue beste Freundin (deine Hebamme) vorbeischauen, um dich zu untersuchen und zu überprüfen, wie weit der Muttermund sich mittlerweile geöffnet beziehungsweise nicht geöffnet hat. Wenn du dich nicht zu schlecht fühlst, versuch dich ein wenig auszuruhen, denn eine Entbindung ist eine athletische Höchstleistung, und du wirst viel Kraft brauchen.

Jetzt können ein paar Freundinnen vorbeischauen, oder du telefonierst mit ihnen, denn es wird dir vielleicht ein wenig langweilig (jedenfalls in der Zeit, in der du keine Wehen hast).

Fast jede meiner Freundinnen war geschockt, wie lang und stark die Kontraktionen sein müssen, um den Muttermund so weit zu öffnen, dass das Baby durchpasst (zehn Zentimeter im Durchschnitt). Viele Frauen haben stundenlang so starke Wehen, dass ihnen schwarz vor Augen wird, und erfahren dann, dass ihr Muttermund gerade vier Zentimeter geöffnet ist. Man hat den Eindruck, an einem Rennen teilzunehmen, bei dem das Ziel ständig weiter nach vorne verschoben wird. Das kann unglaublich auslaugend sein. Wahrscheinlich hast du zudem Angst, dass du körperlich nicht kräftig oder ausdauernd genug bist, um eine Geburt durchzustehen. Vergiss nicht, was ich dir vorher gesagt habe: Eine Entbindung ist kein Fitness-Test, und du wirst dieses Baby auf die Welt bringen – auch wenn sich jemand auf deinen Bauch setzen muss, um dir beim Pressen zu helfen.

Vielleicht denkst du: »Ich könnte die Schmerzen ertragen, wenn mir jemand versprechen würde, dass alles in zwei Stunden vorbei ist.« Das ist das Problem – niemand weiß, wie lange sich die Wehen noch hinziehen werden, und das kann sehr entmutigend sein. Versuch dich jetzt nicht auf die Wehen zu konzentrieren, sondern auf den Preis am Ende des Rennens: ein wunderbares Baby, das man in deine zitternden Arme legen wird. Und du kannst dir sicher sein – spätestens am nächsten Tag hast du es überstanden.

Wie schmerzhaft sind Wehen?

Die Anfangswehen lassen sich am ehesten mit den stärksten Menstruationskrämpfen vergleichen, die du dir vorstellen kannst. Bei Wehen ist der ganze Körper allerdings stärker involviert. Eine gute Kontraktion nimmt dich so in Anspruch, dass du dich auf absolut nichts anderes mehr konzentrieren kannst. Du wirst weder sprechen können noch besonders versessen darauf sein, jemandem zuzuhören. Einige meiner Freundinnen schrien ihren Mann und andere Besucher während einer Wehe an, sie sollten gefälligst den Mund halten, da sie es nicht ertragen konnten, dass sich andere unterhielten, während sie sich aufs Atmen konzentrieren wollten. Wenn die Wehen stärker werden, können sie verschiedenste Formen annehmen.

Vielleicht hast du schon davon gehört, dass eine Frau während ihrer Wehen furchtbare Rückenschmerzen bekam. Dies ist meist der Fall, wenn das Baby so liegt, dass es auf das Rückgrat der Mutter drückt. Bei anderen Frauen folgen die Kontraktionen so schnell aufeinander, dass ihnen überhaupt keine Zeit mehr bleibt, sich auf die nächste vorzubereiten. Wenn Frauen von ihren Wehenschmerzen sprechen, verstehen sie darunter sowohl die Intensität des Schmerzes als auch die Länge der Wehen. Wenn du dir eine Stunde lang mit dem Hammer auf den Finger schlägst, tut das sehr weh, aber nach fünfzehn Stunden stehst du sicherlich kurz vor dem Delirium. Wir sind alle der Meinung, dass das Schlimmste an der ganzen Sache ist, dass man nicht weiß, wie lange es dauert. Der Gedanke, dass die Schmerzen nie mehr aufhören, schafft auch die Tapfersten unter uns. In dieser Situation würde man einfach alles dafür geben, wenn einem jemand garantieren könnte, dass in siebzig Minuten alles vorbei ist.

Ein anderes Problem, das einer Frau in den Wehen schwer zu schaffen machen kann, ist Übelkeit. Ich wette, dir hat nie jemand davon erzählt, richtig? Nun, liebe Freundin, es ist sehr häufig der Fall, dass einer Frau während der Wehen übel wird und sie sich erbrechen muss, besonders wenn sie sich dem Ende der Eröffnungswehen, der »Übergangsphase«, nähert. Auf diese Weise reinigt sich der Körper zur Vorbereitung auf die Geburt. Denk nicht, dass es abnormal oder eine Zumutung für die anderen ist (es ist nur eine für dich). Sag einfach der Hebamme oder demjenigen, der gerade neben dir steht, dass dir übel ist, und du wirst erstaunt sein, wie schnell man dir eine Schüssel bringen oder ein Handtuch unters Kinn legen wird. Sieh das Erbrechen als eine Art Ruhepause an, als Unterbrechung des regulären Programms. Danach wirst du dich sehr viel leichter und wohler fühlen.

Pressen

Ich habe eine Freundin, eine intelligente und erfahrene Geschäftsfrau, die mir erzählte, sie hatte allen Ernstes nicht gewusst, dass man pressen muss, um das Baby herauszubekommen. Sie dachte, die Kontraktionen seien stark genug, um das Baby durch den Geburtskanal herauszuschieben, ohne dass man zusätzlich etwas dafür tun muss. Sie war vielleicht überrascht! Pressen ist harte körperliche Arbeit und kann sich von ein paar Minuten bis zu einigen Stunden hinziehen. Wenn dein Gebärmutterhals verstrichen und dein Muttermund weit genug geöffnet sind, wird eine Hebamme hinter dir und dein Arzt zum Empfang des Babys vor dir stehen. Beide unterstützen dich bei dieser sportlichen Hochleistung.

Bei jeder Wehe wirst du dich vorbeugen, deine Knie umklammern und dich zusammenkrümmen, um dem Baby auf diese Weise möglichst wenig Platz in deinem Schoß zu lassen. Da man davon ausgehen kann, dass es diesen Wink allein nicht ganz verstehen wird, musst du zusätzlich mit jedem einzelnen Muskel zwischen Brust und Knie nach unten pressen. Wahrscheinlich wird dich das Ganze an eine Sitzung auf der Toilette erinnern. Glückwunsch, dann machst du es richtig! Du kannst sicher sein, dass deine Technik stimmt, wenn du dein Gesicht verziehst, als wolltest du dir Krähenfüße bis zum Hinterkopf machen. Mach dir keine Gedanken, wenn du das Gefühl hast, das Baby kommt aus dem falschen Loch – in einem Moment wie diesem tut es jedes. (Außerdem besitzt sie oder er wahrscheinlich einen besseren Orientierungssinn, als du denkst.)

Wenn du keine Schmerzmittel nimmst – entweder, weil du es nicht möchtest oder weil der Arzt festgestellt hat, dass das Baby zu schnell kommt –, erwartet dich der schrecklichste Moment deines Lebens, wenn man dir sagt, es sei Zeit zum Pressen. Du hast zwar das Bedürfnis dazu, weißt aber gleichzeitig genau, dass es verdammt schmerzhaft sein wird, das Baby durch den Geburtskanal zu schieben. Stell dir einen brennenden Schmerz vor, der sich über deinen gesamten Unterleib ausdehnt, und zusätzlich ein Dehnen, als ob deine Hüften auseinanderbrechen und du in zwei Teile gerissen würdest – oder stell es dir besser nicht vor. Nun hol tief Luft, denn ich sage dir, welches die einzige Möglichkeit ist, diesen Schmerz zu besiegen: Press, so fest du kannst, durch den Schmerz hindurch. Mach also genau das Gegenteil dessen, was dein Verstand dir sagt, nämlich dich still hinzulegen und zu wimmern. Du musst dazu viel Mut aufbringen, aber es hilft wirklich. Entweder wird dann von der Natur eine natürliche Schmerzdämpfung ausgelöst, wenn der Kopf des Babys austritt, oder die ganze Tortur wird zumindest möglichst schnell beendet. Auf jeden Fall nützt es rein gar nichts, wenn du nur daliegst und ständig wiederholst: »Ich habe es mir anders überlegt, ich will doch kein Baby!« Nun ist endlich der Zeitpunkt gekommen, wo dein Mann in Aktion treten und dir helfen kann. Er kann dich von hinten stützen und dir damit das Pressen während der Wehen erleichtern. Außerdem können er oder die Hebamme dir dabei behilflich sein, deine Beine anzuwinkeln (in einer Art Froschhaltung). Seine Hilfestellung könnte allerdings seinen Kameraverpflichtungen in die Quere kommen. Du solltest also die verschiedenen Aufgaben sehr sorgfältig delegieren.

Periduralanästhesie (PDA)

Die geläufigste Art der Schmerzerleichterung während der Wehen ist die Periduralanästhesie, kurz PDA, eine Kombination von Medikamenten, die man mit einer Nadel ins Rückenmark des unteren Wirbelsäulenbereichs injiziert. Wenn du diese Beschreibung liest, schwörst du dir wahrscheinlich, die Wehen lieber ohne Schmerzmittel zu überstehen, als dir eine Nadel ins Rückgrat stechen zu lassen. Aber nach einigen Stunden heftiger Wehen würdest du dir eine Periduralanästhesie wahrscheinlich auch dann dankend verabreichen lassen, wenn sie in die Augäpfel injiziert werden müsste.

Eine PDA muss von einem Anästhesisten durchgeführt werden. Du brauchst dir also keine Sorgen zu machen, dass ein Amateur in dein Rückgrat sticht und dich für den Rest deines Lebens zum Krüppel macht. Leider steht nicht in allen Krankenhäusern rund um die Uhr ein Anästhesist zur Verfügung. Vielleicht ist also gerade keiner da, wenn du einen bräuchtest. Meine Freundin Chris entschied in letz-

ter Minute, dass sie ihr drittes Kind nicht ohne Schmerzmittel bekommen wollte. Sie hatte bei den Entbindungen ihrer zwei anderen
Kinder auf Schmerzmittel verzichtet und musste sich dieses Mal
nichts mehr beweisen. Sie bat ihren Arzt also, einen Anästhesisten
zu rufen. Unglücklicherweise war der bereits zu Hause und schlief,
und als er schließlich im Krankenhaus ankam, hielt Chris bereits
Baby Nummer drei völlig erschöpft in den Armen. Auch wenn nur
im Entferntesten die Möglichkeit besteht, dass du eine Periduralanästhesie möchtest, solltest du das mit deinem Arzt bereits während
der Schwangerschaft besprechen. Von dem Moment an, in dem du
im Krankenhaus ankommst, erwähnst du es am besten gegenüber
jeder Person in weißem Kittel, bis du die Spritze im Rücken spürst.

Bei der Injektion der PDA drehst du dich entweder auf die Seite, oder
du sitzt auf der Bettkante, und eine Hebamme stützt dich. Der Arzt
wird dich dann bitten, dich, so gut es geht, vorzubeugen. In dieser
Haltung weichen die Wirbelzwischenräume auseinander, so dass
der magische Punkt besser gefunden werden kann. Aller Wahrscheinlichkeit nach hast du während der Prozedur eine Wehe, aber
man wird sehr geduldig sein und so lange warten, bis du völlig still
liegen kannst. Dann wird man dir ein Schmerzmittel in den Rücken
spritzen und kurz darauf eine dünne Kanüle am Rücken anlegen
und befestigen. Es wird dich vielleicht überraschen, dass eine Periduralanästhesie wie eine Infusion ist, die während der restlichen
Wehen und der Entbindung ständig zugeführt wird. So hat der Anästhesist die Möglichkeit, die Schmerzintensität zu überprüfen und
die Zufuhr des Anästhetikums dementsprechend zu erhöhen oder
zu verringern. Du kannst auf der Kanüle problemlos liegen und dich
umdrehen, ohne etwas davon zu spüren.

Wahrscheinlich hast du das Gefühl, du bekämst einen elektrischen
Schlag, wenn die Periduralanästhesie zu wirken beginnt. Keine
Angst, es dauert nur einen kurzen Moment und ist völlig normal.
Im Nachhinein wird es dir als völlig unbedeutend erscheinen. Nach

dem kleinen Schlag ist die Erleichterung fast sofort spürbar. Du wirst unsagbar dankbar und überrascht sein, wenn du siehst, dass eine weitere Kontraktion auf dem Wehenschreiber neben deinem Bett aufgezeichnet wird und du lediglich einen leichten Druck verspürst. Das ist der Zeitpunkt, an dem die Gebärende wieder sie selbst wird, sich liebevoll um ihren Mann kümmern und sich mit Hebammen und Freundinnen unterhalten kann. Manche halten sogar ein Nickerchen. So großartig eine PDA auch sein mag – sie hat auch einige Nachteile. Zum einen verlangsamt sich die produktive Wehentätigkeit fast unmittelbar danach, zum anderen bist du von der Taille ab so gefühllos, dass du unter Umständen in der Pressphase nicht genug mithelfen kannst. Aus diesem Grund führt der Anästhesist auch kein Anästhetikum mehr zu, wenn es Zeit zum Pressen wird und dein Einsatz gefordert ist. Meine Freundin Janis schwor beim Leben ihres Mannes, dass sie es schaffen würde, auch ohne Gefühl zu pressen, wenn man ihr nur weiterhin das Anästhetikum geben würde. Ihr Arzt war damit einverstanden, es zu versuchen, und Janis presste vor lauter Panik ihre kleine Tochter mit reiner Willenskraft heraus.

Oxytozin

Es kann passieren, dass sich dein Muttermund nur einen Zentimeter pro Stunde weitet. Nach einer Periduralanästhesie wird er sich vielleicht eine ganze Weile lang überhaupt nicht weiter öffnen. In dieser Situation hilft man oft medikamentös nach und verabreicht Oxytozin durch die bereits gelegte Kanüle an der Hand. Das Medikament wird auch zur Einleitung der Geburtswehen verwendet, wenn Arzt und Mutter gemeinsam beschließen, dass das nötig ist. Normalerweise löst es so starke und regelmäßige Wehen aus, dass Frauen, die bis dahin ihre Wehen ohne Schmerzmittel tapfer ertragen haben, nach einer PDA schreien. Jeglicher Versuch, die Lamaze-Atmung anzuwenden, endet gewöhnlich in Hyperventilation und völliger Frustration. Das kannst du mir glauben oder wirst es selbst feststellen, wenn du in die Situation kommst.

Kaiserschnitt

Es ist möglich, dass sich dein Muttermund trotz Oxytozin und Wehen nicht weit genug öffnet. An diesem Punkt bist du wahrscheinlich völlig am Ende, und auch dein Baby zeigt Ermüdungserscheinungen. Dann kommt der Vorschlag, vor dem du dich neun (zehn) Monate lang gefürchtet hast: »Vielleicht sollten wir es mit einem Kaiserschnitt probieren.« Dieser Vorschlag wird meist mit großer Enttäuschung und Panik aufgenommen, die sich nicht selten in Weinkrämpfen äußern. Plötzlich sind all deine Träume von einer natürlichen Entbindung dahin. Die Chance, dich der körperlichen Herausforderung einer Geburt zu stellen und sie erfolgreich zu bestehen, ist dir genommen. Diese Enttäuschung und das Gefühl, versagt zu haben, setzt den Frauen meist mehr zu als die Aussicht, dass ihnen jemand mit einem Messer den Bauch aufschneidet. Einige meiner Freundinnen haben sogar noch Jahre nach ihrem Kaiserschnitt das Gefühl, einer der größten Erfahrungen im Leben beraubt worden zu sein, und glauben noch immer, sie hätten ihr Kind vaginal entbinden können, wenn man ihnen noch »etwas länger Zeit« gelassen hätte.

Bitte setz dich jetzt nicht selbst mit Erwartungen und Vorstellungen unter Druck, was eine »erfolgreiche« Entbindung ist und wann es sich um ein »Versagen« handelt. Eine Entbindung, aus der Mutter und Kind gesund hervorgehen, ist ein Geschenk Gottes, egal, wie sie vonstattengegangen ist. Punkt. Eine Entbindung ist kein Zuckerschlecken und weder zu deinem persönlichen Vergnügen noch zu deiner Erfüllung da, dass du deine Fitness oder deine Fähigkeiten unter Beweis stellst. Sie dient der Erhaltung der menschlichen Gattung, und das ist alles. Wenn eine Frau von ihrer Entbindung enttäuscht ist, weil sie nicht ihren Erwartungen entsprochen hat, ist das meiner Meinung nach nur ein weiterer Beweis für unsere moderne Egozentrik – kein besonders sympathischer Zug.

Wenn du und dein Arzt sich für einen Kaiserschnitt entscheiden, wird man zuerst die Dosis des Anästhetikums erhöhen. Falls noch nicht geschehen, bekommst du sofort eine Kanüle gelegt oder, wenn es kritisch wird, eine Vollnarkose oder Spinalanästhesie. Ich hatte einen Kaiserschnitt mit PDA und kann mich vor allem noch an die Hektik und Aufregung erinnern, die um mich herrschte. Ich hatte keinerlei Schmerzen, spürte aber, dass etwas mit meinem Körper gemacht wurde. Und ich war überrascht, wie lange es dauerte, bis das Baby endlich draußen war. Ich bin sicher, dass es auch sehr schnell gehen kann, wenn es sein muss, aber ein Kaiserschnitt, der in entspannter Atmosphäre stattfindet, besteht aus vielen methodisch gesetzten Schnitten durch verschiedene Schichten, die das Baby von der Welt draußen trennen, und nicht aus einem tiefen Schnitt, der direkt zum Kind führt. Wenn das Baby entbunden und die Nabelschnur durchtrennt ist, bekommt man ein lange wirkendes Schmerzmittel. Dann herrscht zunächst allseits Freude – so lange, bis seine Wirkung nachlässt.

Geburt

Da ich eine »reife« (sprich »alte«) Mutter bin, wurden bei mir immer genetische Untersuchungen durchgeführt, bei denen unter anderem auch das Geschlecht meines Kindes festgestellt wurde. Einige Frauen bitten ihren Arzt, ihnen diese Information nicht mitzuteilen, weil sie sich bei der Geburt überraschen lassen möchten. Da für mich jedoch eine Entbindung bereits genug an Überraschungen zu bieten hat, kann ich auf diese eine gut verzichten. Außerdem dekoriere ich das Kinderzimmer immer gern so früh wie möglich. Wenn du das Geschlecht deines Kindes aber nicht vorher weißt, kommt der große

Moment, nachdem du das letzte Mal völlig erschöpft gepresst hast: »Es ist ein Junge!« oder »Es ist ein Mädchen!« Vergewissere dich auf jeden Fall, dass diese Aussage aus dem Mund einer medizinisch geschulten Person kommt, denn Väter verwechseln bekanntlich gern die Nabelschnur mit dem Penis. Verlass dich also nur auf Personen, die ihre anatomischen Kenntnisse in einem Examen erfolgreich unter Beweis gestellt haben. Es gibt keine Worte, mit denen man beschreiben könnte, was in dir vorgeht, wenn du dein Baby zum ersten Mal siehst. Auch wenn du nach Wehen und Medikamenten völlig erschöpft und verwirrt bist, wird dir der Anblick dieses kleinen Lebewesens, das all die Zeit in deinem Körper gelebt hat, die Augen öffnen für die Wunder dieses Lebens, und das ganz ohne die Hilfe eines brennenden Dornbuschs oder geteilten Meeres. In Gedanken hast du dir das Ganze sicher wie in einem schönen Film ausgemalt: Man legt dir nach der Entbindung das Baby in den Arm, dein Mann und du blicken einander liebevoll in die Augen, im Hintergrund ertönt Musik, und die Danksagungen werden abgespielt. Tut mir leid, dass ich dir wieder mitteilen muss, wie anders die Realität aussieht ...

Wenn du vaginal entbunden hast, legt man dir das Baby auf den Bauch, damit es warm bleibt, der Arzt bindet die Nabelschnur ab, und jemand (vielleicht dein Mann) durchtrennt sie. Dann musst du noch einmal pressen, damit die Plazenta ausgestoßen wird. Wenn du einen Kaiserschnitt hattest, übernehmen das die Ärzte für dich, du kannst dich also zurücklegen und entspannen. Nachdem die Plazenta ausgestoßen wurde (zusammen mit einer Menge anderem blutigen Zeug, das fürchterlich aussieht, aber völlig normal ist), wird der Arzt untersuchen, ob Plazentareste zurückgeblieben sind, die unter Umständen zu einer Infektion führen könnten. Diese Untersuchung ist weniger angenehm und kommt für eine junge Mutter, die nach allem, was sie mitgemacht hat, nur noch in Ruhe gelassen werden möchte, oft völlig überraschend. Atme einfach tief durch oder bitte deinen Arzt, PDA nachzuspritzen.

346

Dann kommt das Nähen. Wenn du eine vaginale Entbindung hattest und es dein erstes Kind ist, hat man kurz vor Austritt des Köpfchens höchstwahrscheinlich einen Dammschnitt vorgenommen (ein Schnitt in das gedehnte Gewebe, um mehr Raum für das Köpfchen zu schaffen). Man rechtfertigt das präventive Schneiden damit, dass ein glatter Schnitt leichter zu nähen ist als ein Riss. Bei mir jedenfalls gab es immer Dammschnitte, Tränen und mehr Nähte als bei Frankensteins Monster. Das Nähen tut normalerweise nicht weh, dauert jedoch eine Weile. Während dein Mann und die Hebamme sich mit dem Baby vergnügen, liegst du also noch mit weit gespreizten Beinen da und lässt dich wieder zusammennähen.

Liebe auf den ersten Blick?

Vielleicht brauchst du dein Baby nur anzusehen, und schon füllen sich deine Augen vor lauter Rührung mit Tränen. Es kann aber auch sein, dass du nur kurz einen Blick darauf wirfst, um dich zu vergewissern, dass alles dran ist, und dann insgeheim hoffst, dass eine fachlich geschulte Person es mitnimmt und sich darum kümmert. Das bedeutet nicht, dass du dein Baby nicht so lieben wirst, wie eine Mutter normalerweise ihr Kind liebt, oder dass du ein schlechter Mensch bist. Sei einfach nicht so streng mit dir und übe Nachsicht dir selbst gegenüber. Eine Geburt ist auch unter den besten Umständen ein traumatisches Erlebnis, und man braucht eine Weile, bis man diese Erfahrung gefühlsmäßig verarbeitet hat. Am besten du siehst es so: Selbst deine beste Freundin hast du nicht von der ersten Sekunde an sofort ins Herz geschlossen, und ihretwegen hast du keine Schwangerschaftsstreifen – warum also solltest du dich sofort in dieses fremde, kleine Wesen verlieben? Du kannst dir sicher sein, dass du dieses Kind über kurz oder lang mehr als alles andere in der Welt lieben wirst.

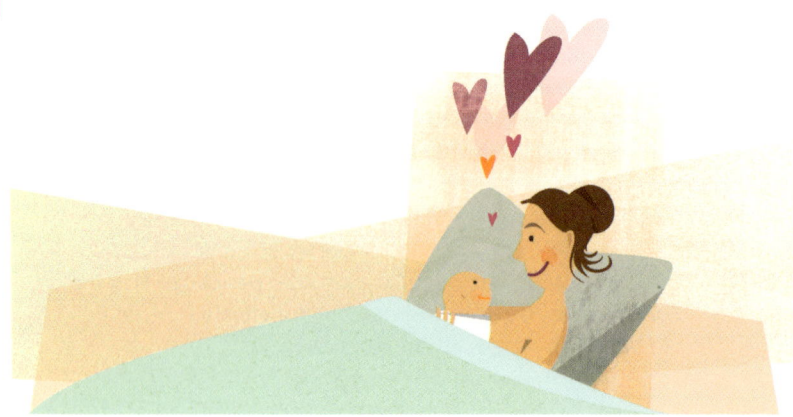

Und was nun?

Nachdem alles vorbei ist, werden sich dein Arzt und deine Hebamme zurückziehen. Das Baby wird auf die Säuglingsstation gebracht, bekommt dort Konakion-Tropfen, wird gewogen und gemessen, Händchen und Füßchen werden untersucht und andere bürokratische Dinge erledigt. Seine Wahrnehmung, Reflexe und Stärke werden beurteilt. Das Ergebnis dieser Untersuchung nennt man Apgartest. Darauf möchte ich allerdings nicht näher eingehen, da Tests und Beurteilungen mich immer unter Leistungsdruck setzen. Du wirst vom Entbindungszimmer in ein normales Zimmer verlegt. Während deines Aufenthalts wirst du die Zeit damit verbringen, dir deine geschwollene Scheide mit Eispackungen zu kühlen, dich möglichst viel auszuruhen, stillen zu lernen, Windeln zu wechseln und Besucher zu empfangen. Zu Anfang wirst du es wahrscheinlich gar nicht bemerken, aber diese angenehme Zeit hört viel zu schnell auf. In ungefähr drei Monaten wirst du dich nach dem Krankenhaus sehnen, wo dir deine Mahlzeiten ans Bett serviert wurden (auch wenn sie nicht besonders schmackhaft waren), jeden Tag dein Bett

frisch bezogen wurde und sich Fachpersonal um dein Kind kümmerte, wenn du müde warst. Wir Freundinnen raten dir, so lange
wie möglich im Krankenhaus zu bleiben. Selbst ein Tag länger macht
immerhin vierundzwanzig Stunden, in denen du das Unvermeidli-
che noch ein bisschen hinausschieben kannst: lebenslange Arbeit
und Verantwortung.

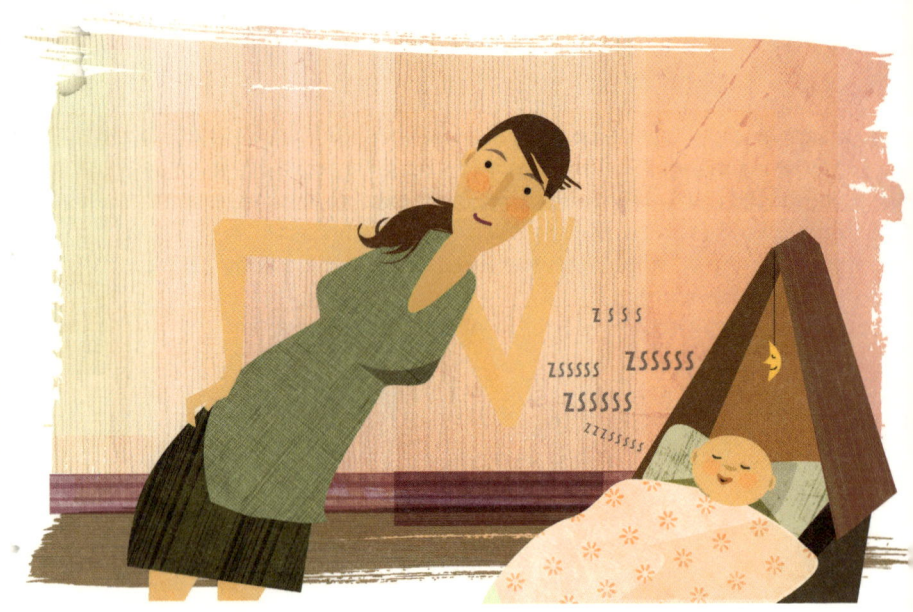

Postnatale Ängste

Die Sorgen einer frisch gebackenen Mutter

Es ist schockierend, aber irgendwann wird man dir im Krankenhaus ein hilfloses, zerbrechliches und bedürftiges Bündel aushändigen. Nun seid ihr, du und dein Mann, also zu dritt. Mit weniger Starthilfe, als du für das Einsetzen deines Diaphragmas erhältst, erwartet man nun, dass du nach Hause gehst und diesen Winzling jahrelang großziehst. (Wenn du bei diesen Aussichten keine Angst bekommst, hast du kein besonders ausgeprägtes Vorstellungsvermögen.)

So allein du dich in diesem Moment auch fühlen magst – deine Ängste sind nicht neu. Seit der Mensch die Fähigkeit zu neurotischem Verhalten hat, haben wahrscheinlich die meisten Frauen diese Ängste durchgemacht. Und solltest du keinerlei Befürchtungen haben, dann setze dich Mal tagsüber vor den Fernsehapparat: du wirst keine Talkshow und kein Nachrichtenmagazin ohne das Problemthema Kind finden. Im Folgenden die häufigsten Ängste junger Mütter:

»Ich breche dem Baby das Genick!«

Da wir so oft gehört haben, dass Neugeborene ihren Kopf nicht halten können, haben wir ständig Angst davor, ihnen das Genick zu brechen. Bis jetzt habe ich bei meinen vielfältigen Recherchen noch nie gehört, dass eine Mutter versehentlich ihr Baby verletzt hat, weil sie seinen Kopf hat fallen lassen. Es stimmt allerdings, dass man das Baby mit zwei Händen halten sollte, weil es oft unerwartet seinen Kopf bewegt. Wenn man gerade nicht aufpasst, kugelt er vielleicht nach hinten. Am unsichersten ist man anfangs beim Anziehen oder Baden, denn der Kopf eines Neugeborenen ist mindestens so schwer wie alle seine restlichen Körperteile zusammen.

Zu der Befürchtung »Ich breche dem Baby das Genick!« kommt noch die weitere Befürchtung »Ich werde seinen Kopf verletzen!«. Der Kopf eines Neugeborenen ist sehr weich, da die Schädelknochen erst noch zusammenwachsen müssen. Du wirst sicher besonders behutsam mit diesem Bereich umgehen, aber die Kinder deiner Freundinnen oder ältere Geschwister tätscheln dem Baby bestimmt auch einmal unsanft und mit schmutzigen Pfoten den Kopf – wenn sie ihm nicht gar mit einem Stück Holz darauf hauen. Warte nicht, bis es deinen Freundinnen auffällt und sie ihre Lieblinge zurückrufen, sondern schnapp dir einfach den Übeltäter und versuch freundlich »Nein, nein« durch deine zusammengebissenen Zähne zu sagen.

»Atmet es noch?«

Du wirst schon sehen, wie oft du neben deinem schlafenden Baby stehen und es anstarren wirst, als ob seine Lungen allein durch deine Willenskraft funktionieren würden. Junge Mütter haben panische Angst, dass ihrem Baby etwas Furchtbares passiert, während sie einen Moment lang nicht hinsehen. Wenn du ausnahmsweise ganze drei Stunden lang ein Nickerchen halten konntest, wirst du anschließend sofort zu deinem Baby rasen und das Schlimmste befürchten. Man kann nur hoffen, dass es nicht gerade tief und fest schläft, denn vor lauter Panik wirst du es sofort aufwecken, um sein Schreien zu hören und dich so zu vergewissern, dass alles in Ordnung ist.

»Ich könnte vergessen, dass ich ein Baby habe!«

Ich hatte sehr realitätsnahe Träume, in denen ich mein Baby in den Autositz setzte und auf dem Kofferraum abstellte, während ich in der Wickeltasche nach meinen Schlüsseln suchte. Nachdem ich die Schlüssel gefunden hatte, setzte ich mich ins Auto, fuhr los und vergaß vollkommen, dass das Baby noch auf dem Kofferraum stand. Eine meiner Freundinnen befürchtete, ihr Baby bei einem Einkaufsbummel versehentlich in der Umkleidekabine stehenzulassen und es erst zu Hause zu bemerken. Diese Angst, in der Fürsorge für dein Kind zu versagen, kann sich in einer Vielzahl von Bildern manifestieren. Meine Freundin Chrissie hatte immer wieder einen Alptraum, in dem sie ihr Baby über die Brüstung eines Hotels fallen ließ. Die Szene spielte sich in Zeitlupe ab, und sie war machtlos, sie zu stoppen, obwohl sie wusste, wie sie ausgehen würde. Ich möchte noch hinzufügen, dass Chrissies Kinder inzwischen fast erwachsen sind und unverkennbar eine großartige Erziehung genossen haben. Dieser Alptraum war also keineswegs ein Hinweis auf ihre Natur, sondern vielmehr Ausdruck dafür, wie sehr sie ihre Kinder liebte und beschützen wollte. Und vielleicht war auch eine Prise postnataler Depression im Spiel.

»Mein Baby könnte verhungern!«

Überraschend viele Mütter (wenigstens finde ich das überraschend) halten sich streng an den Essenszeitplan, den ihnen ihr Kinderarzt empfohlen hat, und fühlen sich sogar verpflichtet, ein schlafendes Baby zu wecken, damit ja keine Mahlzeit versäumt wird – als ob das Baby ohne diese paar Gramm nicht überleben würde. Babys können durchaus auch einmal auf eine Mahlzeit verzichten. Es gibt für mich nur einen einzigen Grund, ein Baby zu einer Mahlzeit aufzuwecken: Wenn ich stille und meine Brüste so prall gefüllt sind, dass sie kurz vor der Explosion stehen.

Du solltest nicht vergessen, dass das Baby sich angewöhnen sollte, die ganze Nacht durchzuschlafen, ohne gefüttert zu werden. Entspann dich und sei dankbar, wenn dein Baby die traditionelle Elf-Uhr-Mahlzeit hat ausfallen lassen – es wird beim nächsten Mal genug trinken, um das Defizit wieder auszugleichen. Wenn es unbedingt sein muss, dann wecke es tagsüber, aber nicht nachts. Babys haben einmal am Tag eine längere Schlafphase, und es ist für alle Beteiligten besser, wenn diese nachts stattfindet, nachdem alle guten (oder wenigstens einigermaßen interessanten) Fernsehshows vorbei sind.

»Was ist, wenn das Baby mich nicht mag?«

Viele meiner Freundinnen, besonders die, die sich während der ersten Wochen von einer Kinderfrau oder der Großmutter unterstützen ließen, befürchteten, dass ihr Baby sie weniger gern haben könnte als den Babysitter. Sie erzählten, ihr Baby weine mehr oder sei unruhiger als bei einer anderen Person, wenn sie es auf dem Arm hätten.

Ich kann dir zwar nicht garantieren, dass es auch in fünfzehn Jahren noch so aussehen wird, aber im Moment liebt dein Baby dich mehr als jeden anderen, denn du bist der Vermittler zwischen ihm und einer fremden Welt. Vielleicht liebt es dich nicht für deinen Witz oder deine Großzügigkeit, aber es liebt dich als Teil seiner selbst. Du musst dir diese Liebe nicht verdienen, sie ist sehr viel elementarer. Dein Baby muss dich lieben, das ist einfach die Regel. Vielleicht reagiert es mit seiner Unruhe nur auf deine eigene Nervosität. Oder, noch wahrscheinlicher, es ist einfach aufgeregt, weil es gleich eine Mahlzeit bekommt und du so vielversprechend riechst wie ein ganzer Milchwagen. Wenn dein Baby außer dir noch andere Personen liebt, sei nicht so egoistisch. Es ist genug Liebe für alle da.

»Was ist, wenn ich mein Baby nicht mag?«

Du wirst dein Baby immer lieben, vielleicht wird es dich aber ab und zu nerven. Eine Mutter, die ihr Baby fünf Stunden lang den Flur auf und ab geschoben hat, ohne es zum Schlafen zu bringen, ist vielleicht kurz davor, das Kleine zu verkaufen.

Würden unsere Freunde oder sogar Partner sich uns gegenüber derartig fordernd, egozentrisch und gleichgültig verhalten, hätten wir sie schon lange fallengelassen wie eine heiße Kartoffel. (Du wirst allerdings staunen, bis zu welchem Grad du schlechte Manieren bei deinem eigenen Baby tolerierst.) Nein, du weißt erst, was Bedürftigkeit ist, wenn du ein Baby hast, das dich rund um die Uhr auf Trab hält. Und was bekommst du im Gegenzug? Dann und wann ein schiefes Lächeln, vielleicht eine schmutzige Windel. Wenn du das Gefühl hast, dass du einfach etwas Abstand brauchst, bitte eine wohlwollende Seele wie Mutter, Mann oder Freundin (ist es nicht wunderbar, Freundinnen zu haben?), das Baby ein oder zwei Stunden irgendwohin mitzunehmen, wo du es nicht hören und sehen kannst. Du wirst sehen, eine Ruhepause wirkt wahre Wunder.

»Warum ist mein Leben nur ein solches Chaos?«

Selbst Pedanten und Organisationstalente haben ihren Haushalt nicht mehr unter Kontrolle, wenn ein Neugeborenes einzieht. Während du über Berge dreckiger Wäsche auf dem Wohnzimmerboden steigst, wirst du dich wundern, wie ein winziges Baby nur so viel Arbeit und Zeit kosten kann. Dankesbriefe und Telefonate werden erst einmal warten müssen, denn du kannst schon von Glück sagen, wenn du es bis unter die Dusche schaffst und irgendetwas Sauberes und Passendes zum Anziehen findest. Im Allgemeinen lässt deine äußere Erscheinung im Moment wahrscheinlich etwas zu wünschen übrig – schließlich muss das Baby versorgt werden –, und dein Mann und du, ihr lebt seit drei Wochen von Fertiggerichten. Dann ruft auch noch deine Schwiegermutter an, um dir zu sagen, dass Tante Annie sich schon zum fünften Mal bei ihr erkundigt hat, ob du ihr Pu der Bär-Buch bekommen hast, und sich wundert, dass sie immer noch nichts von dir gehört hat.

Das ist die eigentliche Wochenbettdepression, nicht die paar Tränen im Krankenhaus nach der Entbindung. All dies, zusammen mit zwei Monaten Schlafentzug und wunden Brustwarzen, kann dich an den Rand der Erschöpfung bringen. Wahrscheinlich fängst du dir erst einmal eine ziemliche Erkältung ein. Ich wünschte, ich hätte ein Patentrezept parat, aber es gibt leider keins. Ich kann dir nur raten, die momentane Situation einfach zu akzeptieren und dir von Freunden und Familie unter die Arme greifen zu lassen. Selbst wenn sie dich verrückt machen oder sie sich kaum den Weg durch deine Küche bahnen können, gib ihnen eine Chance – sie sind im Moment belastbarer als du. Ich kann dir nur sagen, dass wir alle dasselbe durchgemacht haben und du unser tiefstes Mitgefühl hast. Auch diese Zeit geht vorbei (leider nur unmenschlich langsam).

»Ich will nicht stillen!«

Stillen liegt heutzutage sehr im Trend. Es gibt dafür eine ganze Reihe von Begründungen, die ehrfurchtsvoll in fast jedem Schwangerschaftsbuch angeführt werden. Unsere Meinung dazu lautet folgendermaßen: Versuch es. Wenn es dir gefällt, dann mach weiter. Wenn nicht, hast du unsere Erlaubnis, aufzuhören. Es gibt unzählige Frauen, für die es fast ein Verbrechen ist, sein Kind nicht zu stillen, und die dir nur zu gerne erzählen werden, dass sie ihre Kinder praktisch bis zum Schulanfang an ihrer Brust genährt haben. Selbst Freundinnen, die gestillt haben, finden diese Geschichten langweilig und moralisierend. Es besteht wirklich kein Grund, ein schlechtes

Gewissen zu haben, wenn man sich gegen das Stillen entschieden hat. Ob Muttermilch besser ist als Fertignahrung? Ich denke schon. Aber es ist auch besser, sein Brot selbst zu backen, Spaghetti-Sauce aus frischen Tomaten zuzubereiten und keinen Kaffee zu trinken.

Die Wahrheit ist außerdem, dass Stillen am Anfang ziemlich schmerzhaft sein kann. Eine stillende Mutter muss zusätzlich permanent auf Abruf stehen, es sei denn, sie mausert sich zum Abpump-Profi. Für mein Empfinden ist eine stillende Frau immer noch ein wenig schwanger, da ihr Körper für einen anderen arbeitet. Einige meiner Freundinnen erwähnten auch, dass ihr Mann nur schwer sexuelle Gefühle für sie entwickeln konnte, wenn ein Baby an seinen Lieblingsspielzeugen saugte. Das soll kein Urteil sein, ich gebe nur die Fakten wieder. Wenn das so ist, warum entscheiden sich Frauen dann überhaupt fürs Stillen? Zunächst einmal ist es für das Kleine Hausmannskost vom Feinsten. Außerdem ist es so einfach, wenn man erst einmal die Technik beherrscht: du öffnest einfach deine Bluse, stillst das Baby und knöpfst die Bluse wieder zu. Es gibt kein schmutziges Geschirr, du brauchst keine speziellen Zutaten, die du erst einkaufen musst, und es ist viel billiger als Fertignahrung. Mitten in der Nacht (und damit ist jeder Moment des Tages gemeint, an dem du mindestens eineinhalb Stunden am Stück schlafen konntest), wenn dein Baby vor Hunger schreit, ist dir mit Sicherheit nicht danach, eine Flasche mit Fertignahrung aufzuwärmen. Da ist es wesentlich einfacher, eine Brust herauszuholen und weiterzudösen, während dein Baby gierig saugt. Ein weiterer, äußerst positiver Nebeneffekt für die Mutter ist, dass sich durch das Stillen die Gebärmutter wieder zu ihrer normalen, birnengroßen Form zurückbildet, nachdem sie sich zur Größe eines Matchbeutels ausgedehnt hatte.

Noch eine Sache zum Stillen, von der du vielleicht bisher nichts gehört hast. Wir Freundinnen schwören jedenfalls, dass es wahr ist: Nachdem deine wunden Brustwarzen abgeheilt sind und du das Stillen gut im Griff hast, fühlt es sich richtig gut an. Mit »richtig gut«

meine ich so, wie sich Sex richtig gut anfühlt. Es wird nämlich beim Stillen ein Hormon freigesetzt, das einen beruhigenden Effekt hat. Dieses leicht benommene Gefühl zusammen mit den sanften Kontraktionen deiner Gebärmutter (wie nach einem Orgasmus) ist äußerst wohltuend. Deshalb haben auch so viele Frauen beim Stillen dieses entrückte Lächeln auf den Lippen. Leider wird gleichzeitig auch eine weniger angenehme Chemikalie freigesetzt, die dich durstiger macht, als du es nach einer stundenlangen Wanderung durch die Wüste wärst. Am besten, du stellst dir vor dem Stillen oder bevor du ins Bett gehst, ein großes Glas Wasser (ungefähr von der Größe eines Eimers) neben dich. Meine Freundin Dona hatte immer ein riesiges Glas mit Eiswürfeln neben dem Bett stehen, damit sie beim nächsten Stillen gekühltes Wasser parat hatte.

Für mich war das Beste am Stillen, dass ich Prioritäten setzen musste, um Raum für mein Baby zu schaffen: Ich war gezwungen, sinnlose Dinge zu vernachlässigen, um mich ganz auf mein Baby und mich zu konzentrieren. Wir machen heute den großen Fehler, dass wir nach Schwangerschaft und Entbindung so schnell wie möglich wieder fit werden wollen. Schließlich hat unser Körper neun Monate lang diesen Zustand aufgebaut und aufrechterhalten. Genauso viel Zeit sollten wir uns für die Erholung zugestehen. Wir sollten uns einfach mehr Zeit lassen und nicht versuchen, bereits sechs Wochen später wieder unser normales Leben aufzunehmen.

»Was ist, wenn ich auf die Toilette muss?«

Dieses menschlichste aller Bedürfnisse wird dich nach deiner Entbindung vor deine erste körperliche Krise stellen. Wenn du vaginal oder durch Kaiserschnitt entbunden hast, läuft es dir nämlich schon beim bloßen Gedanken an Stuhlgang eiskalt den Rücken hinunter. Da fällt mir ein triftiger Grund für eine vaginale Entbindung ein – sofern du die Wahl hast. Nach einem Kaiserschnitt darf man das

Krankenhaus nämlich erst verlassen, nachdem man der Schwester das Produkt eines erfolgreichen Toilettenbesuchs zeigen konnte. Nach einer Vaginalentbindung musst du vor deiner Entlassung lediglich das Versprechen abgeben, bald auf die Toilette zu gehen. Wahrscheinlich bist du im Scheidenbereich noch immer sehr wund und sicher nicht gerade versessen darauf, das abheilende Gewebe zu dehnen. Du wirst allerdings nicht darum herumkommen. Einige Ärzte empfehlen, täglich ein mildes Abführmittel einzunehmen und damit am Tag der Entbindung zu beginnen, um sich das Ganze etwas zu erleichtern. Sie täten allerdings besser daran, ein Beruhigungsmittel zu verschreiben, weil die Angst vor dem Gang zur Toilette fast schlimmer ist als die Sache an sich. Einige Tage nach deiner Entbindung wird dein Körper dir signalisieren, dass er die Geburtsstrapazen überwunden hat und bereit ist, sich zu »entleeren«. Wenn du so ein Angsthase bist wie ich, wirst du versuchen, dieses Gefühl so lange zu ignorieren, bis du kurz vorm Explodieren bist. Den Tränen nahe wirst du schließlich den Gang zur Toilette antreten wie Anne Boleyn den Weg zur Guillotine – in der Gewissheit, dass beim Drücken dein Dammschnitt aufreißt und deine Hämorrhoiden leiden werden. Aber wie bei der Entbindung kommt auch hier der Augenblick, wo dir keine Wahl mehr bleibt und du pressen musst, auch wenn du kurz davor bist, ohnmächtig zu werden. Es ist schnell vorbei, und du wirst es überstehen, ohne dass deine Naht im Damm aufreißt, selbst wenn du ein wenig bluten solltest. Ob es weh tut? Ja, aber ich verspreche dir, es ist das letzte Mal, dass es so weh tut, wenigstens bis zum nächsten Baby. Deine Hämorrhoiden werden vielleicht ein wenig bluten, aber dazu gibt es ja Wattebäusche, die man in Hamamelis tauchen kann.

»Was ist, wenn mein Mann mit mir schlafen will?«

Alle Freundinnen sollten weltweit einen Pakt untereinander schließen: Selbst wenn dein Arzt dir sechs Wochen nach der Entbindung bei der ersten Untersuchung mitteilt, dass du nun wieder Geschlechtsverkehr haben kannst, brauchst du das ja nicht unbedingt deinem Mann zu erzählen. Wir müssen uns nur einig sein und unseren Männern versichern, dass wir drei Monate lang auf keinen Fall Geschlechtsverkehr haben dürfen. Schließlich treibt dir schon die Untersuchung beim Arzt den Angstschweiß auf die Stirn. Zu diesem Zeitpunkt ist der Gedanke an sexuelles Vergnügen einfach ein Widerspruch in sich.

Kein Bock?

Warum, fragst du dich vielleicht, sollte eine gesunde, attraktive Frau nach einer Entbindung nicht mit ihrem Mann schlafen wollen? Nun, hier einige der ganz offensichtlichen Gründe:

1. Angst vor Schmerzen
Zwei Hämorrhoiden und ein Dammschnitt mit unzähligen Stichen machen Schamlippen und Vagina zu einem äußerst empfindlichen Bereich. Außerdem hat dein Damm, der Bereich zwischen Vagina und After, bei der Geburt zahlreiche Blutungen und Schwellungen davongetragen.

2. Du hast vielleicht noch Blutungen
Nach der Entbindung setzt eine Art nicht enden wollende Periode ein. Zuerst ist sie sehr stark, rot und ziemlich klumpig. Mit der Zeit dann eher bräunlich und schließlich gelblich. Je nach deinen persönlichen sexuellen Vorlieben steigert das bei deinem Mann oder dir vielleicht nicht gerade die Lust.

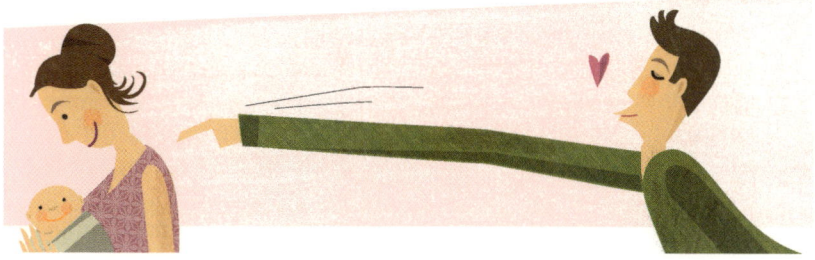

3. Du bist völlig trocken

Die Vagina einer jungen Mutter ist so trocken, dass sie jegliche Art von Befeuchtung gut gebrauchen kann. Deine Hormone stellen vorübergehend die Produktion von Scheidensekret ein, besonders wenn du stillst. Für mich ist das völlig einleuchtend, denn auf diese Weise sorgt die Natur dafür, dass die Mutter eines Säuglings erst wieder schwanger wird, wenn das erste Baby aus dem Gröbsten heraus ist, und erschwert uns den Geschlechtsverkehr. Du kannst ja versuchen, ob du mit dieser anthropologischen Erklärung bei deinem liebeshungrigen Mann Erfolg hast. Vielleicht funktioniert sie bei dir besser als bei einigen meiner Freundinnen.

4. Du bist nicht in Stimmung

Mutter zu werden ist physisch und emotional eine solch überwältigende Erfahrung, dass sich am Anfang die Welt nur noch um das Baby und dich selbst drehen wird. Nachdem tagsüber ständig ein kleines Wesen an dir saugt, sein Bäuerchen auf deiner Schulter macht und sich auf andere Weise deines Körpers bedient, hast du am Ende des Tages wirklich keine Lust auf einen liebeshungrigen Gatten, der dasselbe tut. Du bist einfach nicht in der Stimmung, dir die Beine zu rasieren und sexy Dessous anzuziehen. Viel lieber würdest du allein im Bett liegen, es dir in schlabberigen T-Shirts bequem machen, fernsehen und einfach nur in Ruhe gelassen werden.

Zu diesem mangelnden Interesse an Sex kommt – nebenbei bemerkt – noch, dass du dich die ersten Monate nach der Geburt nicht besonders attraktiv fühlst. Wahrscheinlich dauert es noch einige Wochen, bis dein Bauch nicht mehr schlaff herunterhängt, wenn du dich zur Seite rollst, und deine Brustwarzen nicht mehr schmerzen (falls du stillst). Außerdem bist du vielleicht frustriert, weil du noch nicht wieder aussiehst wie früher. Du jedenfalls hättest keine Lust auf Sex mit jemandem, der so aus der Form gegangen ist. Warum also sollte dein Mann dazu Lust haben?

5. Du bist so müde, dass du heulen könntest
Die meisten meiner Freundinnen sind sich einig, dass die permanente Müdigkeit nach einer Entbindung das größte Hindernis ist, um wieder ein normales Sexualleben zu führen. Wenn du Zeit für Sex hättest, könntest du auch ein Nickerchen halten, und Letzteres wird während der ersten paar Monate sehr viel verlockender sein. Du bist müde, weil du dich von den Geburtsstrapazen erholen musst und dein Körper hart arbeitet, um die Milchversorgung aufrechtzuerhalten. Meistens jedoch bist du einfach müde, weil du nicht zum Schlafen kommst! Es zehrt ganz schön, wenn man nur hin und wieder ein Nickerchen halten kann und nicht einmal mehr Zeit zum Träumen hat.

6. Du hast Angst, deinen Mann zu ertränken
Zuerst muss ich dir erzählen, welch sinnigen Witz sich Mutter Natur ausgedacht hat: Sexuelle Stimulation und Orgasmus aktivieren den Milchspendereflex. Das bedeutet, gerade dann, wenn der Sex so richtig gut wird, bespritzt du euch beide mit Milch. Vielleicht solltest du also besser deinen BH (mit zusätzlichen Stilleinlagen) anbehalten, während du dich langsam wieder in den Sattel schwingst (ein weiterer Grund, mit dem Liebesleben noch etwas zu warten). Sonst habt ihr das Gefühl, euch in einer Autowaschanlage zu lieben.

Zurück zur Lust

Bevor du nun befürchtest, nie wieder Lust auf Sex zu haben, wollen wir dir aus dieser Misere helfen. Ich garantiere dir, irgendwann hast du wieder Lust darauf (und je früher das passiert, desto lieber ist es den meisten Männern). Im Folgenden einige Ratschläge meiner Freundinnen, wie sich das Eis brechen lässt.

1. Nimm Abstand, damit du überhaupt an Sex denken kannst.
Du musst vor allem das »Mami-Gespinst«, das du um dich gewoben hast, durchbrechen und wieder mit deinem Mann vertraut werden. Es wird euch beiden vielleicht schwerfallen, aber sprecht während dieser vorbereitenden Phase nicht über das Baby. Ihr verpasst sonst die Chance, euch wirklich aufeinander einzulassen. Außerdem beginnt beim Gedanken an das Baby bei dir vielleicht die Milch zu laufen.

Das ist der Moment, deinem Mann zu zeigen, wie schwach du dich noch immer fühlst und wie sehr du es begrüßen würdest, wenn er es schön langsam angehen lassen könnte. Jegliche Form von Bitten, Bestechungen oder Drohungen ist zu diesem Zeitpunkt völlig legitim.

2. Trink ein Glas Wein
Ich hätte das sowieso vorgeschlagen, aber nun wurde sogar kürzlich eine medizinische Untersuchung veröffentlicht, in der nachzulesen war, dass Wein eine aphrodisierende Wirkung auf Frauen hat. Ich denke, die meisten meiner Freundinnen wussten das sowieso schon. Aber selbst wenn er diese Wirkung nicht hätte, würde ich dir zu einem Glas raten, weil du danach vergessen hast, worüber du dir überhaupt Sorgen machst. Vielleicht tut es beim Sex noch ein bisschen weh, aber mit einem kleinen Schwips wird es dir kaum auffallen.

3. Benutze ein Gleitgel

Aber es reicht nicht, betrunken zu sein, du solltest auch etwas feucht sein. Zu diesem Zweck sind verschiedene Gele im Handel erhältlich. Am besten, du besorgst dir eines im Voraus, damit du nicht dein Medizinschränkchen panisch durchwühlen und dann mit Vaseline oder Babyöl vorliebnehmen oder sogar in der Speisekammer suchen musst. Und warum leitet ihr eure erste sexuelle Vereinigung nicht mit einer Massage ein? Ich bin mir sicher, du könntest eine vertragen, und dein Mann wird sich eine Gelegenheit wie diese nicht entgehen lassen. Seine Lust ist wahrscheinlich so groß, dass er sogar einen Ölwechsel bei deinem Auto vornehmen würde, wenn das deine Bedingung wäre. Benutzt kein normales Körperöl, sondern richtiges Massageöl. Meine Freundin Sondra, das gerissene Ding, schenkte mir damals essbares Massageöl – sozusagen als eine Art Dessert, bei dem man seiner Phantasie freien Lauf lassen kann.

4. Vergiss die Verhütung nicht

Auch wenn du es schon oft gehört hast, möchte ich es noch einmal wiederholen: du kannst schwanger werden, während du stillst, und du kannst schwanger werden, auch wenn du bisher noch keine Periode hattest. Ein Kondom kann hier eine gute Lösung sein (besonders wenn du stillst und die Pille nicht nehmen darfst). Außerdem enthalten Kondome Gleitmittel, was die Sache zusätzlich erleichtert.

Keine meiner Freundinnen kann mir weismachen, sie hätte beim ersten Verkehr nach der Entbindung einen Orgasmus bekommen. Vielleicht meine Freundin Melanie, aber die hat ihren Mann auch schon ein paar Stunden nach ihrem Kaiserschnitt im Krankenhaus oral befriedigt und zählt also nicht. Es ist mir wirklich ein Rätsel, warum ich sie so mag. Jedenfalls geht es beim ersten Mal nach der Entbindung nicht darum, ein sexuelles Feuerwerk zu erleben, sondern darum, Intimität und Zärtlichkeit auszutauschen. Ich weiß, im Moment ist es nur schwer vorstellbar, dass du jemals wieder deine frühere sexuelle Leidenschaft entwickeln wirst, aber irgendwann wird es ganz bestimmt so sein.

Die große Leere

Ich bezeichne den Zustand einer Mutter in den ersten Monaten nach der Entbindung am liebsten als postnatale Demenz. Bis zu dem Zeitpunkt, als Brooke Shields und Marie Osmond ihre Wochenbettdepression thematisiert und so ein Tabu gebrochen haben, wurde dieses Gefühl der Leere, das viele frischgebackene Mütter durchleben, einfach als »ein bisschen Babyblues« abgetan. Was war das für eine Bagatellisierung! Ich gehörte zu den Ersten, die hin gestanden sind und gesagt haben, dass dieses Gefühl von Isolation, Müdigkeit und Apathie, Fremdheit und Angst mehr waren als ein bisschen Niedergeschlagenheit oder Überforderung. Ich war wirklich in einem anderen Geisteszustand und konnte das in der Situation selbst nicht erkennen. Auch mein Mann erkannte nicht, wie es wirklich um mich stand. Meinen Frauenarzt und den Kinderarzt log ich bei den Besuchen an. »Wie läuft es?«, fragten sie. »Super, hervorragend! Ich bin so glücklich«, antwortete ich aus vollster Überzeugung.

In den zwölf Jahren seit dem erstmaligen Erscheinen dieses Buchs haben Ärzte, Psychologen und Mütter erkannt, dass der hormonelle Tsunami der Geburt und des Wochenbetts häufig stark genug ist, um die frischgebackene Mutter über Bord zu werfen. Wir wissen auch, dass dieses Gefühl des Untergehens und Versinkens ein Alarmzeichen sein sollte, zum Arzt zu gehen und Hilfe zu holen. Wenn wir selbst noch nicht erkannt haben, dass wir abtauchen, dann ist es Sache unseres Partners, lieber Freundinnen, Mütter oder anderer uns zugewandter Menschen, uns auch sozusagen gegen unseren Willen dorthin zu schleppen. Wenn nötig, sollten unsere Angehörigen unseren Frauenarzt anrufen und ihm ihre Befürchtungen mitteilen. Er kann dann einen Vorwand finden, um uns einzubestellen und der

Sache auf den Grund zu gehen. Die Wochenbettdepression meiner Freundin Lili konnte man daran erkennen, dass diese Modefee tagtäglich Jeans-Latzhosen trug – auf Weihnachtsfeiern, auf Dinnerpartys – wirklich überall.

Ich halte die Wochenbettdepression für ein Problem, das die meisten Frauen erfassen kann. Einige erliegen ihr völlig, egal wie glücklich, erfüllt und sozial eingebunden sie während der Schwangerschaft waren. Andere, wie ich, und vielleicht Brooke, hatten ziemlich unnatürliche Schwangerschaften und fühlten sich immer wie in einer Art Science-Fiction. IVF, Hormone, Medikamente, Bettruhe, Kaiserschnitt – all das verhinderte von Anfang an, dass wir ein echtes Gefühl für unsere Schwangerschaft entwickelten. Wir hatten nie das Gefühl, die Sache im Griff zu haben. Wenn dann nach der Geburt Schlafmangel, das Gefühl der Überforderung und womöglich deswegen noch Schuldgefühle hinzukommen, ist der Weg in die Wo-

WISSEN

Wochenbettdepression:

Daran erkennst du sie:

1. Unterschwellige Wut oder Distanz dem Baby gegenüber.
2. Die Befürchtung, dem Baby oder sich selber, auch ganz unabsichtlich, Schaden zuzufügen.
3. Hoffnungslosigkeit.
4. Der Wunsch, ständig zu schlafen, oder chronische Schlaflosigkeit und unerklärliche Ängste.
5. Apathie, so dass man nichts isst, sich nicht wäscht oder anzieht.
6. Und alles andere, was uns unfähig macht, nach der Geburt wieder unter Menschen zu gehen oder an irgendetwas Freude zu haben.

chenbettdepression nicht weit. Und wenn wir erst mal drin sind, ist es oft fast unmöglich, ohne Hilfe wieder herauszukommen.

Selbst die Tierärztin meines Hundes kennt die Anzeichen, die eine Beratung und/oder Medikation nahelegen. Übrigens, auch wenn man heute politisch korrekt immer sagt »Beratung oder/und Medikation« – auch ich hier –, dann ist es ehrlicherweise gesagt eine »und«-, keine »oder«-Sache. Antidepressiva, ob lang- oder kurzfristig verordnet, sind beinahe immer angeraten, wenn sie nicht gar unverzüglich verabreicht werden. Die Wochenbettdepression ist ein biologisches, physiologisches und psychologisches Thema, keine Frage des Charakters, der persönlichen Stärke oder der Liebesfähigkeit. Es ist ein Problem der psychischen Gesundheit – ein vorübergehendes –, das auf einer medizinischen und einer emotionalen Ebene behandelt werden muss. In 99 von 100 Fällen fügen Mütter ihrem Baby keinen Schaden zu, doch das Leiden der Mütter kann unermesslich sein.

Schon lange gilt die Wochenbettdepression, ob leicht oder schwer ausgeprägt, nicht mehr als etwas, was man persönlich kontrollieren kann. Ich würde sogar behaupten, dass fast alle frischentbundenen Mütter sie zumindest in leichter Form bekommen. Ich meine, es ist eine Verleugnung mancher Gefühle, wenn wir behaupten, wir seien nur glücklich. Lass deine Gefühle einfach zu, gestehe sie ein und hole dir gegebenenfalls Unterstützung, Dorothy. Du kannst trotzdem noch zur Mutter des Jahres gewählt werden, ich verspreche es dir.

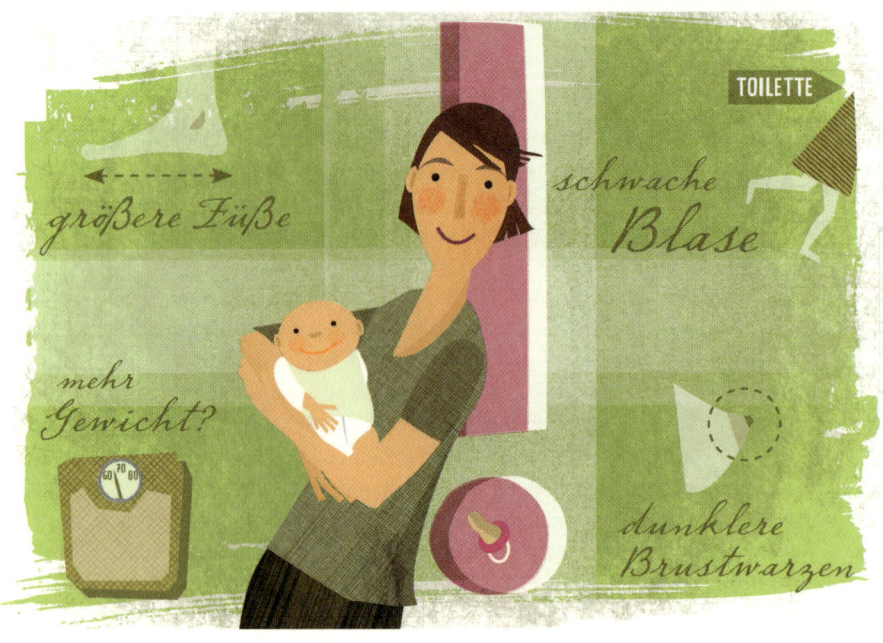

größere Füße

schwache *Blase*

TOILETTE

mehr
Gewicht?

dunklere
Brustwarzen

»Nichts wird mehr
sein, wie es war«

Hier kommt das Ende vom Lied

Es ist ganz simpel: Mutter zu werden verändert deinen Körper von Grund auf (und die Seele, aber damit könnte man ein weiteres Buch füllen). Du kannst (und wirst) jedes Kilo verlieren, das du zugenommen hast, deine Bauchmuskeln trainieren, bis du als Bauchtänzerin auftreten könntest, und deine Beckenbodenübungen machen, bis du Walnüsse knacken kannst. Aber du wirst nie mehr sein wie früher. Sicher werden einige geteilter Meinung sein und mir ihre Bikinifotos zuschicken, um mich vom Gegenteil zu überzeugen. Spart euch das Porto! Ich sage ja nicht, dass ihr nicht mehr so gut aussehen werdet wie vorher. Wahrscheinlich seht ihr sogar viel besser aus, aber eben nicht genauso wie vorher. Freundinnen haben mir erzählt, dass sie früher Locken hatten und nach Schwangerschaft und Geburt förmlich zusehen konnten, wie ihre Haare glatt wurden. Wer früher trockene Haut hatte, bekommt plötzlich eine fettige und umgekehrt. Viele Frauen klagen, dass sie um die Hüften nie mehr so schmal wurden wie früher. Ich persönlich kann mich mit meinem Nabel nicht abfinden, der nicht mehr so wohlgeformt ist wie vor der Entbindung. Aber später zu den Dingen, an denen wir nichts mehr ändern können. Zuerst zu dem, was wir ändern können.

Gewicht verlieren

Wir alle wissen, dass man nur Gewicht verliert, wenn man weniger
isst und intensiv Sport treibt. Du vergeudest deine wertvolle Zeit,
wenn du versuchst, Kalorien zu zählen, und nur noch Salat isst.
Ernähr dich ausgewogen, aber nimm kleine Portionen zu dir, und
mach jeden Tag etwas Gymnastik. Aber wir wollen uns nicht weiter
in die Details eines Diätplans vertiefen, denn das wäre langweilig
und frustrierend.

Zum Thema Abnehmen nach Schwangerschaft und Geburt können
wir Freundinnen noch Folgendes beitragen:

— Es wird länger dauern, als du denkst. Am besten du stellst dich
auf Folgendes ein: »Du nimmst neun Monate lang zu, und du
brauchst neun Monate, um wieder abzunehmen.« Du wirst dein
altes Gewicht wieder erreichen, aber da nicht alle zusätzlichen
Kilos auf das Gewicht des Babys zurückzuführen sind, wird es
langsamer gehen, als dir lieb ist. Das Gute ist allerdings, dass
nach der Geburt der Großteil deines dicken Bauches sofort verschwunden ist. Erst dann wird dir allerdings auffallen, dass du
auch an Armen, Po, Hüften und im Gesicht zugenommen hast.

— Du hast vergessen, wie du ausgesehen hast. Ich bin überzeugt,
das ist der Grund, warum so viele Frauen die letzten paar Kilos
nicht mehr loswerden – sie erinnern sich einfach nicht mehr daran, wie schlank sie wirklich waren, und geben sich zufrieden,
obwohl sie noch ein paar Kilo zu viel wiegen. Wenn du wirklich
sichergehen willst, dass jedes zusätzliche Kilo wieder unten ist,
zieh deine ältesten Jeans an und trag sie ein paar Stunden lang.
Wenn du dich nicht eingezwängt fühlst, hast du deine alte Figur
wieder erreicht.

— Solange du stillst, bekommst du deine alte Figur nicht wieder. Alle Befürworter des Stillens werden sofort das Gegenteil behaupten, aber wir Freundinnen bleiben dabei. Ja, es
stimmt, dass beim Stillen täglich so einige Kalorien verbraucht

370

werden – mehr als beim Training an irgendeinem Fitnessgerät. Am Anfang wirst du durchs Stillen also eher abnehmen. Wenn dir dann noch die letzten zwei bis fünf Kilos bis zu deinem alten Gewicht fehlen, sieht die Sache allerdings anders aus. Es ist einfach so gut wie unmöglich, die letzten Fettdepots von Oberarmen, Hüften und natürlich Brüsten wegzubekommen, solange man stillt. Auf diese Weise sorgt die Natur dafür, dass die Milchproduktion während des Stillens auf jeden Fall in Gang bleibt.

- Auch wenn du die letzten Pfunde verloren hast, wirst du dich noch eine Weile gedulden müssen, bis sich auch deine schlaffe Haut wieder strafft und deine Hüften wieder in Form kommen. Du kannst so dünn werden, wie du willst, du wirst einige Monate lang einen kleinen Rettungsring um die Taille haben. Solltest du allerdings wie ich vier Kinder haben, schleppst du diesen Ring ein Leben lang mit dir herum.

- Werde nicht wieder schwanger, bevor du nicht dein altes Gewicht erreicht hast. Dies ist natürlich kein Gesetz, dessen Nichtbeachtung unter Strafe steht. Du brauchst also nicht in Panik zu geraten, wenn es anders kommt. Im Prinzip sollte man aber Folgendes beachten: Jedes zusätzliche Kilo, das du bei einer erneuten Schwangerschaft mit dir herumträgst, ist dein eigenes, und du hast keine Berechtigung mehr, es »Babyspeck« zu nennen. Natürlich darfst du dich die nächsten neun Monate reinen Gewissens darauf berufen.

Die 10 größten SORGEN schwangerer Frauen

1. Wird mit dem Baby alles in Ordnung sein?

2. Werde ich eine gute Mutter sein?

3. Wird sich nach der Entbindung »da unten« alles wieder zurückbilden?

4. Werde ich nun hässlich und fett?

5. Wie sehr wird die Entbindung wirklich weh tun?

6. Wird die Geburt mehr weh tun als das Enthaaren der Bikinizone? Oder mehr als ein gebrochenes Bein?

7. Werde ich im Entbindungsbett auch den Darminhalt entleeren?

8. Wird mein Mann je verstehen, was ich durchmache?

9. Wird mir während der ganzen neun Monate so schlecht sein?

10. Werden meine Brüste für immer so groß bleiben? (Bitte lieber Gott!)

Das Schwangerschaftsvermächtnis

Nun wollen wir auf die körperlichen Veränderungen nach einer Schwangerschaft zu sprechen kommen, die man nicht mehr ändern kann, wenigstens nicht ohne die Hilfe eines guten Chirurgen.

1. Größere Füße

Obwohl nicht alle Frauen diese Feststellung machen, war es doch bei vielen meiner Freundinnen der Fall, so dass ich gerne darauf eingehen möchte. Ich weiß nicht, ob das zusätzliche Gewicht einer Schwangerschaft die Füße platter macht oder die Bänder gedehnt werden, aber die meisten von uns Freundinnen tragen nach der Entbindung ihre Schuhe mindestens eine halbe Nummer größer. Du brauchst dir keine Sorgen zu machen, dass du bei jeder folgenden Schwangerschaft größere Füße bekommst und dir jedes Mal neue Schuhe zulegen musst. Ich gebe dir wirklich nur ungern den Rat, aber du solltest enge Schuhe nach der Entbindung aussortieren und sie alle wegwerfen. Deine Füße werden nämlich nicht mehr schrumpfen. Von jetzt an solltest du bei deinen Schuhen mehr Wert auf Bequemlichkeit als auf elegantes Aussehen legen.

2. Kleinere Brüste

Es wäre eigentlich treffender zu sagen »schlaffere Brüste«, da die gleiche Menge an Haut zurückbleibt, aber ein Großteil des Gewebes, das diese Haut ausfüllte, fort ist. Die Geister scheiden sich, ob dieser Zustand durchs Stillen verstärkt wird. Nach meiner Beobachtung ist es allerdings eher die Schwangerschaft, die ihren Tribut fordert. Vielleicht ist es ein Trost, wenn ich dir sage, dass du bei einer erneuten Schwangerschaft neun Monate lang wieder einen tollen Busen hast. Das Ende der Geschichte bleibt jedoch leider dasselbe. Da bleibt nur ein Trostpflästerchen: der Wonderbra.

3. Mehr Haut

Vielleicht bist du ja mit straffer Haut gesegnet und bemerkst diese Veränderung kaum. Bist du allerdings so sommersprossig und dünnhäutig wie ich, wird sich die Haut über deinem Bauch wie bei einem Akkordeon fälteln, wenn du dich nach vorne beugst. Wenn ich unbedingt wollte, könnte ich vielleicht sogar einen Bikini tragen, müsste dann aber ständig auf meine Bewegungen achten und ihn bei unpassenden Bewegungen sofort wieder ausziehen. Selbst wenn man mir in dieser Situation einen zehnkarätigen Diamanten vor die Füße würfe, würde ich mich nicht danach bücken (es könnte ja jemand meine Falten entdecken).

4. Dunklere Brustwarzen

Wahrscheinlich ist dir schon relativ früh in der Schwangerschaft aufgefallen, dass deine Brustwarzen größer und dunkler wurden. Ungefähr ein Jahr nach der Geburt haben deine Brustwarzen wieder ihre normale Größe, werden aber für immer dunkler bleiben.

5. Erschlaffen der Vaginalmuskeln

Vielleicht solltest du dir ein Schlückchen genehmigen, bevor du weiterliest, denn meine Freundinnen reden über dieses Thema fast genauso ungern wie über Untreue und Menopause. Aber nicht darüber zu sprechen heißt nicht, dass es nicht existiert. Also: Nach einer vaginalen Entbindung wird deine Vagina nie mehr so eng sein wie vorher. Deine Freundinnen, die bereits Kinder haben, werden zwar das Gegenteil behaupten (es sei denn, sie sind sehr offen). Sie tun das aber nur, weil sie der Gedanke beunruhigt, dass ihre Sexualität in irgendeiner Weise beeinträchtigt sein könnte. Die Wahrheit ist, dass Frauen nach einer Entbindung wahrscheinlich sowohl eine etwas weniger elastische Vaginalmuskulatur als auch mehr Sexappeal haben als jemals zuvor. Erfahrene und erfüllte Frauen sind sexuell immer attraktiver als Novizinnen.

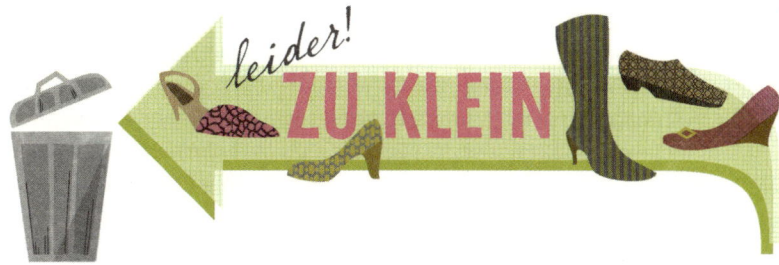

Wenn du den Mut aufbringst, deinen Mann zu fragen, ob ihm der Unterschied aufgefallen ist, wird er wahrscheinlich um den heißen Brei herumreden oder dir direkt ins Gesicht lügen. Es ist ihm sicher bewusst, welch ein heikles Thema diese Frage für Frauen ist. Schließlich zerstört er vielleicht mit einer zu offenen Antwort für immer sein Sexualleben. Nur keine Panik! Deine Vagina wird sicher nicht so ausgedehnt sein wie der Bund einer alten Unterhose, sondern einfach nicht mehr ganz so straff. Dein Arzt weiß das, selbst wenn er oder sie das nicht mit dir bespricht. Das ist der Grund, warum die meisten bereit sind, dich nach einem Dammschnitt wieder schön eng zusammenzunähen. Ihrer Meinung nach eine kleine Entschädigung. Dein Mann wird immer noch mit dir schlafen wollen, und du wirst es immer noch genießen. Vielleicht sogar noch mehr, da dein Liebster nun eventuell etwas länger braucht, um zu kommen, was dir genügend Zeit für deinen Orgasmus gibt. Wenn du den Sex aber nicht genießt, weil sich deine Vagina zu schlaff oder auf andere Weise ungut anfühlt, solltest du möglichst schnell deinen Arzt konsultieren. Man kann diesen Missstand mit einem einfachen operativen Eingriff schnell beheben.

6. Schwache Blase
Ein weiteres Phänomen, das viele Freundinnen angesprochen haben und das ebenfalls zur Problematik der schwächeren Beckenbodenmuskulatur gehört, ist die Blasenschwäche, die sehr unterschiedlich

ausgeprägt sein kann. Beispielsweise können unzählige Frauen nach einer vaginalen Entbindung nicht niesen, ohne ihr Höschen nasszumachen. Bei anderen macht die Blase beim Trampolinspringen und Joggen auf hartem Boden nicht mehr mit. Außerdem können manche in bestimmten Situationen den Urin nicht mehr so lange »halten« wie früher. Wenn du zur Toilette musst, dann geh lieber früher als später. Vielleicht kannst du auch nicht mehr durchschlafen, sondern musst jede Nacht einen Gang zum stillen Örtchen antreten. Sieh das Ganze von seiner positiven Seite: Auf dem kleinen Spaziergang zur Toilette kannst du einen Blick ins Kinderzimmer werfen, um dich zu vergewissern, dass sich keines deiner Lieben bloßgestrampelt hat.

Bevor du dich jetzt überstürzt für einen Kaiserschnitt entscheidest, um deinen Beckenboden zu schonen, noch etwas, um dir wieder die richtige Perspektive zu geben: Für vieles im Leben muss man ein Opfer bringen, aber es gibt Erfahrungen, die so einzigartig sind, dass wir den Preis dafür gerne zahlen. Denke ans Sonnenbaden – wir wissen alle, dass es Gift für die Haut ist, aber wer könnte schon einem Urlaub auf Hawaii widerstehen?

10

GRÜNDE

sich eines Tages NOCH MAL
darauf einzulassen Nr. 2

1. Wein.

2. Die Sucht nach dem berauschenden Geruch in der Hautfalte zwischen Schulter und Nacken deines Babys.

3. Du weißt, was man über Einzelkinder sagt.

4. Du willst nochmals so tolle Brüste haben.

5. Du bist so müde, dass du dich nicht daran erinnern kannst, ob du das Diaphragma eingesetzt hast.

6. Du glaubst tatsächlich, dass man in der Stillzeit nicht schwanger werden kann.

7. Du brauchst noch ein Baby, damit sich die vier Großeltern nicht ständig um das eine streiten müssen.

8. Es ist eine gute Ausrede, damit du nicht abnehmen musst, aber SO gut ist sie auch wieder nicht.

9. Du hast so viel für Babyausstattung ausgegeben, dass du noch einige Babys mehr brauchst, damit sich das rechnet.

10. Die Schwangerschaftsdemenz, an der viele Mütter leiden ... Du hast das Schlimmste schon wieder vergessen.

Dank (1995)

Hier bin ich also und habe das große Los gezogen. Ich habe nette Kinder, einen großartigen Ehemann, einen neuen Computer (mit dem ich auch umgehen kann), und ich habe ein Buch geschrieben! Ich bin allen sehr dankbar, die mir geholfen haben, das alles zu schaffen. An erster Stelle steht natürlich meine Familie. Wahrscheinlich werden meine Kinder zwar, wenn sie erwachsen sind, mit ihren Therapeuten über dieses Buch sprechen, aber bis jetzt haben sie mich begeistert unterstützt. Sie haben mir nicht nur das meiste Material zu diesem Buch geliefert, sondern mir Zeit zum Schreiben gelassen, obwohl es ihnen lieber gewesen wäre, dass ich zur Karatestunde oder zur Weihnachtsfeier in der Schule mitkomme. Nur ein Ehemann mit Jimmys Selbstvertrauen und Humor ist in der Lage, meine gelegentlichen Spitzen gegen ihn und seine Geschlechtsgenossen gelassen hinzunehmen. Nur ein Mann, der wirklich an mich glaubt, konnte mir zutrauen, dass ich in der Lage sein würde, ein Buch zu schreiben, unsere Kinder zu erziehen und nebenbei unser Haus neu einzurichten. Und nur ein Mann, der mich wirklich liebt, konnte in dieser ganzen Zeit auch nicht ein einziges Mal fragen, ob ich ihm nicht das Abendessen machen könnte. Ich liebe meine Familie so sehr, dass ich mein Glück gar nicht fassen kann, wenn ich an sie denke.

Bevor es die Familie Iovine gab, gab es die Familie McCarty, die für das Zustandekommen dieses Buches ebenso wichtig war wie alle anderen: zunächst mein Vater, der in seinem Herzen der eigentliche Schriftsteller der Familie ist, und meine Stiefmutter Linda, die seit meinem zwölften Lebensjahr für mich gesorgt und mich geliebt hat. Dann meine Mutter, die immer zu Scherzen aufgelegt und deren Potenzial an Offenheit und Humor unerschöpflich war. Und schließlich mein geliebter Bruder Gregg, der eigentlich mein erstes Baby war. Er hat seine große Schwester immer für allmächtig gehalten und sich nie beschwert, wenn ich meine mütterlichen Fähigkeiten an ihm ausprobierte. Ihn habe ich während Käpt'n Blaubär mit Katzenfutter gefüttert, und er war es auch, den ich beinahe dazu gebracht hätte, Toilettenwasser aus meinem neuen Puppengeschirr zu trinken. Für ihn habe ich mich mit einem Kind aus der Nachbarschaft geschlagen, das ihn wegen seiner unmöglichen Plateauschuhe aufgezogen hatte. Dann waren da all die Leute, die hinter mir standen und mir Mut machten, wenn meine Energie oder mein Selbstvertrauen mich verließen. Zuerst ist hier Bobby Shriver zu nennen, Freund so vieler Jahre und Abenteuer, dem es immer Spaß gemacht hat, mich zu verrückten Sachen anzustiften. Er hat mich Bob Bookman vorgestellt, der netterweise über meine Witze gelacht und mir geholfen hat, die richtige Agentin zu finden. Unterstützt wurde er dabei von Angela Janklow Harrington, die passenderweise in dieser Zeit schwanger wurde und ihre erste Tochter bekam. Und dann Cynthia Cannell, die perfekte Agentin, die Bob und Angela für mich gefunden haben, die mich in ihrer ruhigen und liebenswürdigen Art (hinter der sich die zähe Fürsprecherin verbarg, die sie gegebenenfalls auch sein konnte) davon überzeugte, dass ich in der Lage sei, mehr als fünf Wörter zu einem Satz zu verbinden, und die darüber hinaus zu einer Freundin wurde. Sie machte mich auch mit Dona Chernoff, der witzigsten und klügsten Lektorin der Welt, bekannt. Somit war das Matriarchat perfekt. Wir drei Mütter haben uns ausgetobt, und dieses Buch ist dabei herausgekommen. Kein Tag schien vollständig ohne ein nettes, langes Telefonat mit den beiden.

Ich danke allen meinen Freundinnen von ganzem Herzen, dass sie mir ihre Geschichten erzählt haben (und erlauben, dass ich diese Geschichten an völlig Fremde weitererzähle) und dass sie an jeder meiner tagtäglichen Entscheidungen beteiligt sind: ob es nun darum geht, dieses Buch zu schreiben, meine Haare schneiden oder die erste Schönheitsoperation vornehmen zu lassen. Unsere gegenseitige Verbundenheit ist für mich unschätzbar wichtig. Außerdem mag ich unsere Geburtstagspartys. Es fällt mir auch nicht schwer, zuzugeben, dass ich nicht alles alleine geschafft habe – ohne meine Assistentin, Frances Tsow, hätte es nie geklappt. Wenn sie nicht gerade Korrektur las oder die Seiten eines sich tausend Mal ändernden Manuskripts durchnumerierte, kümmerte sie sich darum, dass die Kinder ihren Zahnarzttermin nicht verpassten, und organisierte Verabredungen mit Spielkameraden. Vor allem aber wusste sie, wann ich eine Pause brauchte (weil ich sonst eventuell aus Versehen das ganze Manuskript vom Computer gelöscht hätte), wann sie mich mit einem extragroßen Eiskaffee erfreuen konnte oder wann sie einfach die Arme verschränken und über das ganze Chaos lachen sollte. Ich bin allen wirklich unendlich dankbar und ganz aus dem Häuschen und freue mich schon auf den Tag, an dem ich dieses Buch in einer Buchhandlung stehen sehen werde.

Dank (2007)

Zwölf Jahre sind nun vergangen, seit die erste Auflage von »Beim ersten Kind gibt's tausend Fragen« erschienen ist. Der Erfolg dieses Buches war überwältigend; am meisten beeindruckt haben mich aber die lieben persönlichen Kontakte, die zu meinen Leserinnen entstanden sind. Wenn ich Frauen treffe, die dieses Buch während der Schwangerschaft begleitet hat – viele sprechen mich in einer Einkaufspassage an, bei einer Lesung oder über das Büro meines Mannes –, erzählen sie mir die Geschichte von ihrer Schwangerschaft und der Geburt. Sie zeigen mir Fotos ihrer Babys. Dies macht mir eine unglaubliche Freude, aber es macht mich auch demütig. Ich liebe alle diese Babys ebenso wie ihre Mütter.

Einer der ersten, der diese Neuausgabe auf den Weg brachte, war Tom Freston, früherer Co-Vorsitzender von Viacom, und ein treuer Freund und Mentor unserer Familie. Tom, ich werde dir deine Herzlichkeit niemals vergessen; ich danke dir jeden Tag, wenn ich vor meinem Monitor sitze. Auch Jack Romanos von Simon & Schuster gehörte zu denen, die mich anspornten, mich nochmals ans Werk zu machen und aus dem Rückblick und der Erfahrung eines Jahrzehntes dieses Buch zu überarbeiten. Als ich damals 1995 die Idee zu einem kleinen Büchlein für schwangere Frauen hatte, hast du mich, Jack, ermutigt und unterstützt, meinem Stil ganz treu zu bleiben – auch wenn ich erst gedacht hatte, dass ein Mann an einem so höchst weiblichen Thema kaum Interesse haben könnte. Ich freue mich, bei Pocket Books und Simon & Schuster meine schriftstellerische »Heimat« gefunden zu haben.

Micki Nuding ist meine neue Lektorin bei Pocket Books; unsere höchst konstruktive Zusammenarbeit speist sich wohl aus der perfekten Mischung von Humor, Östrogen, ähnlichen Erfahrungen und tiefem gegenseitigen Respekt für unsere Begabungen und unsere Freundschaft. Micki, persönlich schätze ich es besonders, dass Sie mir die Möglichkeit gegeben haben, bei allem so intensiv mitreden zu können; Sie haben mich sogar oft dazu ermutigt, wenn ich ein wenig schüchtern war.

Eine besondere Auszeichnung verdient mein Agent, Dan Strone von Trident Media. Dan, Sie haben mich so selbstlos unterstützt und mir so wertvolle Hilfestellung gegeben: Ihr Leitspruch: »Bleiben Sie bei den Tatsachen, gnädige Frau«, hat mir geholfen, die Sache im Griff zu behalten. Sie und Lili waren rund um die Uhr für mich erreichbar und halfen, auch wenn ich manchmal nicht mehr weiterwusste. Vielen Dank für Ihre Geduld und Ihre Professionalität.

Bei mir hier in meinem Büro im Hinterhof sitzt meine Freundin und Assistentin Jody Leib. Jody hat mir den Rücken freigehalten und fast die gesamten zwölf Jahre seit Erscheinen dieses Buches dafür gesorgt, dass alles läuft. Sie herrscht über den Kalender – für unsere ganze Familie –, und sie gewährleistet, dass sich mein Beruf und meine Familie harmonisch miteinander vereinbaren lassen (meistens jedenfalls). Sie hat die Sache im Griff. Wie sollte ich ohne dich zurechtkommen, Jodes. Du bist meine liebe, tiefgeschätzte Freundin. Ich danke dir.

Ich habe dieses Buch meinen vier Kindern gewidmet, die jetzt alle im Teenageralter sind. Das wird natürlich das Thema meines nächsten Buchs sein. Die vier finden mich meistens irgendwie peinlich, aber scheinen auch stolz auf mich zu sein, wenn wieder eine ihrer Lehrerinnen schwanger ist und das Buch »Beim ersten Kind gibt's tausend Fragen« braucht.

Mein letzter und tiefster Dank gilt dem »Big Daddy«, meinem Partner seit 25 Jahren – und ja, ich gebe es zu, dem Adressaten der meisten meiner spitzen Bemerkungen. Er ist meine große Liebe, Jimmy. Jimmy ist der beste Geschichtenerzähler. Sein Humor und seine Bereitschaft zu Streitgesprächen haben meine Schriftstellerkarriere geprägt. Manchmal kommt er sicher zu kurz, aber er besitzt eine solche geistige Größe, dass er mich machen lässt. Jimmy, ich bin die glücklichste Frau auf der Welt, weil ich dich getroffen habe und du mit mir eine Familie gegründet hast. Du bist der Anker unserer Familie, und ich liebe dich von Herzen. T.N.

Register

SERVICE

Liebe Leserin, lieber Leser

hat Ihnen dieses Buch weitergeholfen? Für Anregungen, Kritik, aber auch für Lob sind wir offen. So können wir in Zukunft noch besser auf Ihre Wünsche eingehen. Schreiben Sie uns, denn Ihre Meinung zählt!

Ihr TRIAS Verlag
E-Mail-Leserservice: heike.schmid@medizinverlage.de
Lektorat TRIAS Verlag, Postfach 300504, 70445 Stuttgart,
Fax: 0711 8931-748

**Bibliografische Information
der Deutschen Nationalbibliothek**
Die Deutsche Nationalbibliothek
verzeichnet diese Publikation in
der Deutschen Nationalbibliografie;
detaillierte bibliografische Daten sind
im Internet
über http://dnb.d-nb.de abrufbar.

Programmplanung: Sybille Duelli
Produktplanung: Alke Rockmann

Redaktion: Kristina Heindel
Bildredaktion: Christoph Frick

Umschlaggestaltung und Layout:
CYCLUS Visuelle Kommunikation,
Stuttgart

Zeichnungen: Daniela Sonntag,
Stuttgart

Die amerikanische Originalausgabe
erschien 1995 (überarbeitet 2007)
unter dem Titel The Girlfriend's Guide
to Pregnancy bei Perigee Books, New
York
Copyright © 1995 by Vicki Iovine

2. Auflage
© 2011 TRIAS Verlag in MVS Medizin-
verlage Stuttgart GmbH & Co. KG
Oswald-Hesse-Straße 50,
70469 Stuttgart

Printed in Germany

Repro und Satz: Fototsatz Buck,
Kumhausen
gesetzt in: Adobe Indesign 5.0
Druck: Offizin Andersen Nexö Leipzig
GmbH, Zwenkau

Gedruckt auf chlorfrei gebleichtem
Papier

ISBN 978-3-8304-3987-5   1 2 3 4 5 6

Auch erhältlich als E-Book:
eISBN (PDF)   978-3-8304-6464-8
eISBN (ePub) 978-3-8304-6415-0

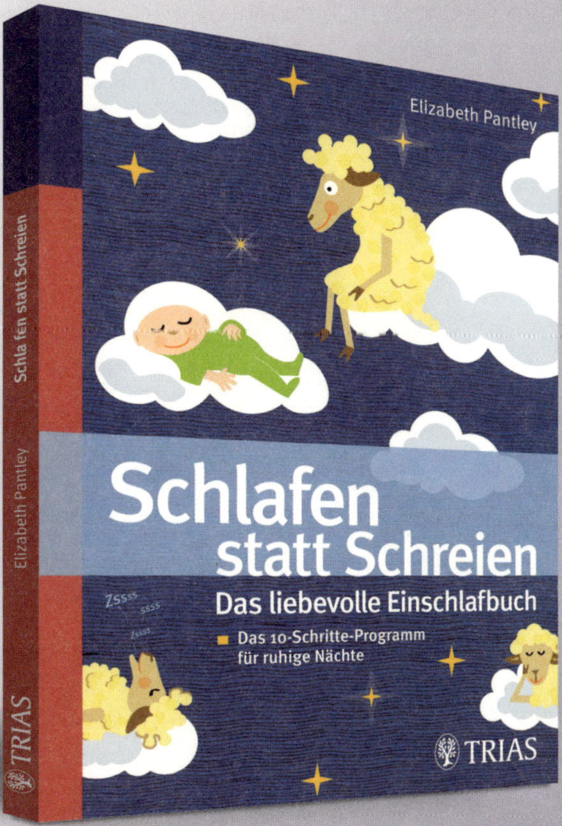

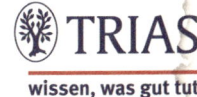

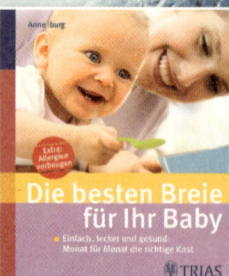
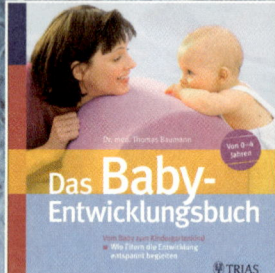
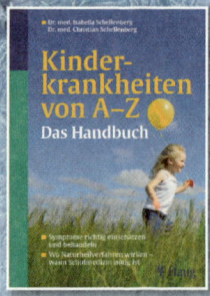
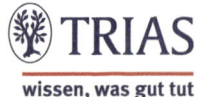